DELIUS KLASING

Lexie Williamson

MIT YOGA BESSER RADFAHREN

Delius Klasing Verlag

Fotonachweis:
Alle Innenfotos stammen von John-Paul Bland Photography,
mit Ausnahme von:
Getty Images: Cover und Seiten 110, 167 und 170 (unten);
Shutterstock.com: Seiten 24, 63, 148, 169, 170 (oben), 171, 173, 175, 176 und 181;
Marchkimoo / Shutterstock.com: Seite 6;
Wesseldu Plooy / Shutterstock.com: Seite 8;
Dawid Lech / Shutterstock.com: Seite 19;
Rena Schild / Shutterstock.com: Seiten 34, 37, 40, 47 und 164;
EcoPrint / Shutterstock.com: Seite 36;
Radu Razvan / Shutterstock.com: Seiten 45, 48 und 172 x 2;
Maxim Pertichuk / Shutterstock.com: Seite 168;
Ricardo Esplana Babor / Shutterstock.com: Seite 177;
Joe Ferrer / Shutterstock.com: Seite 178

Die in diesem Buch enthaltenen Ratschläge und Hinweise werden nach bestem Wissen und Gewissen erteilt, jedoch unter Ausschluss jeglicher Haftung!

Die englische Originalausgabe mit dem Titel »Yoga for Cyclists« erschien
bei Bloomsbury Publishing Plc, London.

Bibliografische Information der Deutschen Nationalbibliothek
Die Deutsche Nationalbibliothek verzeichnet diese Publikation
in der Deutschen Nationalbibliografie; detaillierte bibliografische
Daten sind im Internet über http://dnb.dnb.de abrufbar.

1. Auflage
ISBN 978-3-667-10003-0
Die Rechte für die deutsche Ausgabe liegen beim Verlag
Delius Klasing & Co. KG, Bielefeld

Aus dem Englischen von Vera Röttger
Lektorat: Klaus Bartelt/Heike Herrberg
Umschlaggestaltung: Gabriele Engel
Coverfotos: Getty Images
Layout: Rod Teasdale
Satz: Fotosatz Habeck, Hiddenhausen
Printed in China 2015

Delius Klasing Verlag, Siekerwall 21, 33602 Bielefeld
Tel.: 0521/559-0, Fax: 0521/559-115
E-Mail: info@delius-klasing.de
www.delius-klasing.de

Inhalt

Dank

Ich danke den Sportwissenschaftlern Dr. Chris Edmundson und Dr. George Dallam, dem Physiotherapeuten Ian Brocklesby, dem Sportpsychologen und Radtrainer Alan Heary und der Professorin für angewandte Physiologie Alison McConnell für ihre wertvollen Beiträge zu diesem Buch.

Ebenfalls danke ich allen, die mit Zitaten zu »Mit Yoga besser Radfahren« beigetragen haben: Die Radsportler Phil Sykes, Benjamin Chaddock, Kristen Gentilucci und Nick Rice; der Physiotherapeut und ehemalige Radsportprofi Clarán Power sowie der Coach und Autor Thomas Chapple. Ferner gilt mein Dank den Radsportlern und Triathleten, die sich für die Fotos in diesem Buch zur Verfügung gestellt haben: Darren Moore, Layla Smith, Jimmy Wilson und Paul Winks.

Dem Fotografen John-Paul Bland gebührt ein besonderer Dank für seine Geduld und seine perfekte Arbeit. Von Herzen danke ich meiner großartigen Familie Cameron, Finlay, Lauren Skye und meinem Ehemann Tom für ihre Unterstützung.

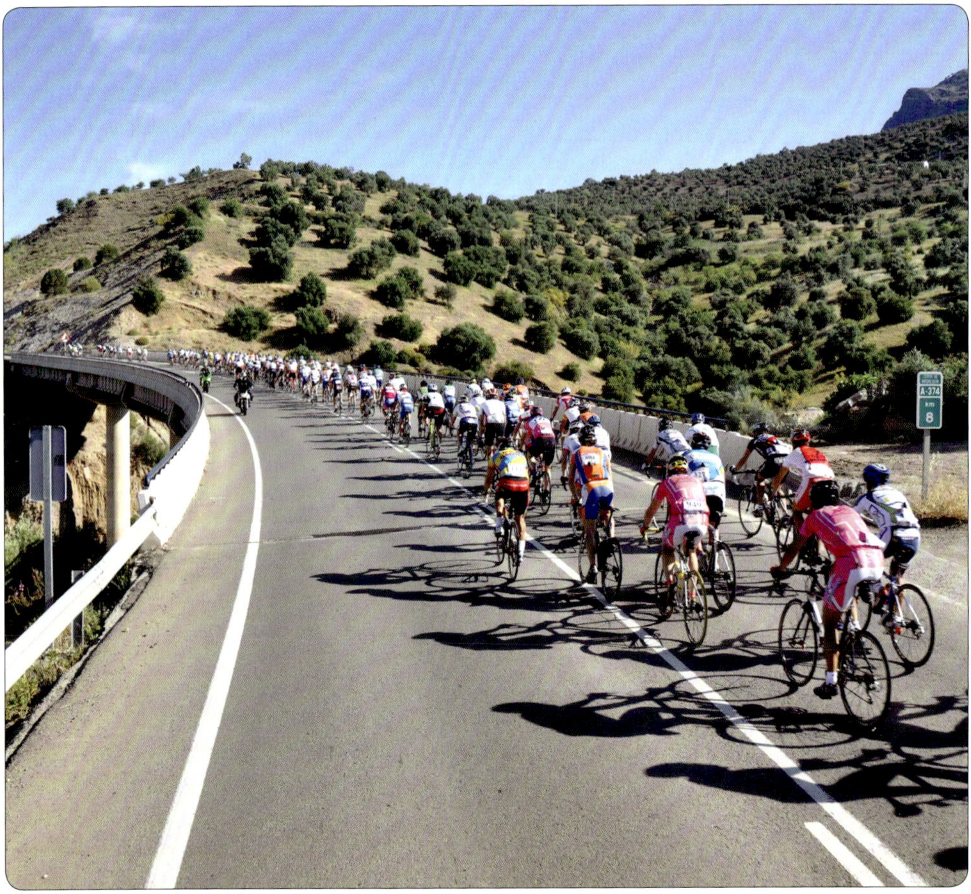

Einleitung

Im Laufe der letzten zehn Jahre haben immer mehr Sportler Yoga in ihr Trainingsprogramm integriert. So halten sich beispielsweise Spitzensportler wie Andy Murray, Ryan Giggs und Jessica Ennis-Hill mit Yoga gelenkig, beugen Verletzungen vor und verlängern so ihre Karriere. Viele Fußball-, Rugby- und Footballmannschaften beschäftigen einen eigenen Yogalehrer.

Wenn Sportler mit Yoga Verletzungen vorbeugen, entdecken sie häufig auch leistungssteigernde Wirkungen. Auf mentaler Ebene könnte sich dies beispielsweise in der Fähigkeit ausdrücken, unter Druck ruhig zu bleiben oder sich ein ganzes Rennen oder einen Wettkampf lang zu konzentrieren. Verbesserungen im physischen Bereich können sein: besseres Gleichgewicht, effizienteres Atmen oder schnellere Regeneration.

Diese Verbesserungen mögen zwar gering sein, aber im Sport zählt jedes kleine extra Prozent. Das akkumuliert sich im Laufe der Zeit und steigert die Gesamtleistung. Oder wie der Sportdirektor des britischen Radsportverbandes British Cycling, Dave Brailsford, so treffend bemerkte: »Leistung durch Anhäufen marginaler Zugewinne«.

In jüngerer Zeit haben auch immer mehr Radsportprofis Yoga in ihr regelmäßiges Kraft- und Konditionstraining aufgenommen. Bradley Wiggins stärkt mit Yoga und Pilates seine Körpermitte, ohne dabei Muskelpakete auszubilden, während Cadel Evans seinen beneidenswert flachen Rücken beim Radfahren dem Yoga zuschreibt.

Mit »Mit Yoga besser Radfahren« liegt nun erstmals ein Yogahandbuch speziell für diese Sportart vor. Jede Dehnung, Position, Atemmethode und Konzentrationstechnik ist spezifisch auf den Radsport zugeschnitten. Als Yoga Sports Coach™ versteht Lexie Williamson, wie Radsportler durch Yoga ihre persönliche Form verbessern können.

Radsportler sind es gewohnt, ihre Fahrräder genau anzupassen. Wenn sie jetzt noch spezifisches Yoga hinzufügen, haben sie die Möglichkeit, auch ihren Körper und Geist den Anforderungen dieses Sports anzupassen.

Von diesem Buch können sowohl Profiradfahrer als auch Amateure profitieren. Trainern und Physiotherapeuten vermittelt es einen tieferen Einblick in die Einbindung von Yoga in moderne Trainingsmethoden. Dieses Buch ist ein gutes Beispiel für das wachsende Interesse an Yoga zur Prävention von Verletzungen und als spezielles Leistungstraining.

Hayley Winter, Gründer und Direktor
von Yoga Sports Science®

01

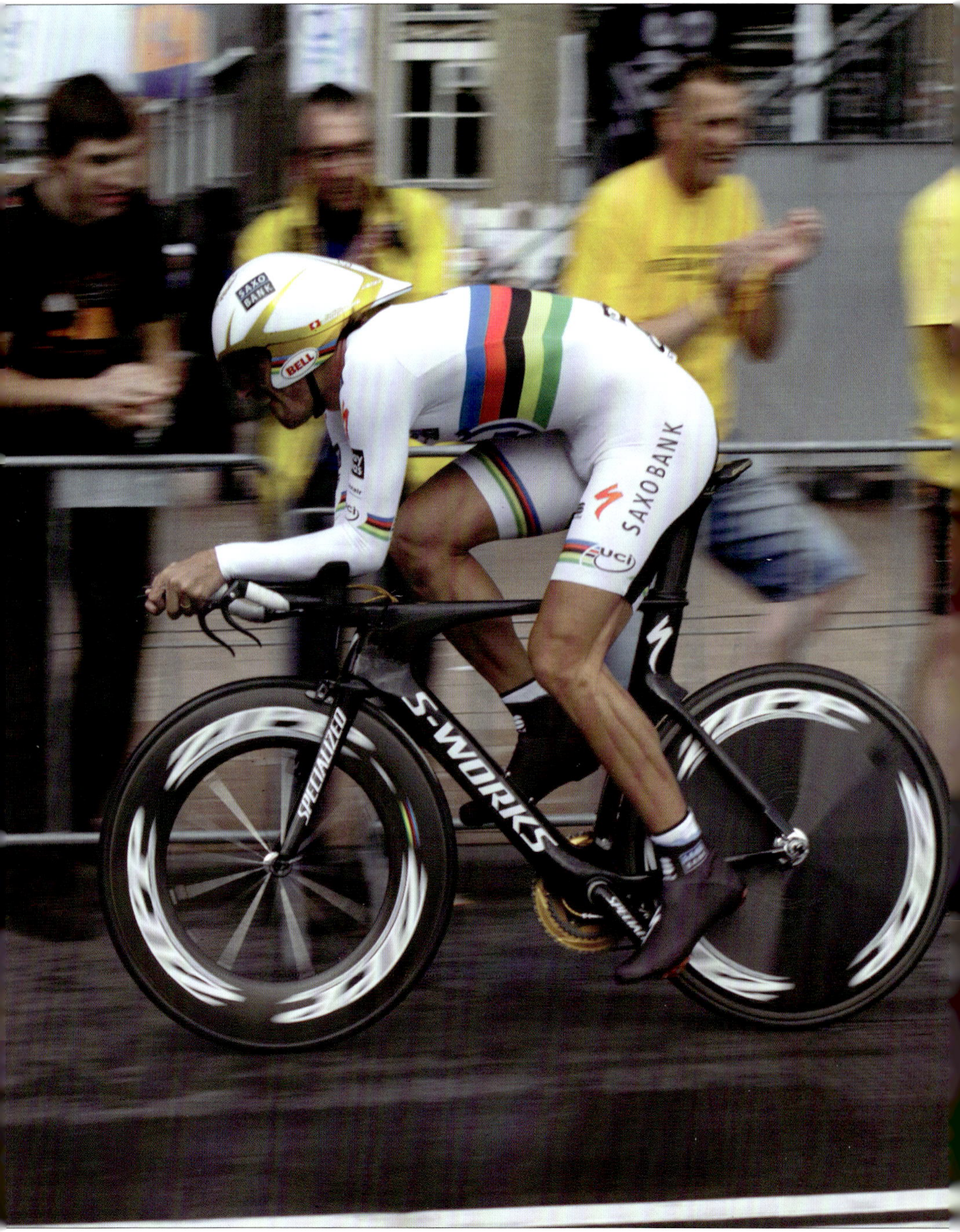

Yoga und Radsport

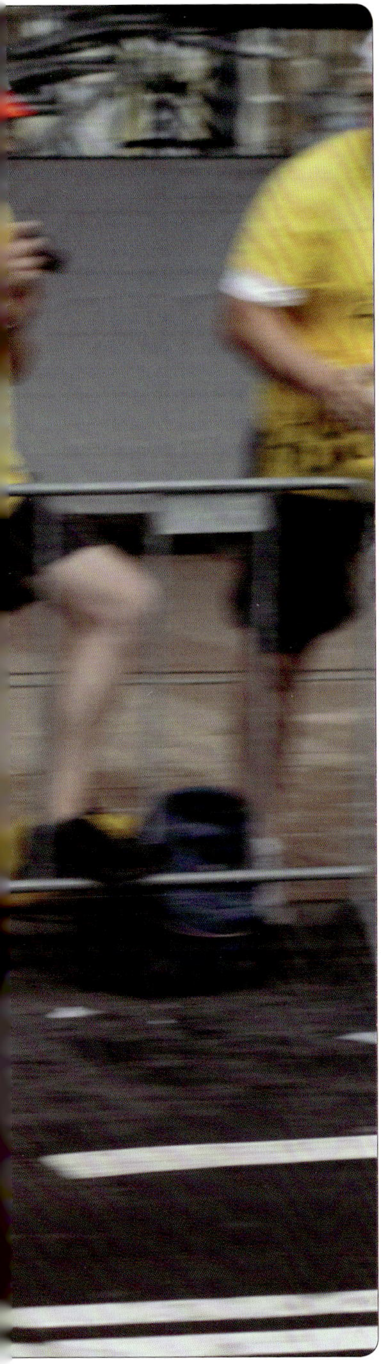

»Die besten Radsportler sind sehr flexibel. Fabian Cancellara ist sehr geschmeidig. Je länger die Muskeln sind, umso mehr Kraft ist vorhanden und um so geringer ist die Verletzungsgefahr.«

Ryszard Kilpinskis,
Betreuer im Team RadioShack-Nissan

Dies ist ein Buch für Radsportler, die eine kräftige, widerstandsfähige und doch schlanke Figur anstreben, mit der sie sich geschmeidig in eine aerodynamische Haltung ducken und länger bequem fahren können.

In dieser Anleitung werden erstmalig eine Reihe von Yogatechniken speziell an die Bedürfnisse von Radsportlern angepasst. Sie bietet maßgeschneiderte Dehnübungen zur Lockerung der hinteren Oberschenkelmuskeln, der Quadrizepse und der Gesäßmuskulatur sowie Stellungen zur Stärkung der Körpermitte und zur ausgewogenen Kräftigung des gesamten Körpers.

Ein Kapitel von »Mit Yoga besser Radfahren« befasst sich eigens mit dem Lösen von Verspannungen im oberen und unteren Rücken. Des Weiteren werden eine Reihe von Atemtechniken zur Steigerung der Sauerstoffaufnahme und Ausdauer behandelt. Kapitel 10 (mentales Training) vermittelt, wie man eine starke positive Denkweise erlangt, während die Techniken in Kapitel 11 (regeneratives Yoga) Körper und Geist mit neuer Energie aufladen.

Jede Technik wird mit der Leistung auf dem Rad verknüpft. An diesem Buch haben sowohl Profiradfahrer als auch Sportwissenschaftler, Physiotherapeuten und Sportpsychologen mitgewirkt, die alle mit Teams und einzelnen Fahrern im Leistungssport arbeiten.

Was hat eine so alte Disziplin wie Yoga neben der Linderung von Rückenschmerzen heutigen Radsportlern zu bieten? In den folgenden Kapiteln werden wir es genauer betrachten.

Eine kräftigere Körpermitte

Eine kräftige Körpermitte ist im Radsport unentbehrlich: für die Leistung, für die Haltung und zur Vorbeugung von Verletzungen insbesondere im Bereich des unteren Rückens. Viele Radsportler haben sehr kräftige Rückenmuskeln, aber eine vergleichsweise schwache Bauchmuskulatur. Dieses Ungleichgewicht kann etliche Probleme im unteren Rücken verursachen. Ein erschöpfter Fahrer mit schwacher Rumpfmuskulatur kann leicht im Sattel zusammensinken, wodurch Schultern und Handgelenke übermäßig belastet werden. Viele Übungen zur Stärkung der Körpermitte im Radsport kommen aus dem Yoga, wie beispielsweise Planke, Heuschrecke oder Brücke. Da die Stellungen lediglich mit dem Körpergewicht als Widerstand arbeiten, muss man dafür nicht ins Fitnessstudio gehen. Diese Stellungen stärken speziell die für die Belastbarkeit beim Radfahren wichtigen Regionen der Körpermitte. Dazu gehören der tiefliegende korsettartige quere Bauchmuskel, die schrägen Bauchmuskeln (die für einen stabilen, ruhigen Rumpf verantwortlich sind), die Gesäßmuskeln und die geraden »Sixpack-« Bauchmuskeln (die Kraft für Anstiege und Sprints geben).

Einstieg in Yoga 1: Yogaausrüstung

Für Yoga braucht man nur wenige Utensilien. Wenn Sie gleich nach dem Radfahren Yoga üben wollen, ziehen Sie einfach Schuhe und Socken aus und es kann losgehen. Ansonsten sollte die Bekleidung für Yoga elastisch und warm sein.
Folgende Gegenstände können nützlich sein:

- Yogamatte
- Yogagürtel, Bademantelkordel oder ein alter Schlips
- Yogablock oder kleines Kissen

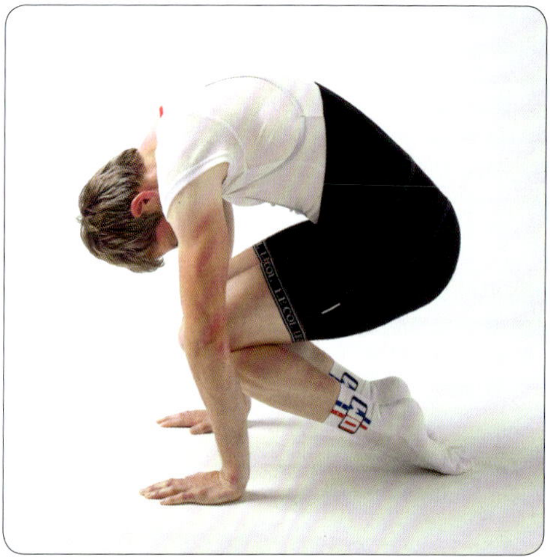

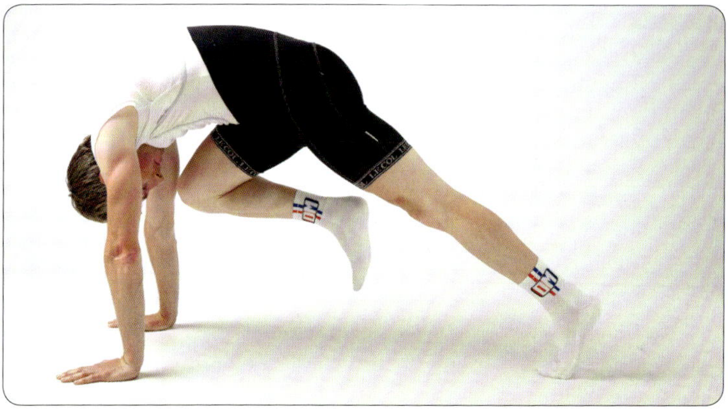

Crunch für Radsportler (oben)

Planke für Radsportler

01

Ein flacherer (und schmerzfreier) Rücken

Von dem Sieger der Tour de France 2011, Cadel Evans, weiß man, dass er mit Yoga an seiner Form auf dem Rad arbeitet, insbesondere an einem »flacheren Rücken«. Aber was genau ist ein flacher Rücken und wie kommt man dahin? Mit einem flacheren Rücken, so der Dozent für Sportwissenschaften und ehemalige Radleistungssportler Dr. Chris Edmundson, kann man eine starke »lumbale Kyphose« oder Verkrümmung im Lendenbereich vermeiden. Vergegenwärtigen Sie sich einen Radfahrer mit sehr rundem Rücken. Er muss den Kopf strecken, um die Straße voraus zu überschauen. Diese Haltung vergrößert nicht nur den Luftwiderstand, sondern verursacht auch Schmerzen im unteren und oberen Rücken, in den Schultern und im Nacken. Radsportler mit einem flachen Rücken haben meistens geschmeidigere Rückenmuskeln, aber auch genügend Flexibilität im unteren Rücken, in den Hüften, den Gesäßmuskeln und den hinteren Oberschenkelmuskeln, um das Becken nach vorn neigen zu können. In Kapitel 2 werden fünf Yogastellungen für einen flacheren Rücken vorgestellt. Diese verbesserte Körperhaltung – wie auch ein korrekt eingestelltes Fahrrad – trägt dazu bei, Schmerzen im unteren Rücken zu lindern. Es gibt aber auch viele Yogastellungen, die das Wohlbefinden beim Fahren verbessern.

Der menschliche Rücken ist nicht dafür gemacht, über einen längeren Zeitraum gebeugt zu sein, wie es beim Radfahren der Fall ist. Dabei werden die Stützbänder gedehnt und geschwächt und die Bandscheiben belastet. Dies führt unweigerlich zu Verspannungen, Schmerzen oder schwerwiegenderen Folgen wie beispielsweise Bandscheibenvorfällen. Experimentieren Sie nach der Fahrt mit verschiedenen Entspannungsübungen für den Rücken. Beispielsweise die Beine an den Bauch ziehen, um den unteren Rücken zu massieren. Oder dekomprimieren Sie die Wirbelsäule, indem Sie den ganzen Körper dehnen und strecken oder sich sogar an einen Türrahmen hängen. Dehnen Sie dann den Rücken behutsam mit sanften Rückbeugen, da so die gebeugte Haltung umgekehrt wird. Schließen Sie mit Drehungen und Seitbeugen ab. Wenn man die Wirbelsäule regelmäßig in ihrem gesamten Bewegungsbereich mobilisiert und dies mit Bauchmuskeltraining kombiniert, wird sich das Wohlbefinden auf dem Rad erheblich verbessern. Mehr über die Entlastung des Rückens finden Sie in Kapitel 6, und in Kapitel 2 erfahren Sie mehr über Radfahren ohne Verspannungen.

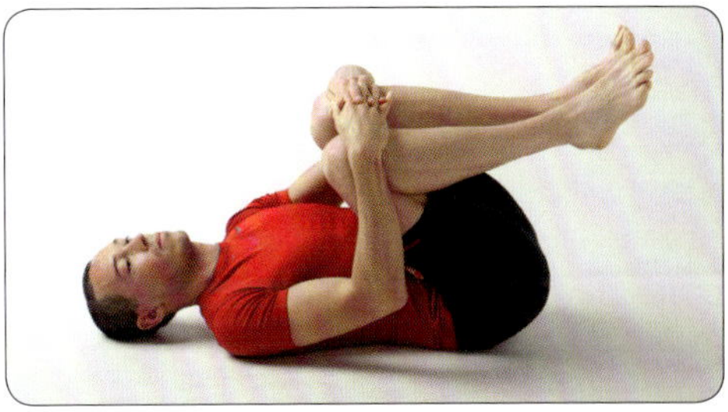

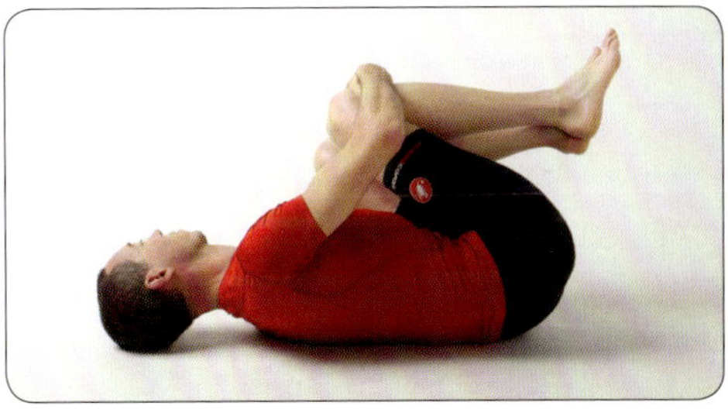

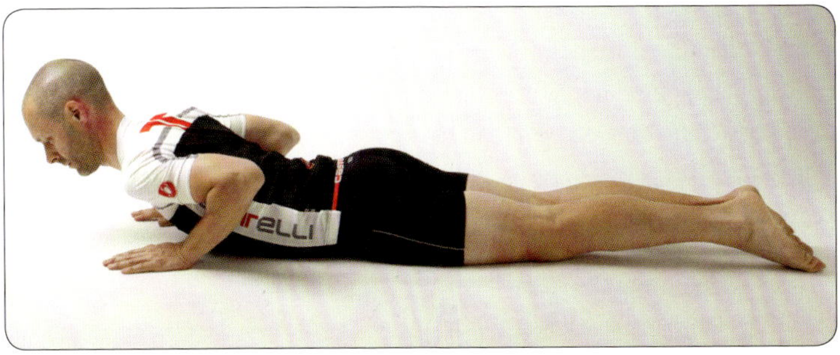

Massage des unteren Rückens (oben)

Kobra

Kraft ohne Muskelpakete

»Im Gegensatz zu reinen Sprintern wie Chris Hay benötige ich mehr Ausdauer als Kraft, deshalb vermeide ich es, Muskeln aufzubauen. Denn schon ein Kilogramm zusätzlicher Muskelmasse kann einen wertvolle Sekunden kosten. Man sollte beim Training darauf achten, jeden Tag 30 Minuten lang seine Körpermitte mit einer Mischung aus Pilates, Yoga und der Arbeit mit Gymnastikbällen zu kräftigen.«

Bradley Wiggins

Da Yoga sowohl die Muskeln kräftigt als auch streckt, werden weder Muskelpakete aufgebaut, noch lässt die Beweglichkeit rund um die Gelenke nach. Das Ergebnis sind lange schlanke Muskeln – ein kraftvoller, aber dennoch biegsamer und weniger verletzungsanfälliger Körper. Yogaübungen kräftigen gleichzeitig mehrere Muskelgruppen und helfen muskuläre Dysbalancen zu korrigieren. Deshalb eignen sie sich gut für Radsportler mit gut ausgebildeten Quadrizepsen und Rückenmuskeln, aber schwächeren Bauchmuskeln, hinteren Oberschenkelmuskeln oder inneren Schenkelmuskeln.

Zum Kräftigen können Yogastellungen entweder statisch ausgeführt oder in einen schnellen «Flow« eingebunden werden. Wenn Sie zu ungeduldig für statisches Dehnen oder statisches Krafttraining sind, dann ist dieses Puls steigernde und schweißtreibende Yoga das Richtige für Sie. Trainieren Sie zunächst Ihre Präzision mit den statischen Stellungen in Kapitel 7 und experimentieren Sie dann mit dem Kraftflow aus Kapitel 9. Diese Übungen sind speziell auf Ihre Bedürfnisse abgestimmt und enthalten eine Sequenz für »Sprint und Anstieg« (Seite 162) und den »Sonnengruß für Radsportler« (Seite 156), um die für das Radfahren nötige spezifische Flexibilität und Kraft zu verbessern.

Gestreckte Winkelhaltung: Kraft und Länge (rechte Seite)

Einstieg in Yoga 2: richtiges Atmen

Sie glauben vielleicht, dass Sie das schon können! Bei Yoga atmet man erstens langsam und zweitens durch die Nase. Damit unterstützt man das parasympathische Nervensystem, das den Geist beruhigt und fokussiert. Viele Yogastunden beginnen mit tiefen Atemzügen, damit man den Alltagsstress hinter sich lässt und die Dehn- und Kraftübungen in entspannter Stimmung beginnt. Eine solche Stimmung fördert das Körperbewusstsein und man übertreibt oder überanstrengt sich nicht so leicht. Diese vermehrte Achtsamkeit ist für Sportler wichtig, denn damit können sie mögliche Verletzungsrisiken und Verspannungen bemerken, bevor ernsthafte Probleme auftreten. Beim Yoga bedeutet ein »Atemzug«: ein Mal ein- und ausatmen. Beim dynamischen oder fließenden Yoga wie Ashtanga wird die Atmung mit der Bewegung synchronisiert (einatmen bei der Stellung Krieger 2 und ausatmen bei der gestreckten Winkelhaltung, siehe Seite 121). Das ist anfangs etwas verwirrend, aber recht bald wird sich ein Automatismus einstellen. Einfacher ist es beim statischen Dehnen: Halten Sie die Position fünf bis zehn langsame Atemzüge lang. Das entspricht einer Dauer von 30 bis 60 Sekunden.

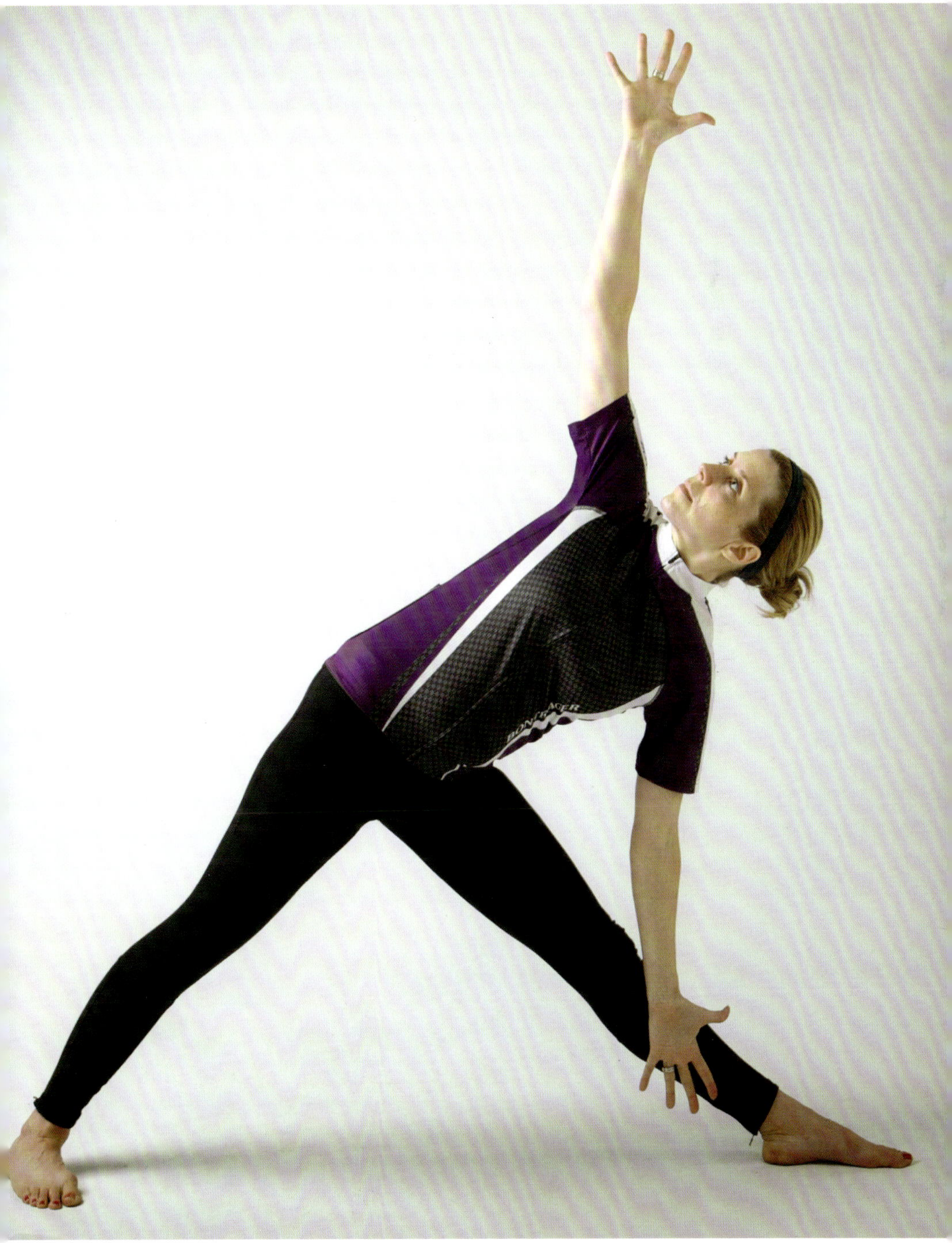
BONTRAGER

Radfahren ohne Verspannungen

Verspannungen in Schultern, Handgelenken und im oberen und unteren Rücken ziehen wertvolle Energie ab und beeinträchtigen die Leistung und Form beim Radfahren. Besonders bei langen, anstrengenden Touren schleichen sich in diesen Regionen leicht Verspannungen ein. Dann sackt der Körper zusammen, die Arme können blockieren und man bekommt einen Klammergriff. Diese Fahrweise ist ineffizient und kann außerdem Schultern und Hals überanstrengen. Sie können die Verspannungen schon beim Fahren mit einigen kleinen Übungen lösen, anstatt erst danach zu dehnen. Alternativ dazu können Sie auch das Fahrrad unterwegs als Hilfsmittel verwenden, um mit Dehnübungen den Rücken zu dekomprimieren. In Kapitel 2 zeigt der Physiotherapeut Ian Brocklesby einige kurze Entspannungsübungen im Sattel und der Sportwissenschaftler Dr. Chris Edmundson erkundet die optimale Haltung auf dem Rad.

Ursache für Muskelverspannungen ist allerdings oft mentale Belastung. Dagegen kann tieferes Atmen (siehe Kapitel 3) oder etwas mentales Training (siehe Kapitel 10) hilfreich sein. Yoga betrachtet den Sportler als Ganzes: Mentaler Stress und muskuläre Verspannungen hängen zusammen.

2-mal Handgelenke dehnen

Dehnen des Streckmuskels

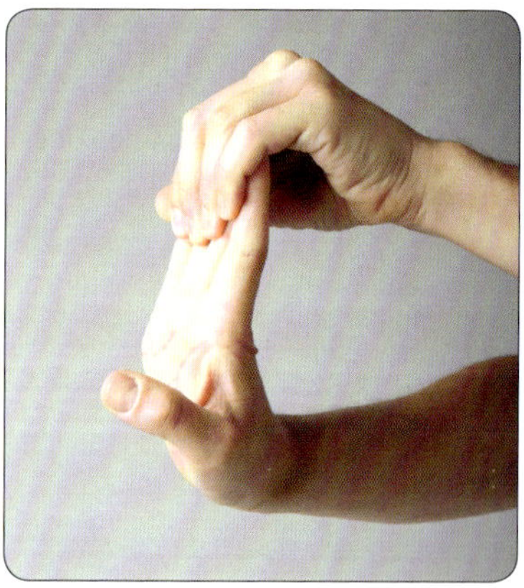

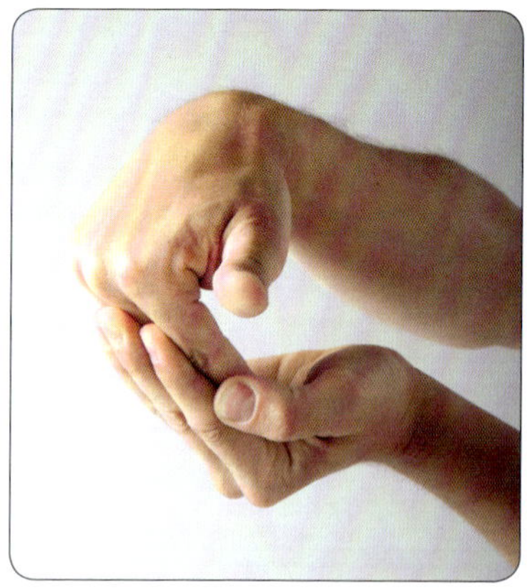

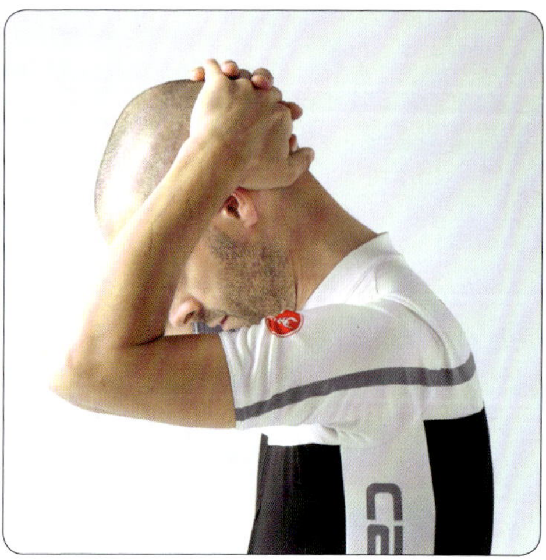

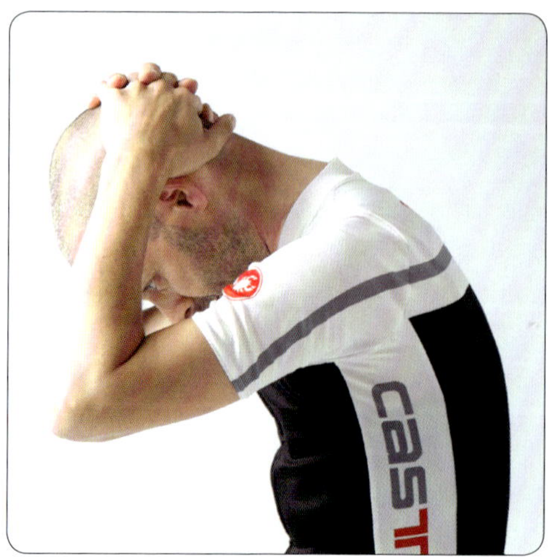

Weniger Verletzungen

Yoga eignet sich hervorragend zur Prävention. Wenn Sie konkrete Verletzungen oder Schmerzen haben, sollten Sie einen Arzt konsultieren, bevor Sie mit Yoga beginnen. Haben Sie einfach die üblichen Probleme wie Verspannungen in den hinteren Oberschenkelmuskeln, Hüften, im Quadrizeps oder im unteren Rücken, dann kann regelmäßiges Yoga das Risiko von Überlastungsschädigungen wie beispielsweise Iliotibialband- oder Piriformis-Syndrom reduzieren. Wenn bei der Abfolge der Stellungen diese notorischen Schwachstellen von Radsportlern bedacht werden, kann Yoga besonders segensreich sein. Da beim Radfahren die Beine nie vollkommen gerade sind, können die hinteren Oberschenkelmuskeln nicht vollständig gestreckt werden. Sie verlieren allmählich ihre Elastizität und werden dadurch anfälliger für Muskelrisse und Muskelzerrungen. Typisch für den Radsport sind auch Knieprobleme. Das ist vor allem auf eine muskuläre Dysbalance im Quadrizeps zurückzuführen (Kapitel 7 enthält Stellungen zum Kräftigen der meist schwächeren inneren Schenkelmuskeln). Aber auch eine falsch eingestellte Sattelhöhe kann die Ursache sein.

Richtiges Dehnen

Die üblichen Fragen zum Dehnen sind »wann?« und »wie lange?«. Die richtige Technik ist allerdings auch wichtig.

- **Wann?** Heute geht man zumeist davon aus, dass der richtige Zeitpunkt nach dem Radfahren ist. Es sei denn, eine bestimmte Region wie beispielsweise die Achillessehne bedarf der besonderen Aufmerksamkeit und würde von einem statischen Dehnen vor der Tour profitieren. Abgesehen davon eignen sich dynamische Bewegungen unter Beteiligung großer Muskelgruppen (z. B. Armkreisen) wunderbar zum Aufwärmen. Ein flotter Marsch hat eine ähnliche Wirkung auf Ihre Beine. Gleich nach dem Radfahren sind Ihre Muskeln warm und geschmeidig, deshalb ist dies der optimale Zeitpunkt zum Dehnen, nicht erst, wenn Sie geduscht und umgezogen sind. Ist nicht ausreichend Platz vorhanden, dehnen Sie sich im Stehen und benutzen dabei das Rad als Hilfsmittel (siehe auch Dehnen mit dem Rad, Seite 32).
- **Wie lange?** Halten Sie die Stellung mindestens 30 Sekunden plus/minus fünf Sekunden, damit die Muskeln wieder in ihre Ruhelänge kommen können. Das entspricht ungefähr fünf bis sechs tiefen Atemzügen.
- **Wie?** Niemals hüpfen oder ruckweise bewegen, denn als Reaktion spannen sich die Muskeln mehr an. Dehnen Sie sich, bis es leicht unangenehm wird, oder gehen Sie bis an Ihre »Grenze«. Wenn Sie vor Schmerz das Gesicht verziehen, sind Sie zu weit gegangen – geben Sie etwas nach. Nicht mit dem Kopf durch die Wand. Benutzen Sie Hilfsmittel. So können Sie sich beispielsweise bei verspannten hinteren Oberschenkelmuskeln auf den Rücken legen und einen Yogagürtel oder eine alte Krawatte um den Fuß schlingen. Weitere Hinweise zur richtigen Dehntechnik finden Sie in Kapitel 4 (Seite 50). Konzentrieren Sie sich schließlich auf Ihre Atmung. Langsame tiefe Nasenatmung unterstützt die Entspannung der Muskeln.

Effizient atmen

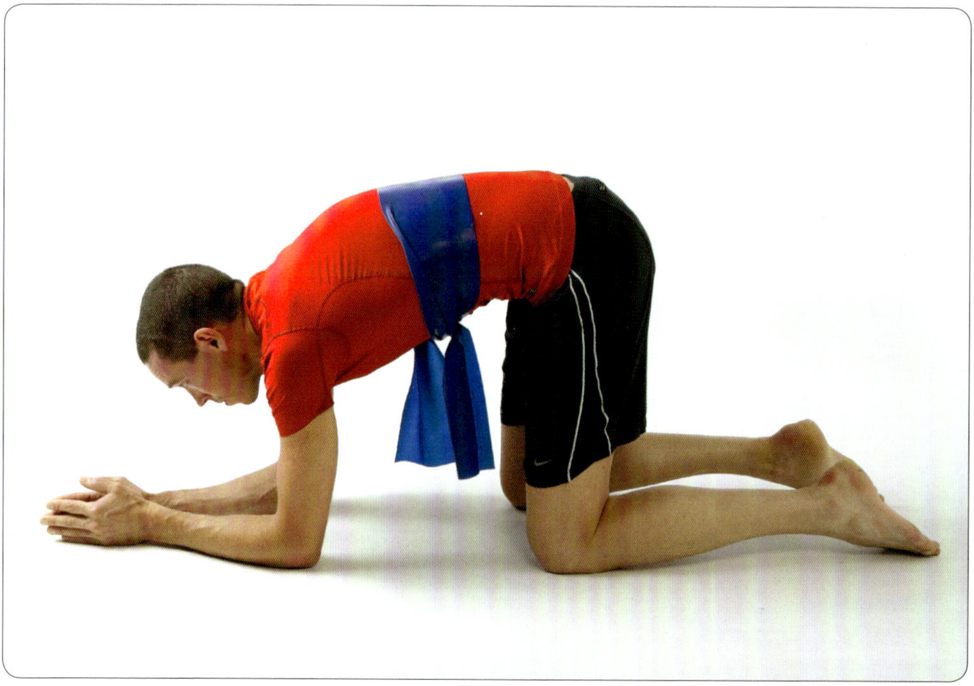

Rückenatmung. In aerodynamisch geduckter Stellung den Brustkorb dehnen

Viele denken nicht ans Atmen, bis ihnen ganz plötzlich die »Puste ausgeht«. Das passiert gewöhnlich kurz bevor man bei einem Hügel oben ist. Aber wenn Sie Rhythmus und Tiefe der Atmung bewusst kontrollieren, verwandelt sie sich in ein sehr unterschätztes (und gänzlich kostenloses) Trainingsinstrument. Erfahrene Trialfahrer synchronisieren die Atmung mit der Trittfrequenz, um eine gleich bleibende Geschwindigkeit zu erreichen (siehe Verhältnisse von Atmung zu Trittfrequenz auf Seite 44). Aber alle Radsportler können lernen, effizienter zu atmen. Hauptsächlich bedeutet das, langsamer und tiefer zu atmen, um möglichst viel Sauerstoff aufzunehmen. Dies erreicht man zum einen durch verstärkte Zwerchfellatmung und zum anderen mit einem flexibleren Oberkörper, der sich nach hinten weiten kann (siehe Bauchatmung auf Seite 41 und Rückenatmung auf Seite 46). Nach Ansicht des ehemaligen Trainers der Triathlon-Nationalmannschaft der USA und Professors der Sportwissenschaft Dr. George Dallam ist unser Grundinstinkt, schnell zu hecheln, nicht die effizienteste Atmung beim Laufen oder Radfahren. Im Yoga gibt es eine Vielzahl von Techniken für langsamere und tiefere Atmung, von denen einige in diesem Buch speziell auf den Radsport abgestimmt sind. Weitere Information zur Atmung finden Sie in Kapitel 3.

Fit fürs Rad und fit fürs Leben

Sie fahren zwar leidenschaftlich gern Rad, aber können Sie auch Fußball spielen, ohne sich den Oberschenkel zu zerren? Blockieren Ihre Knie, wenn Sie am Ende des Films im Kino aufstehen? Beim Radfahren wird konstant eine bestimmte Haltung eingenommen. Daraus resultierende Verspannungen können die Beweglichkeit von Hüften, Rücken und Schultern beeinträchtigen. Diese eingeschränkte Mobilität kann sich bei anderen Sportarten oder ganz allgemein im täglichen Leben auswirken, insbesondere dann, wenn Sie einen Schreibtischjob haben. Viel Sitzen verkürzt die Hüftbeuger und die hinteren Oberschenkelmuskeln und der Rücken wird noch mehr strapaziert. Der menschliche Körper ist so beschaffen, dass er nicht nur nach vorn, sondern auch lateral (seitwärts) beweglich ist. Und er sollte sich auch mühelos strecken, nach hinten beugen und drehen können. Der Bewegungsumfang eines Gelenks bleibt nur durch regelmäßiges Dehnen erhalten. Ein runder Rücken ist vielleicht auf dem Fahrrad attraktiv – aber nicht im Alltagsleben. Mit Yoga wird der Körper systematisch und umfassend trainiert. Es macht Sie also nicht nur fit fürs Rad, sondern auch fürs Leben. Natürlich ist durch Yoga zusätzlich erworbene Mobilität auch für den Radsport nützlich. Ein kräftiger und gleichzeitig geschmeidiger Fahrer kann eine richtige aerodynamische Haltung bequemer und länger halten. In den Kapiteln 4 bis 6 finden Sie Dehnübungen dazu.

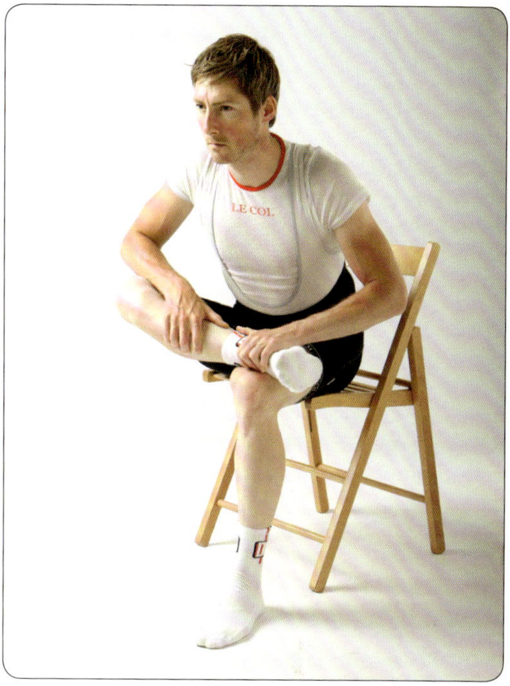

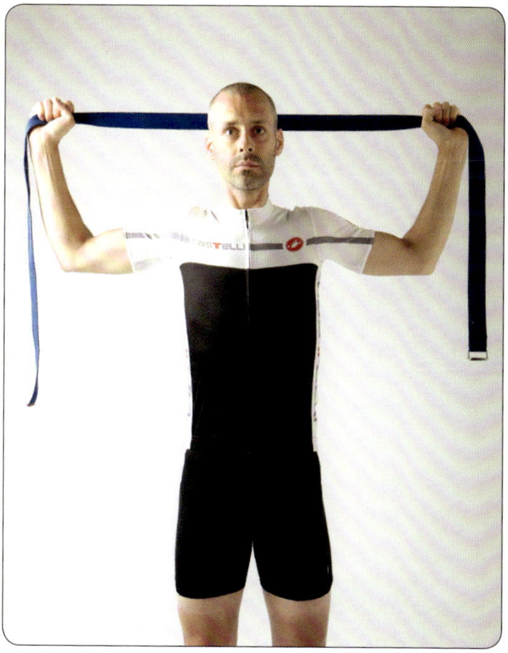

Dehnen der Gesäßmuskeln im Sitzen (oben)

Dehnen der Brustmuskeln (rechts)

Dehnen, Trainieren, Schwitzen

Dehnen muss nicht langweilig sein. Es ist zwar sicherlich gut, die Stellungen in diesem Buch zunächst statisch durchzuführen, aber es gibt auch viele dynamische oder schnellere fließende, dem beliebten kardiovaskulären Training ähnliche, Yogatechniken. Für viele Sportler gehört der Schweiß dazu, deshalb bevorzugen sie Ashtanga Yoga oder auch Power Yoga. Dabei werden die Stellungen rasch in fließender Abfolge ausgeführt. Dies ist schnell und anstrengend und kann leicht dazu führen, dass die Übungen nicht präzise ausgeführt werden. Wenn man beim Stellungswechsel hüpft, kann dies bei Radsportlern zu einer Überbeanspruchung von Schultern und unterem Rücken führen.

Man kann aber auch statische Stellungen aneinanderreihen und damit eine individuelle fließende Sequenz radsportspezifischer Dehn- und Kraftübungen kreieren, die man dann in eigenem Tempo ausführt. Einige Vorschläge dazu finden Sie in Kapitel 9, in dem auch ein Sonnengruß für Radsportler enthalten ist, der Dehnübungen für Quadrizeps, Hüftbeuger und Rückenmuskeln mit radsportspezifischen Übungen für eine starke Körpermitte kombiniert. Das Ineinanderfließen der Stellungen schult zudem das bewusste Atmen. Auf dem Rad kann diese Fähigkeit sowohl die Atemökonomie als auch die Konzentrationsfähigkeit verbessern.

Sonnengruß für Radsportler – eine schnelle Sequenz von Dehn- und Kraftübungen.

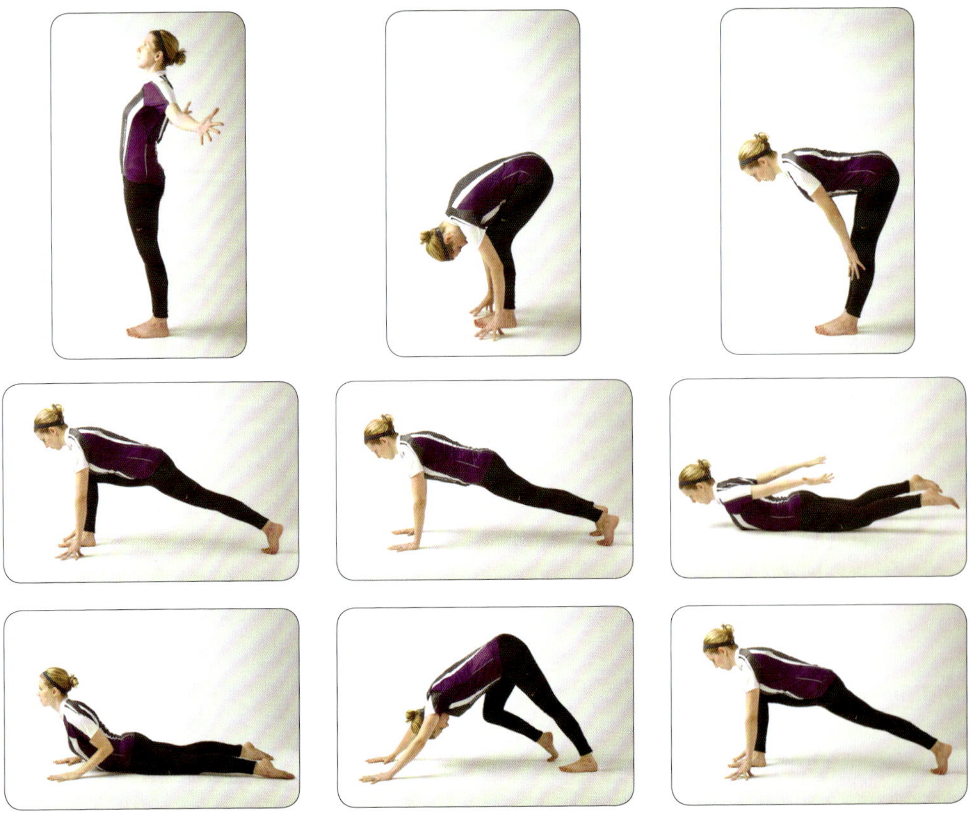

Den Geist schulen

Manche Radsporttrainer behaupten, dass Erfolg zu 50 Prozent im Kopf generiert wird. Das heißt: Bei zwei Profis auf dem gleichen körperlichen Trainingsstand hat der mental Stärkere von vornherein gewonnen. Häufig kapituliert man gedanklich, bevor man körperlich am Ende ist. Nagende Selbstzweifel (»Es ist zu steil, das schaffe ich nicht«) sind für alle Sportler, insbesondere bei anstrengenden Ausdauersportarten wie beim Radsport, ein Thema. Aber der Kopf kann auch der beste Aktivposten sein, wenn man das Denken unter Kontrolle hat und positiv nutzt. Den willkürlichen (und oft negativen) Gedankenstrom zu kanalisieren und positiv zu nutzen, ist die eigentliche Intention von Yoga. Man muss aber nicht unbedingt stundenlang im Lotussitz auf einem Berggipfel hocken, um zu einer zielgerichteten Denkweise zu kommen. Auch unterwegs kann man etliche Mentaltechniken praktizieren. Bei der Visualisierung stellt der Fahrer sich vor, dass er den vorausfahrenden Fahrer an der Angel hat und die Schnur einrollt. Bei der Reportagetechnik (Seite 172) stellt er sich vor, dass im Fernsehen über ein Rennen berichtet wird und er selbst im Zentrum der Berichterstattung steht und jeder Schritt von dem Reporter kommentiert wird (»schön stetig nähert er sich der ersten Kurve«). Alle diese Techniken verankern das Denken dezidiert im Hier und Jetzt. Das ist der Schlüssel, um auf dem Rad stets positiv, wach und bewusst zu sein. Mehr zum mentalen Training finden Sie in Kapitel 10.

Erfolg beim Radsport ist bis zu 50 Prozent eine mentale Leistung.

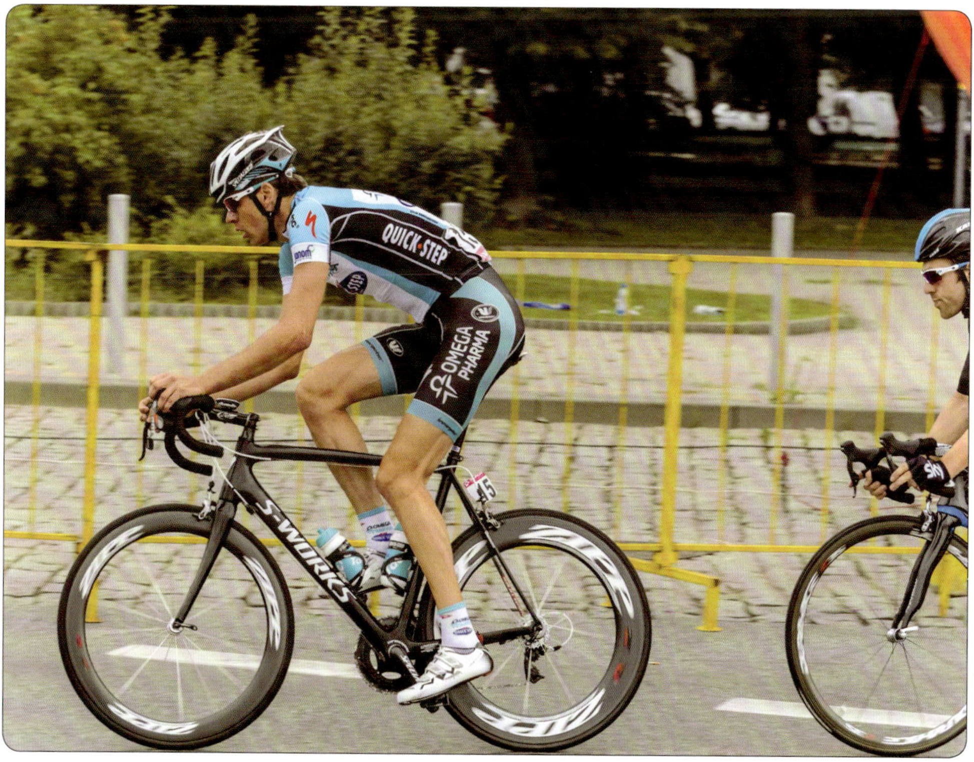

Optimal regenerieren

Profiradsportler kalkulieren wie alle Sportler in ihren Trainingsplan die Zeit zur Regeneration ein, weil sie wissen, dass sie mit vollen Batterien frischer und fitter sein werden. Aber wenn man berufstätig ist oder Familie hat, fällt es oft schwer, Zeit dafür abzuknapsen. Schließlich kann man nicht einfach den ganzen Tag auf dem Sofa liegen, oder hat einen Betreuer, der einen jeden Tag massiert. Aber mit vielen einfachen Yogatechniken kann man die vorhandene Zeit optimal zur Regeneration nutzen. Beispielsweise mit Dehnungen, die über einen längeren Zeitraum gehalten werden können und keinen Aufwand erfordern. Diese »erholsamen« Dehnungen stellen die Muskellänge wieder her und beschleunigen die Regeneration der Muskeln und man kommt zudem zur Ruhe. Die beste Erholung ist, acht Stunden gut zu schlafen. Aber auch bei Müdigkeit bietet Yoga eine ganze Palette von Entspannungstechniken – beispielsweise die Methode »anspannen und entspannen«. Dabei werden die Muskelgruppen erst beansprucht, damit sie später umso tiefer entspannen können. Sie sollten verschiedene Techniken ausprobieren, um herauszufinden, welche am besten zu Ihnen passt. Wenn man die Tour am nächsten Tag gestärkt und fit antreten will, ist Erholung unverzichtbar. Die Fähigkeit zu entspannen oder zu meditieren ist auch nützlich, um den allgemeinen Lebensstress zu bewältigen. Mehr über regeneratives Yoga in Kapitel 11.

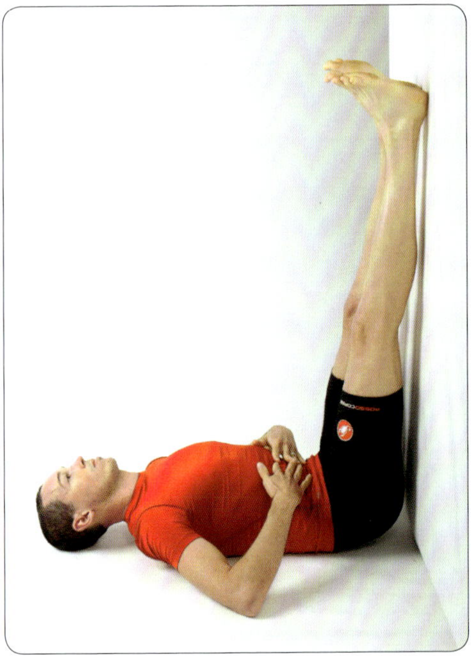

Umkehrstellung an der Wand

Entspannung

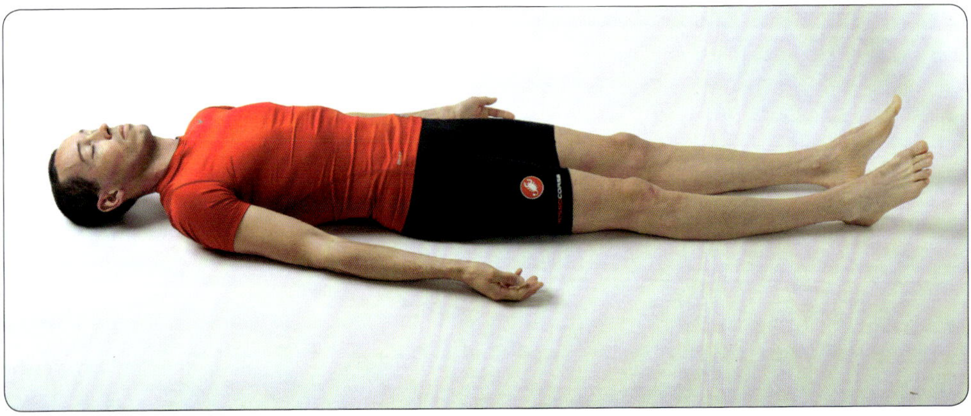

Einstieg in Yoga 3: der passende Yogakurs für Radsportler

Wie beim Kampfsport gibt es auch bei Yoga viele verschiedene Arten. Wenn Sie sehr hart trainieren oder Verletzungen haben, sollten Sie sanftes Yoga mit dem Schwerpunkt auf tiefes Dehnen wie Hatha Yoga wählen. Wenn Sie Kraft und Elastizität aufbauen wollen, dann ist dynamisches Yoga wie Power Yoga, Vinyasa Flow Yoga oder Ashtanga Yoga das Richtige für Sie.
Im Folgenden finden Sie eine Übersicht über die Hauptstile und ihre Bedeutung für Radsportler.

- **Hot Yoga** – beliebt bei Radsportlern, die abnehmen wollen, sind speziell eingerichtete Studios, in denen eine Temperatur von 40,5 °C und eine Luftfeuchtigkeit von 35 Prozent herrschen. Die schwüle Hitze unterstützt tiefes Dehnen. Seien Sie vorsichtig, wenn Sie übergewichtig sind. Trinken Sie viel, um nicht zu dehydrieren, und überdehnen Sie die Muskeln nicht. Studios in Ihrer Nähe finden Sie, wenn Sie nach »Bikram« oder »Hot Yoga« suchen.
- **Ashtanga Yoga** – dieser Yogastil ist anstrengend. Die Stellungen oder »Reihen« werden zunehmend anspruchsvoller, je fortgeschrittener Sie sind. Da Wert auf die Kraft im Oberkörper gelegt wird, stehen solche Stellungen wie Planke (siehe Seite 133) und Hund (siehe Seite 70) häufig auf dem Programm. Machen Sie also einen Bogen darum, wenn Ihr Oberkörper ohnehin schon verspannt ist. Aber im Allgemeinen mögen Sportler das schnellere Tempo und die Wettkampfkomponente von Ashtanga Yoga.
- **Power Yoga** – eignet sich für »Sportasse«. Es erfordert die größte Kraft und Schnelligkeit und kräftigt Körpermitte, Rücken und Beine. Es ähnelt Ashtanga Yoga, aber die Übungen können bei jeder Trainingseinheit verschieden sein. Noch einmal: Seien Sie darauf gefasst, dass Sie schwitzen werden (und vielleicht auch ächzen und fluchen). Power Yoga ist gewöhnlich bei Männern beliebt.
- **Vinyasa Flow Yoga** - wie bei Ashtanga Yoga und Power Yoga wird bei Vinyasa Flow Yoga Wert auf Sequenzen mit fließenden Übergängen zwischen den Stellungen gelegt. Es ist aber etwas sanfter. Darum ist es ein guter Einstieg für Menschen, denen statisches Yoga zu langweilig scheint, die aber für anstrengendere Yogastile noch nicht kräftig oder gelenkig genug sind.
- **Hatha Yoga** – ist das sanfteste Yoga. »Hatha«-Unterricht wird wahrscheinlich langsamer sein, mehr statische Stellungen beinhalten sowie Wert auf die »mentalen« Aspekte von Yoga legen. Auf dem Programm einer Yogastunde stehen auch Atemübungen, Meditation und Entspannung. Hatha Yoga eignet sich hervorragend, wenn Sie hart trainieren und sich einfach nur dehnen und entspannen müssen.
- **Yoga für Radsportler** – es wäre natürlich ideal, wenn in Ihrer Nähe solche Yogakurse angeboten würden. Wenn nicht, dann bietet Yoga für Läufer in vielen Bereichen den gleichen Nutzen. Allerdings wird dabei etwas weniger Wert auf das Lösen von Verspannungen in Rücken, Hals und Schultern gelegt. Bei Yoga für Radsportler sollte ein Schwerpunkt auch auf dem Dehnen der Beine, insbesondere der Muskeln des Quadrizeps und der rückseitigen Oberschenkelmuskulatur sowie auf der Kräftigung der Körpermitte liegen. Das Training soll gern auch Atemtechnik und mentales Training einschließen.
- **Iyengar Yoga** – bei diesem statischen Yogastil werden die Stellungen länger gehalten, anstatt dynamisch fließend ineinander überzugehen. Dadurch bleibt mehr Zeit für die Präzision und Ausrichtung. Das ist großartig, wenn man verletzt ist. Ein Halten der Stellungen kräftigt ebenfalls (isometrisch). Aber für diese ruhige Yogaform muss man geduldig sein. Adrenalinjunkies ist Iyengar im Vergleich zu Vinyasa Flow Yoga, Ashtanga Yoga und Power Yoga vermutlich zu langsam.

Flexibilitätstests

Einstieg in Yoga 4: Yoga versus Pilates

Zur Kräftigung der Körpermitte und Verbesserung der Flexibilität wird Radsportlern oft zu Pilates oder Yoga geraten. Aber worin liegt der Unterschied zwischen den beiden Disziplinen und welche eignet sich am besten?

Wenn Ihre Priorität eine kräftigere Körpermitte ist, dann ist Pilates, das im frühen 20. Jahrhundert von Joseph Pilates entwickelt wurde, die richtige Wahl. In Pilates-Kursen liegt der Schwerpunkt bei Übungen, bei denen das »Kraftwerk« der Bauchmuskeln und die unteren Rücken- und Gesäßmuskeln eine Rolle spielen. Abgesehen davon gibt es bei Pilates wie bei Yoga Dehnungen sowie viele Stellungen für die Körpermitte.

Da bei Pilates Haltung und Ausrichtung im Mittelpunkt stehen, eignet es sich besser, wenn Sie verletzt sind und die Übungen deshalb präzise und kontrolliert ausgeführt werden sollten. Yogakurse zeichnen sich mittlerweile durch flotte Sequenzen von Dehn- und Kraftübungen oder Flows aus. Darunter kann die Präzision leiden. Wenn Sie allerdings nicht flexibel genug sind, was sich durch eine schlechte Haltung auf dem Rad oder durch verspannte, hochgezogene Schultern bemerkbar macht, dann versuchen Sie es mit Yoga. Ein Yogalehrer wird einen guten Teil der Stunde darauf verwenden, verspannte Beinmuskeln zu dehnen und mittels Rückbeugen die gekrümmte Radfahrhaltung umzukehren. Da Yoga eine breiter aufgestellte Geist-Körper-Disziplin ist, können Sie weitere für das Rad nützliche Fähigkeiten lernen, beispielsweise tiefer zu atmen und zu entspannen.

Flexibilitätstest 1

Auf diese Weise können Sie einfach und schnell feststellen, wo Sie in der rückseitigen Muskulatur, angefangen von den Oberschenkelmuskeln bis hoch zum Nacken, verspannt sind. Setzen Sie sich mit ausgestreckten geschlossenen Beinen auf den Boden. Die Zehen zeigen nach oben. Die Arme sind entspannt. Machen Sie einen runden Rücken und lassen Sie den Kopf hängen.

Wo spüren Sie die Dehnung am meisten? Gezielte Dehnübungen dazu finden Sie in folgenden Kapiteln:

1. Hals (Streckmuskeln) – Kapitel 5
2. Oberer Rücken und Bereich der Schulterblätter – Kapitel 5
3. Unterer Rücken – Kapitel 6
4. Rückseitige Oberschenkelmuskulatur – Kapitel 4

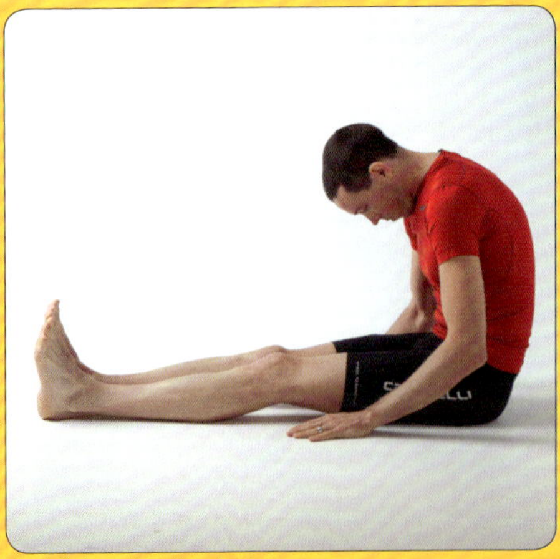

Flexibilitätstest 2

Um festzustellen, ob Ihre Brust- und Schultermuskeln durchs Radfahren verspannt und verkürzt sind, setzen Sie sich mit ausgestreckten geschlossenen Beinen auf den Boden. Die Füße sind dabei entspannt. Führen Sie die Arme nach hinten und setzen Sie die Hände in einem für Sie angenehmen Abstand voneinander auf den Boden. Die Finger sollten nach hinten zeigen. Pressen Sie die Hände auf den Boden und heben Sie die Brust leicht an. Ziehen Sie die Schultern zurück. Schauen Sie nach vorn.

Wo spüren Sie die Dehnung am meisten? Gezielte Dehnübungen dazu finden Sie in folgenden Kapiteln:

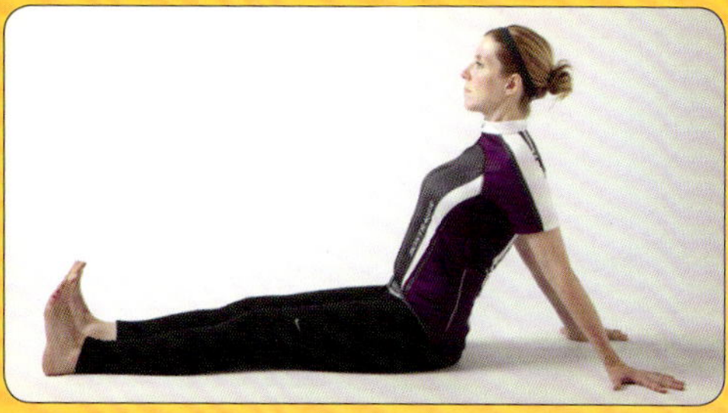

1 Brustmuskeln – Kapitel 5
2 Schultern – Kapitel 5
3 Handgelenke – Kapitel 5
4 Unterarme – Kapitel 5

Flexibilitätstest 3

Die Flexibilität in den Hüften, der rückseitigen Oberschenkelmuskulatur und dem Quadrizeps können Sie folgendermaßen feststellen: Machen Sie einen tiefen Ausfallschritt. Das rechte Bein ist vorn und Sie knien mit dem linken Bein (wenn nötig, legen Sie ein Kissen unter das Knie). Legen Sie beide Hände auf den vorderen Oberschenkel und ziehen Sie das Steißbein (Sacrum) ein. Senken Sie die Hüften und führen Sie dann den linken Arm im Bogen nach oben und über den Kopf hinüber, bis Sie in eine Seitbeuge kommen.

Wo spüren Sie die Dehnung am meisten? Gezielte Dehnübungen dazu finden Sie in folgenden Kapiteln:

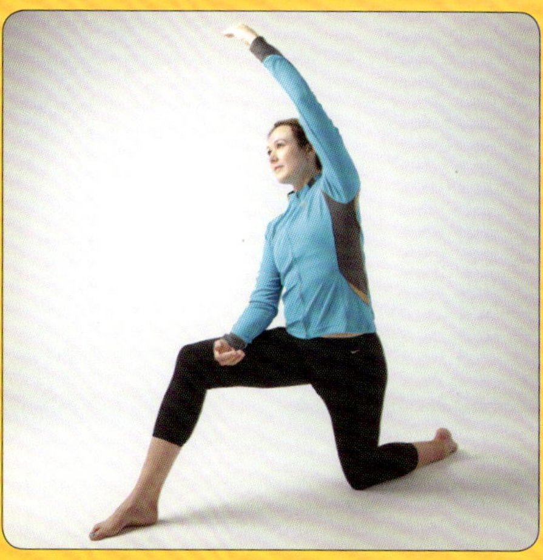

1 Hüftbeuger des hinteren Beins (Ansatz Oberschenkel/Hüfte) – Kapitel 4
2 Äußere Hüfte im hinteren Bein (mittlerer Gesäßmuskel/Iliotibialband) – Kapitel 4
3 Obere Muskeln des Quadrizeps im hinteren Bein (Oberschenkel oben) – Kapitel 4
4 Rückseitige Oberschenkelmuskulatur des vorderen Beins (unter dem vorderen Oberschenkel) – Kapitel 4
5 Seitlicher Rumpf – Kapitel 3 und 6

02

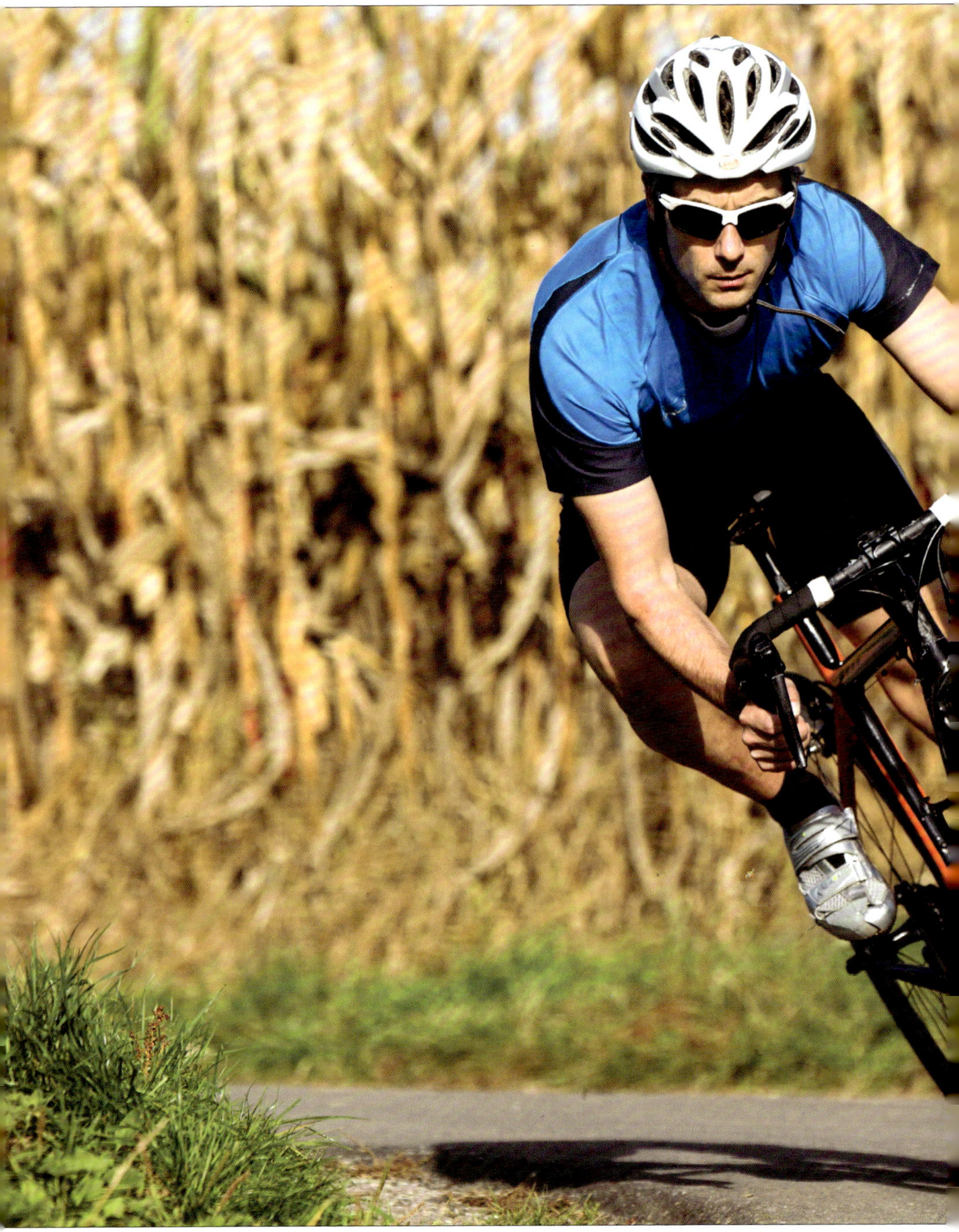

Radfahren ohne Verspannungen

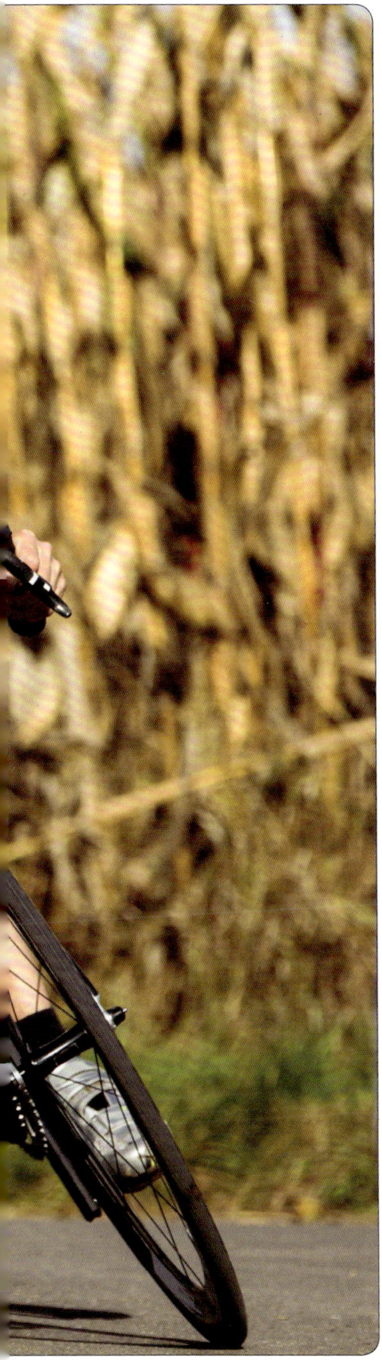

»Wenn die Leute große Strecken fahren, wissen sie oft nicht, wann sie Pause machen müssen und wie sie sich dehnen sollen. Sie mühen sich immer weiter ab, selbst wenn sie langsamer werden und sich elend fühlen. Fürs Radfahren braucht man zwar keine große Flexibilität, aber man fühlt sich mit ihr besser. Dehnen kann Sie wieder fitter machen, wenn Sie sich schlapp fühlen.«

Bob Anderson, Stretching Inc.

Dieses Kapitel befasst sich mit den energieraubenden Verspannungen in Schultern und Handgelenken, die sich nach stundenlangem Fahren einschleichen können, und enthält geeignete Techniken, um während der Fahrt entspannt zu bleiben.

Das Spektrum reicht von einer Dehnung der hinteren Oberschenkelmuskeln, wenn Sie im Leerlauf sind, bis hin zu subtilen Haltungskorrekturen, die den unteren Rücken ein paar Kilometer länger bei Laune halten. Allerdings können diese Techniken für »unterwegs« die durch stundenlanges Radfahren verkürzten Muskeln nicht wieder vollkommen in den alten Zustand versetzen. Dies bleibt den statischen Dehnungen nach der Fahrt überlassen, die in den Unterkörper-, Oberkörper- und Regenerationskapiteln behandelt werden. Mit diesen Techniken können Sie jedoch Schmerzen in den Handgelenken oder im Nacken lindern und müde Beine für die nächste Etappe wunderbar auffrischen.

Da Verspannungen beim Radfahren eng mit der Körperhaltung und den Einstellungen des Rades verknüpft sind, werden wir uns auch (mit ein wenig Unterstützung von Experten) mit der optimalen Haltung auf dem Rad befassen.

Beim Fahren entspannt bleiben

Verspannungen in Schultern, Rücken, Armen oder Beinen verbrauchen Energie und beeinträchtigen die Leistungsfähigkeit. Im Folgenden einige Tipps des in Großbritannien ansässigen Physiotherapeuten Ian Brocklesby – der mit dem Rapha Condor Scharp Radsportteam zusammenarbeitet –, wie Sie mit kleinen Maßnahmen entspannter fahren können.

Augen

Tragen Sie im Sommer eine Sonnenbrille und im Winter eine Brille mit klaren Gläsern. So müssen Sie bei grellem Licht oder schlechtem Wetter nicht die Augen zusammenkneifen, und die Gesichtsmuskeln bleiben entspannt.

Hals

Richten Sie sich auf. Behalten Sie dabei aber die Straße im Auge. Legen Sie nun die Finger einer Hand auf das Kinn. Ziehen Sie das Kinn an und üben Sie mit den Fingern leichten Druck aus, um die Spannung am Nacken zu verringern und die Bänder zu dehnen. Halten Sie den Druck für fünf Sekunden. Wiederholen Sie den Vorgang fünf Mal.

Schultern

Schütteln Sie die Schultern und lassen Sie sie kreisen. Damit bauen Sie Verspannungen im Trapezmuskel und in den Schulterblatthebern ab. Ziehen Sie die Schulterblätter zusammen. Damit weiten Sie den Brustkorb und unterstützen die Atmung. Wiederholen Sie das regelmäßig und wirken Sie so mangelhafter Sauerstoffzufuhr durch ein verkrampftes Zwerchfell entgegen.

Arme

Wenn die Arme angewinkelt sind, werden Stöße teilweise gedämpft und nicht jede Bodenwelle wird in den Schultergürtel oder Hals weitergeleitet. Entspannen Sie Arme und Schultern, wenn Sie im Leerlauf rollen. Klammern Sie sich nicht an den Lenker, wenn Sie Anstiege im Stehen nehmen. Dadurch wird der ganze Oberkörper angespannt und Energie verschwendet. Wenn die Ellbogen abgewinkelt werden und insbesondere leicht in Richtung Rumpf zeigen, wird ebenfalls die Zwerchfellbewegung unterstützt. Schütteln Sie die Arme regelmäßig aus.

Hände

Verändern Sie oft die Position der Hände. Wenn Sie die Hände über längere Zeit in der gleichen Position lassen, entweder auf den Hauben oder den Drops, kann der Hals gedehnt werden. Das kann zu Taubheit und Kribbeln in den Händen und zu Überlastung und Ermüdung in Schultern und Hals führen. Um diese Beschwerden zu lindern, richten Sie sich auf, drehen Sie den Kopf von Seite zu Seite und bewegen Sie ihn auf und ab. Vermeiden Sie einen Klammergriff, denn dies kann Handgelenke und Hände schädigen.

Quadrizeps

Effizienz und Rhythmus sind der Schlüssel dafür, dass es den Beinen gut geht. Schalten Sie häufiger und versuchen Sie, konstant eine Trittfrequenz von 70 bis 90 Umdrehungen pro Minute einzuhalten. Diese schnellere Trittfrequenz belastet die Knie weniger und ist kraftsparend. Das Fahren in höheren Gängen, insbesondere am Berg, belastet das Femoropatellargelenk (Kniescheibe) enorm.

Gesäßmuskulatur

Spannen und entspannen Sie die Gesäßmuskeln oder Gesäßbacken, wenn Sie im Leerlauf sind. Damit können Sie nach einer längeren Fahrt Spannungen entfernen.

Fußgelenke

Klinken Sie jeweils einen Fuß aus und lassen Sie ihn kreisen. Damit können Sie Ihre Fußgelenke lockern.

Wechseln Sie häufiger die Position Ihrer Hand (rechte Seite).

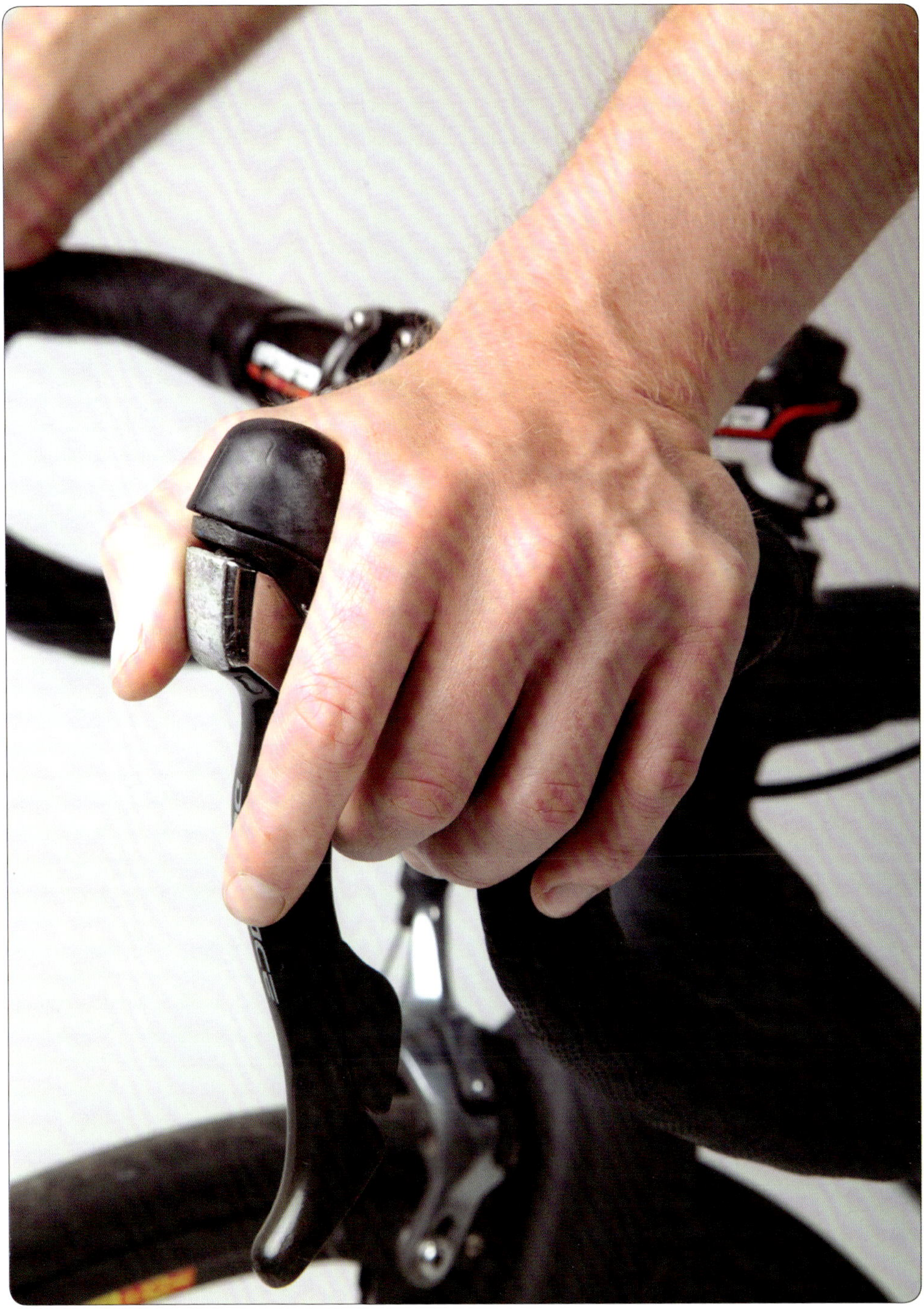

Die optimale Haltung auf dem Rad

Es ist ein komplizierter Prozess, die optimale Haltung auf dem Rad für einen Fahrer zu ermitteln. Es ist »teils Kunst und teils Wissenschaft«, so der ehemalige Radleistungssportler und leitende Dozent für Sportwissenschaft an der University of Central Lancashire (UK) Dr. Chris Edmundson.

Eine Sitzung bei Edmundson, der mit dem britischen Radsportverband British Cycling zusammenarbeitet, dauert durchschnittlich zweieinhalb Stunden. Bei der Untersuchung werden eine Reihe von Faktoren berücksichtigt: Messergebnisse, Verletzungen und die Einstellungen des Fahrrads.

Auch die Flexibilität ist eine wichtige Komponente. »Flexibilität in der rückseitigen Oberschenkelmuskulatur, der Gesäßmuskulatur und in der Lendenwirbelsäule ist für eine angenehme und effiziente Haltung auf dem Rad unverzichtbar«, erklärt Edmundson.

Aber eine schlechte Haltung kann auch unabhängig davon, ob der Fahrer flexibel ist, durch ein falsch eingestelltes Rad entstehen. Einige Fahrer, so Edmundson, setzen den Lenker bewusst tiefer, um den Luftwiderstand zu verringern. »Oft wird das Bestreben, aerodynamisch zu sein, sehr übertrieben«, erklärt er. »Aber wegen mangelnder Flexibilität in der hinteren Muskelkette gehen die natürlichen Kurven der Wirbelsäule verloren und es treten oft Beschwerden im unteren Rücken auf.«

Ein entscheidender Faktor für eine bessere Haltung und einen flacheren Rücken auf dem Rad ist laut Edmundson die Sitzlänge (Abstand Sattel–Lenker). Häufig stellen Radsportler ihr Rad wegen mangelnder Flexibilität so ein, dass die Sitzlänge zu kurz ist. Das führt zu Kyphose oder zur Krümmung der Lenden- und Brustwirbelsäule, wodurch der Fahrer gezwungen wird, aufzusehen und dabei den Kopf zu überstrecken. Die Folge sind Schmerzen im Nacken und in den Schultern.

Wenn die Sitzlänge (die durch den Setback des Sattels, die Länge des Oberrohrs, des Vorbaus und des Lenkers bestimmt wird) vergrößert wird, können Fahrer mit eingeschränkter Flexibilität die

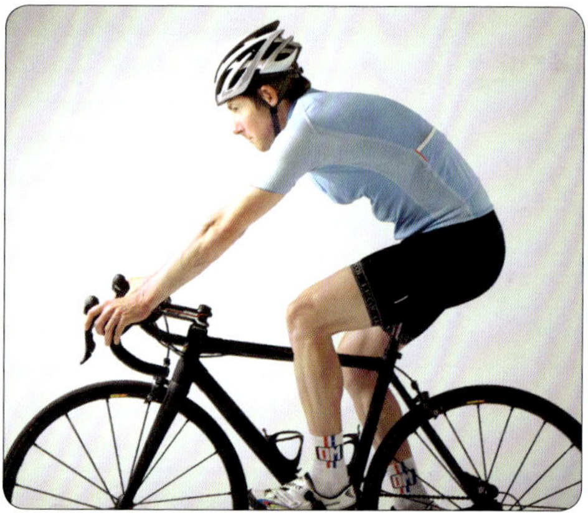

Schlechte Haltung – hochgezogene Schultern und runder Rücken

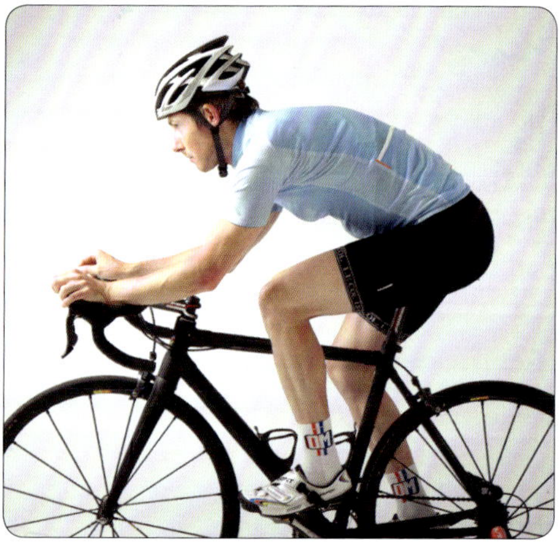

Verbesserte Haltung – entspannte Schultern und flacherer Rücken

gewünschte vordere Beckenkippung erzielen und einen übermäßig runden Rücken vermeiden.

Und zu guter Letzt benötigt man noch für eine optimale Haltung auf dem Rad Kraft im Lendenbereich und eine flexible rückseitige Oberschenkelmuskulatur, wie Edmundson erklärt: »Für diese gestreckte Position benötigt man gut entwickelte Rückenmuskeln, um das Becken und die Wirbelsäule zu stabilisieren, und die hinteren Oberschenkelmuskeln sollten ausreichend lang sein, um eine Rotation des Beckens nach hinten zu verhindern.«

Fünf Yogastellungen für einen flacheren Rücken

Wenn Radsportler vom »flachen Rücken« als optimaler Haltung sprechen, geht es im Kern darum, eine ausgedehnte »Lendenkyphose« oder Wirbelsäulenkrümmung in der Lendenregion zu vermeiden. Diese zu runde oder auch krumme Haltung führt eher zu Schmerzen im unteren Rücken und erschwert das richtige Atmen. Die folgenden fünf Yogastellungen werden die Flexibilität im unteren Rücken, in den Gesäßmuskeln und den hinteren Oberschenkelmuskeln steigern, wodurch es leichter sein wird, eine Haltung einzunehmen, bei der der Rücken flacher ist. Um diese optimale Haltung halten zu können, benötigt man aber auch Kraft im Lendenbereich. Eine Kräftigungsübung dazu ist die im Folgenden beschriebene Heuschrecke. Mit gezielten Kraftübungen für die Bauchmuskeln aus Kapitel 8 können Sie das noch weiter ausbauen.

1 Tiefer Ausfallschritt – Dehnen der Hüftbeuger

Die Ausgangsposition ist der Vierfüßlerstand. Führen Sie den rechten Fuß nach vorn zwischen die Hände, bleiben Sie mit den Fingerspitzen am Boden und senken sich in den Ausfallschritt. Eine intensivere Variante ist: Richten Sie den Oberkörper auf und legen Sie die Hände auf die Hüfte oder auf den Oberschenkel und rollen Sie das Becken ein. Halten Sie diese Position fünf Atemzüge lang.

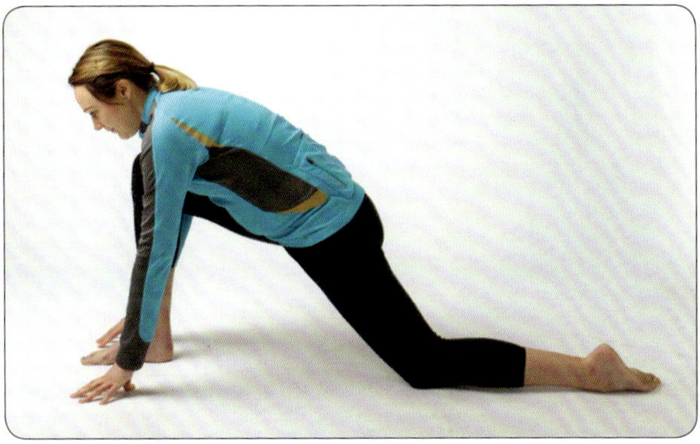

2 Beckenkippung – Verbesserung der Flexibilität im Lendenbereich

Legen Sie sich mit angewinkelten Beinen und an den Seiten liegenden Armen auf den Rücken. Bleiben Sie mit dem Becken am Boden und heben Sie beim Einatmen den Bauch an, sodass eine Lücke unter der Lendenwirbelsäule entsteht. Drücken Sie beim Ausatmen den Bauch in Richtung Boden, sodass die Lendenwirbelsäule flach wird. Synchronisieren Sie die Bewegung mit der Atmung. Führen Sie die Übung 5-mal aus.

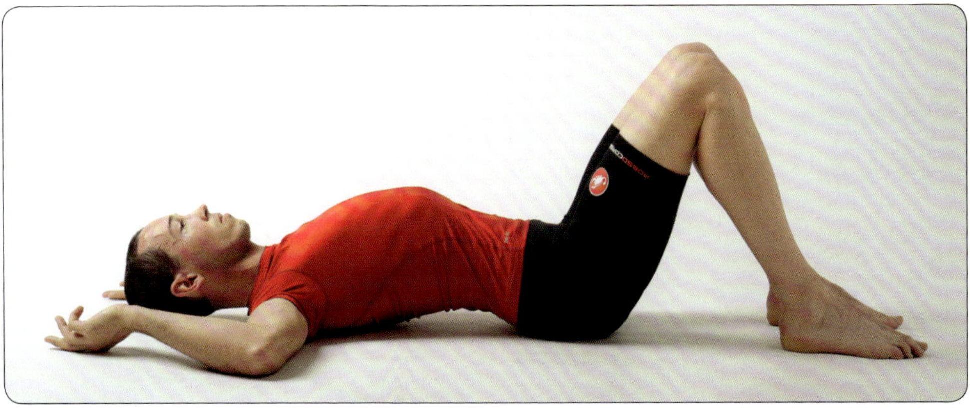

Die optimale Haltung auf dem Rad

3 Hintere Oberschenkelmuskeln – Dehnung mit Gurt

Legen Sie einen Gurt um die linke Fußsohle. Winkeln Sie das rechte Bein an. Heben und strecken Sie dann Ihr linkes Bein so weit wie möglich durch. Wandern Sie mit den Händen an dem Gurt nach oben, bis die Arme gestreckt sind. Halten Sie diese Position fünf bis zehn Atemzüge lang.

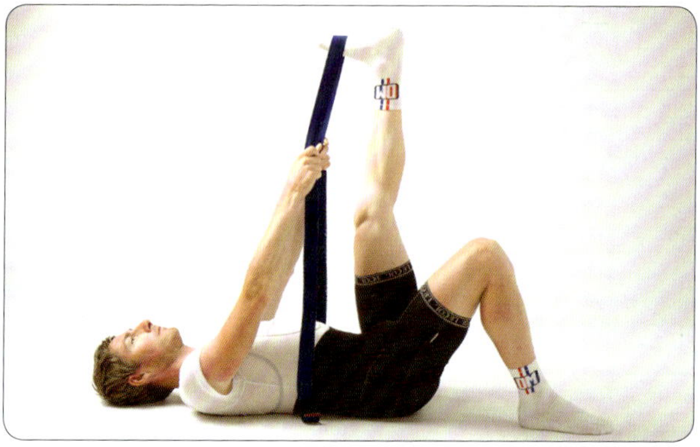

4 Dehnen der Gesäßmuskulatur

Legen Sie sich auf den Rücken und setzen Sie die Füße hüftbreit auseinander auf den Boden. Heben Sie das rechte Bein und legen Sie das rechte Fußgelenk auf den linken Oberschenkel. Beugen Sie den rechten Fuß. Die Dehnung wird intensiver, wenn Sie die Finger hinter dem linken Bein verschränken und beide Beine zum Unterleib ziehen. Halten Sie die Position fünf Atemzüge lang.

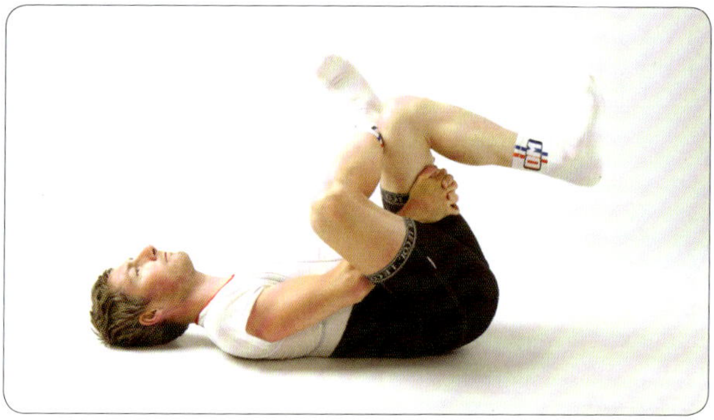

5 Heuschrecke – Kraftaufbau im Lendenbereich

Legen Sie sich mit dem Gesicht voran auf den Boden. Die Arme liegen mit nach unten gerichteten Handflächen zu beiden Seiten. Heben Sie beim Einatmen den Oberkörper und die Beine hoch, aber schauen Sie weiter nach unten. Halten Sie die Position fünf Atemzüge lang. Wiederholen Sie die Übung 5-mal.

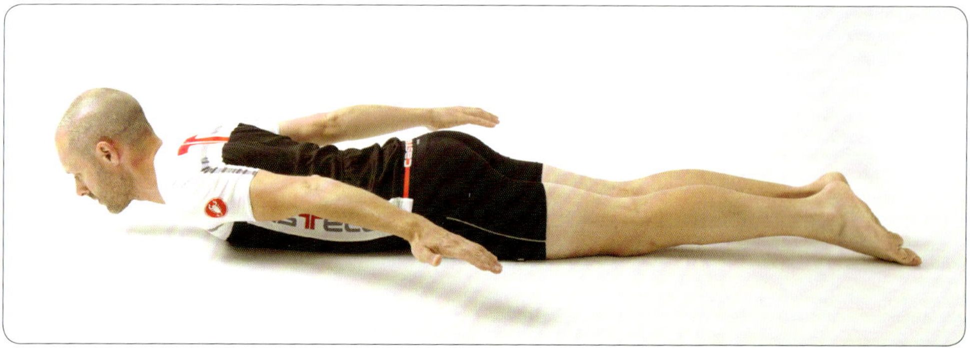

Dehnen während der Fahrt

Üblicherweise dehnt man sich erst nach einer Fahrt. Aber warum darauf warten, wenn man schon auf halber Strecke Schmerzen im unteren Rücken oder im Quadrizeps bekommt?

Mit den folgenden kurzen Dehnungen können Sie weiterfahren und dafür sorgen, dass Sie beweglich bleiben und sich auf dem Rad wohler fühlen. Wenn Sie im Leerlauf sind, können Sie aus dem Sattel gehen und im Stehen eine Ferse absacken lassen, um den unangenehmen Schmerz in den Waden zu mildern. Oder lassen Sie beim Warten an einer Ampel die Schultern langsam kreisen. Oder Sie warten bis zur nächsten Stärkungspause und benutzen dann das Rad als Hilfsmittel für einige Dehnübungen.

Dehnübungen auf dem Rad

Machen Sie diese Dehnungen nur auf einer ebenen und verkehrsarmen Straße und nur solange Sie sich dabei sicher fühlen.

Unterkörper

▶ **hintere Oberschenkel:** Gehen Sie aus dem Sattel, legen Sie die Hände auf die Drops und stellen Sie sich mit gestreckten Beinen auf die Pedale, sodass der Körper einen rechten Winkel beschreibt. Halten Sie die Pedale mit den Füßen auf gleicher Höhe und stemmen Sie sich dagegen, bis Sie die hinteren Oberschenkelmuskeln im vorderen Bein spüren.

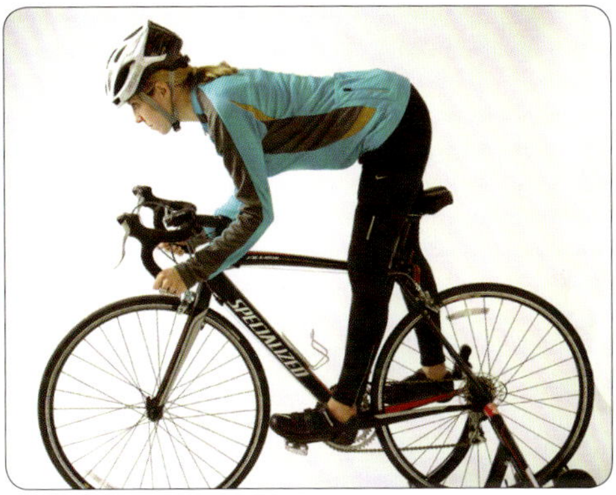

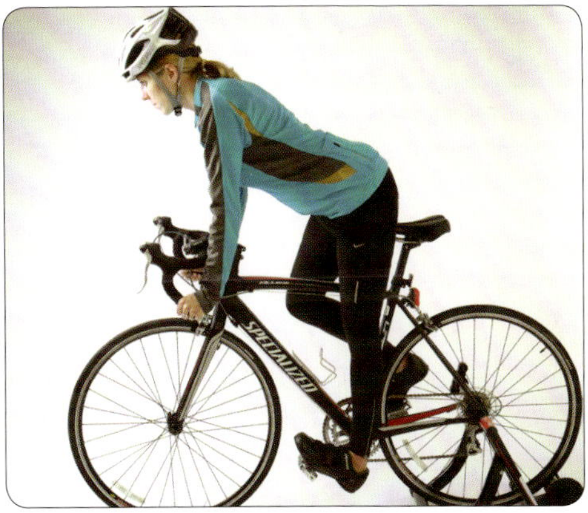

▲ **Wade:** Winkeln Sie ausgehend von der vorigen Position Ihr vorderes Bein an und strecken Sie das hintere Bein durch. Kippen Sie dabei die Ferse nach unten, bis Sie ein Ziehen in der Wade spüren.

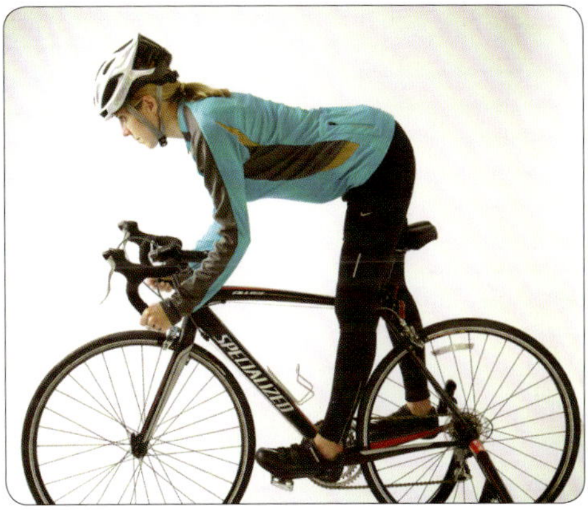

▲ **Rückbeuge:** Gegen Verspannung im Rücken können Sie auf dem Rad folgendermaßen vorgehen: Ziehen Sie die Schultern zurück und lassen Sie den Rücken leicht hohl werden, ziehen Sie dabei die Schulterblätter nach unten und heben Sie die Hüfte an. Damit ahmen Sie eine kleine Yoga-»Katzendehnung« nach. Diese Bewegung wirkt der Belastung entgegen, die durch eine über mehrere Stunden eingenommene gebeugte Haltung auf dem Rad entsteht.

Oberkörper

Vermutlich entlasten Sie ohnehin schon mit instinktiven Bewegungen des Oberkörpers die Schultern und die Oberkörper- oder Halsmuskeln. Aber falls nicht, finden Sie hier ein paar Vorschläge dazu. Einige Übungen können Sie leicht beim Fahren machen. Mit anderen Dehnungen sollten Sie aber warten, bis Sie an einer Ampel die Hände gefahrlos vom Lenker nehmen können.

Schultern: Stützen Sie sich mit den Händen und angewinkelten Armen leicht auf die Hauben und lassen Sie die Schultern langsam kreisen. Oder Sie ziehen die Schultern bis zu den Ohren hoch, pressen sie zusammen und lassen sie dann wieder nach unten sinken.

Hals: Neigen Sie den Kopf ein wenig von Seite zu Seite, um die seitlichen Halsmuskeln zu dehnen. Zum Dehnen des Nackens ziehen Sie das Kinn leicht an und halten die Position ein paar Sekunden lang und lassen dann los. Behalten Sie dabei die Straße im Auge.

Brust: Richten Sie sich beim Halt an der Ampel im Sattel auf und verschränken Sie die Hände hinter dem Rücken. Ziehen Sie die Schultern zurück. Damit »weiten« Sie den Brustkorb und dehnen die Brustmuskeln, die beim Fahren gespannt und verkürzt werden.

Dehnungen mit dem Rad

Ihr Rad ist ein idealer Trainingspartner zum Dehnen. Das Oberrohr hat die richtige Höhe, um Verspannungen im oberen Rücken, in den Schultern, in den Muskeln des Quadrizeps und den Gesäßmuskeln zu lockern. Zudem sind die Muskeln warm und aufnahmebereit. Nutzen Sie eine Pause, um Verspannungen in Schultern und Rücken zu lockern und die Beine wieder frisch zu machen. Lehnen Sie das Rad dazu entweder an einen Baum oder eine Wand. Falls das nicht möglich ist, stützen Sie das Rad mit einer Hand am Lenker und einer am Sattel.

▼ **Quadrizeps:** Lehnen Sie das Rad gegen eine Wand oder einen Baum oder halten Sie es mit einer Hand. Legen Sie die rechte Hand auf den Sattel. Winkeln Sie das linke Bein an und halten Sie den Fuß mit der linken Hand fest. Ziehen Sie das Steißbein ein und bringen Sie die Knie auf gleiche Höhe. Halten Sie die Position, die Hüften bleiben dabei nach vorn geschoben. Intensiver wird diese Übung, wenn Sie den Fuß in Ihre Hand pressen und ihn zurückziehen, als würden Sie einen Bogen spannen.

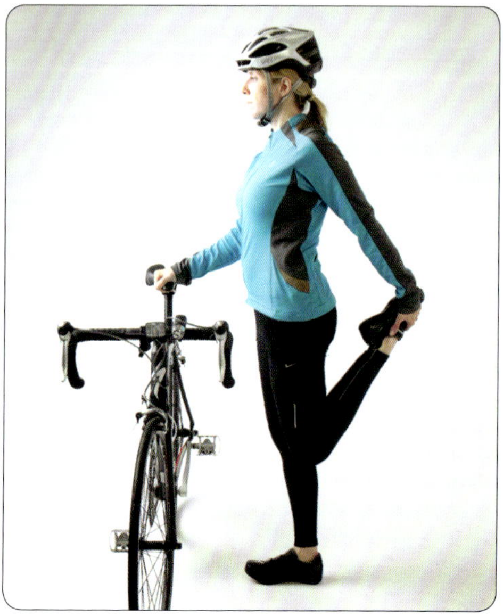

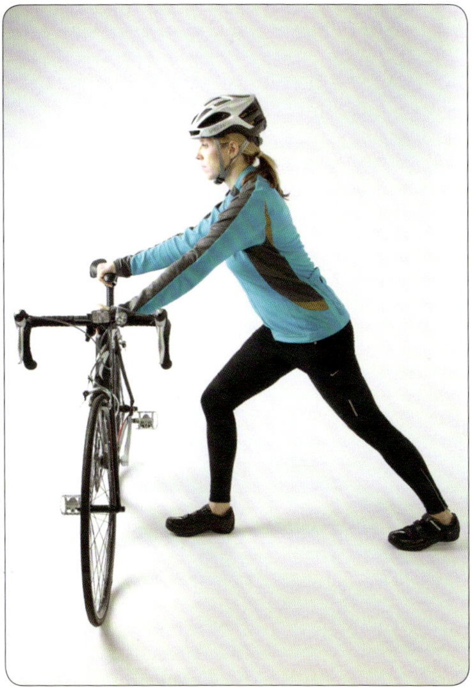

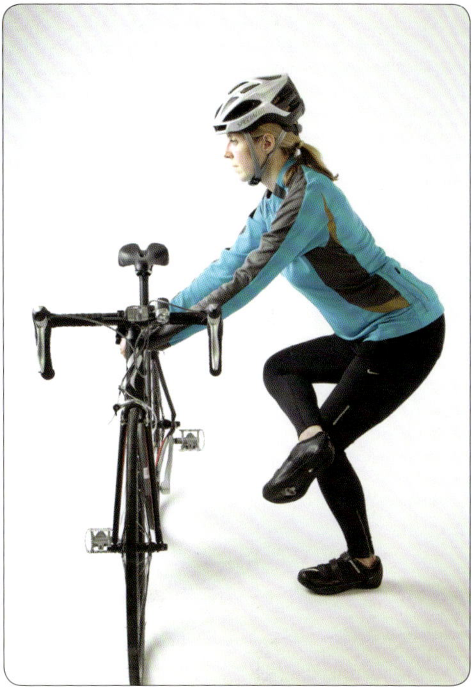

▲ **Hüftbeuger:** Fassen Sie das Rad mit beiden Händen. Die Hände sind dabei schulterbreit auseinander. Setzen Sie das linke Bein zurück und beugen Sie das rechte, als wollten Sie einen Ausfallschritt machen. Bleiben Sie in dieser Position und schieben Sie dabei die Hüfte nach vorn, bis Sie oben am Oberschenkel des hinteren Beins eine Dehnung spüren. Wechseln Sie die Seite.

▲ **Gesäßmuskulatur:** Machen Sie mit dem linken Bein eine hohe Kniebeuge. Heben Sie das rechte Bein und beugen Sie das Knie nach außen. Legen Sie dann das rechte Fußgelenk auf den linken Oberschenkel. Winkeln Sie zur Schonung des Kniegelenks den linken Fuß an. Wenn Sie etwas tiefer ins Knie gehen, werden die Gesäßmuskeln intensiver gedehnt. Aber achten Sie dabei auf Knieschmerzen.

▶ **Rücken:** Um Verspannungen in der für die Haltung wichtigen Rücken- und Schultermuskulatur zu lockern, legen Sie die Hände auf das Oberrohr und gehen so weit zurück, bis der Körper einen rechten Winkel beschreibt. Ziehen Sie das Steißbein ein und die Hüften vom Rad weg. Probieren Sie verschiedene Abstände zwischen den Händen aus: Wenn Sie die Hände näher zusammenführen, wird die Dehnung in der Schulter intensiver. Schwingen Sie die Hüften nun langsam in beide Richtungen, um die seitliche Rumpfmuskulatur und die tiefen Schultermuskeln anzusprechen.

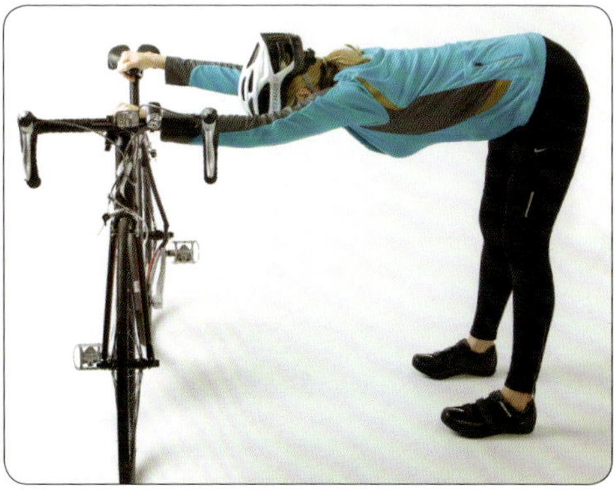

03

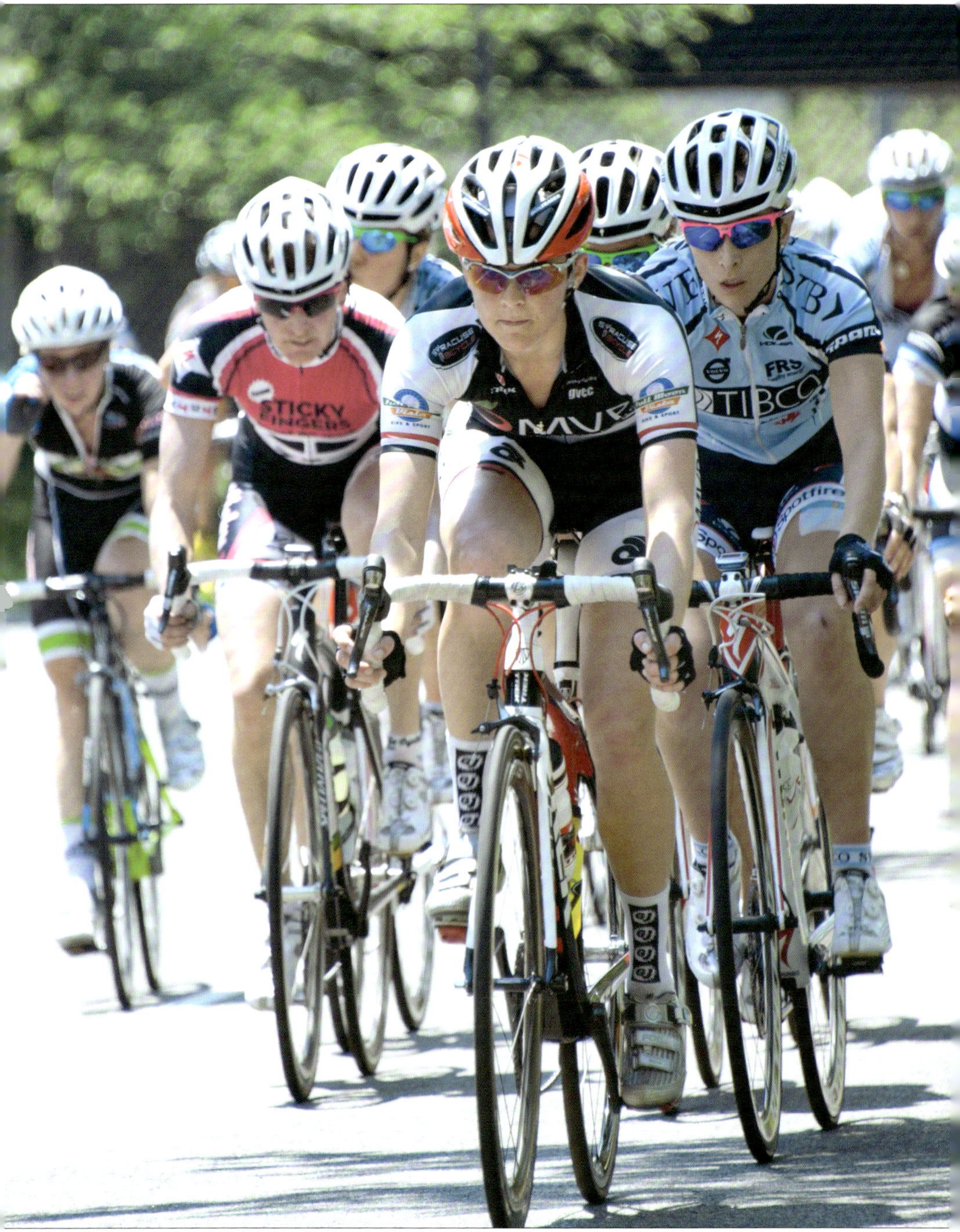

Ausdaueratmung

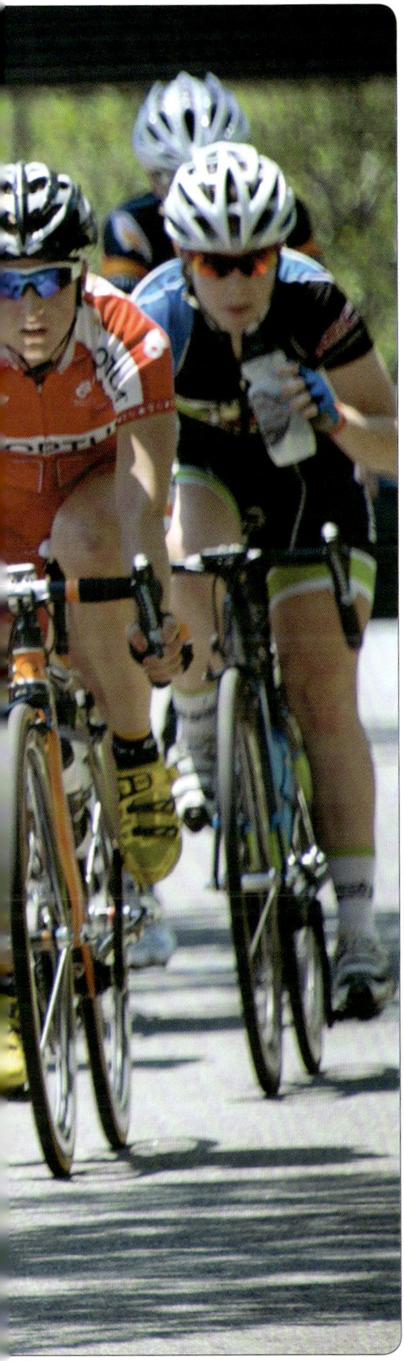

»Seit ich Yoga mache, hat sich meine Atmung bei Anstrengungen auf dem Rad entschieden verbessert. Ich bin vorher immer bis an meine Grenze gegangen und das spiegelte sich auch in meiner Atmung wider: laut und forciert. Seit ich andere Techniken verwende, habe ich gelernt, den Atemfluss in beide Richtungen zu lenken, und habe das Gefühl, auch im roten Bereich mehr Kontrolle zu haben.«

Phil Sykes, Spezialist im Zeitfahren

Wenn über Trainingsmethoden gesprochen wird, ist die Atmung meist kein Thema. Schließlich atmet man automatisch ein und aus, oder? Viele Radsportler denken kaum an das Atmen, es sei denn, ihnen geht bei einem Sprint oder einem Anstieg die Puste aus.

Aber achten Sie einmal bei der nächsten Fahrt auf Ihre Atmung: Sie gibt Ihnen laufend ein Feedback in Bezug auf solche Faktoren wie kardiovaskuläre Fitness und Tempo. An ihr können Sie ablesen, ob Sie übertreiben oder ob Sie nachgelassen haben und einen Zahn zulegen könnten.

Die Atmung ist aber auch ein Instrument, mit dem man die Leistung beeinflussen kann. Das wird oft unterschätzt. Mit den Übungen in diesem Kapitel können Sie lernen, Ihre Atmung bewusst zu lenken, und so eine automatische Funktion in einen wertvollen Aktivposten verwandeln.

Atmung für die Ausdauer

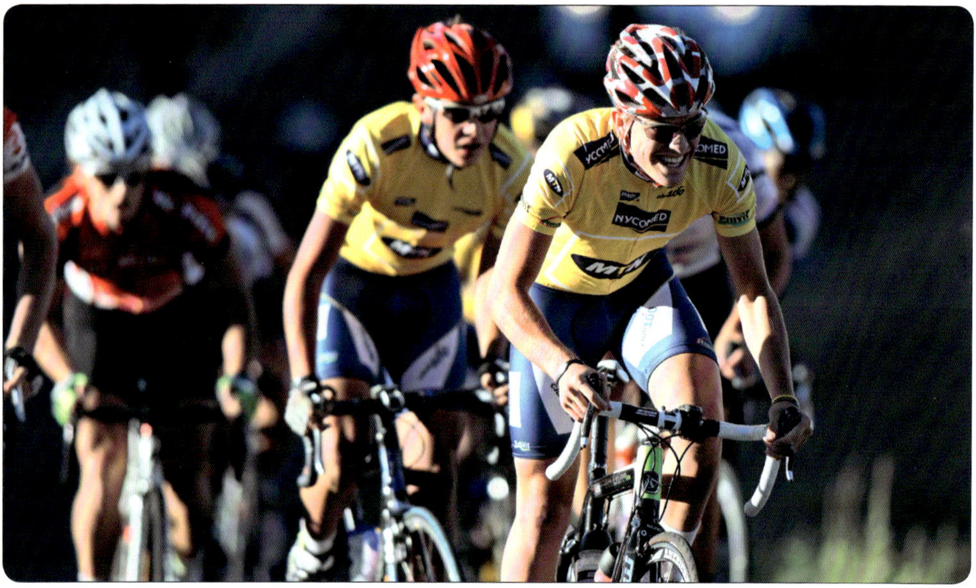

Die folgenden »Atemtraining«-Techniken, basieren auf traditionellen Yoga- oder Pranayama Atemübungen und erfüllen verschiedene Aufgaben:

- Sie geben den Takt für Tempo und Rhythmus an.
- Bei langen Touren lenken Sie von Erschöpfung ab.
- Sie helfen, konzentriert zu bleiben, insbesondere bei Rennen.
- Sie beugen Muskelverspannungen in Schultern und Armen vor, damit Sie auf dem Rad leistungsfähig und entspannt bleiben.
- Sie vergrößern das Atemvolumen anstatt der Atemfrequenz.

Das Ziel aller folgenden Techniken ist der letzte Punkt. Es geht darum, ein Atemmuster zu entwickeln, bei dem man langsamer und tiefer atmet. Instinktiv würden wir bei Anstrengung genau das Gegenteil machen, nämlich schneller atmen und nach Luft schnappen. Langsamer und tiefer ein- und auszuatmen, wenn es anstrengend wird, ist aber wesentlich effizienter.

Sportler hecheln, um den Atemdrang zu verringern.

Atmen Sie nicht schneller, sondern tiefer

Der ehemalige Trainer der Triathlon-Nationalmannschaft der USA und Professor der Sportwissenschaft Dr. George Dallam sagt, dass Radsportler »hecheln«, um das Gefühl der Atemnot zu reduzieren. Sie verringern damit zwar den CO_2-Gehalt im Blut, nehmen aber (fälschlicherweise) an, dass sie damit zugleich die Sauerstoffaufnahme erhöhen.

»Sportler hecheln, um den Atemdrang zu verringern«, erklärt Dallam. »Allerdings reduziert eine flache, schnelle Atmung den Sauerstofftransfer ins Blut, da der Sauerstoff langsamer diffundiert. Bei einer flachen Atmung bleibt nicht genug Zeit für eine vollständige Diffusion und die Zahl der verfügbaren Kapillaren wird ebenfalls reduziert.«

Die Physiologieprofessorin Alison McConell erläutert in ihrem Buch *Breathe Strong*, Perform Better, dass Spitzenradsportler in der Lage sind, statt der Atemfrequenz das Atemvolumen zu steigern:

»Charakteristisch für Radsportprofis ist, dass der Wechsel zu höheren Atemfrequenzen nicht auftritt und sie in der Lage sind, den gestiegenen Atembedarf durch Erhöhung des Atemvolumens zu decken. Die Erhaltung des Atemvolumens kann einen besseren Trainingszustand der inspiratorischen Muskeln widerspiegeln und dies kann der Schlüsselfaktor sein, um den Energieaufwand beim Atmen zu minimieren und dabei die Leistung zu steigern.«

Der Begriff »inspiratorisch« bezieht sich auf die Muskeln, die beim Einatmen benutzt werden. Das sind vor allem das Zwerchfell und die intercostalen Muskeln zwischen den Rippen, obwohl auch einige Halsmuskeln an der Atmung beteiligt sind (siehe Kasten über das Zwerchfell auf Seite 40).

Tempo halten

Radfahren ist ein Ausdauersport, wobei man unter Ausdauer »die Fähigkeit, Anstrengung über einen längeren Zeitraum auszuhalten« versteht. Spitzenradsportler setzen – sowohl beim Zeitfahren als auch auf ebener Strecke bei Straßenrennen – häufig die Atmung ein, um eine Trittfrequenz von 90/min zu halten. Sie synchronisieren dazu ihre Atmung mit der Trittfrequenz (siehe dazu auch Verhältnis von Atmung und Trittfrequenz auf Seite 44).

Sie benutzen ihre Atmung, um die Geschwindigkeit und den Rhythmus zu halten. Je nach Terrain passen sie den Atemrhythmus der Trittfrequenz an. Atemtraining ist für sie auch ein Weg, sich einen Vorteil gegenüber Konkurrenten oder Trainingspartnern zu verschaffen. Vielleicht nur einen winzige – aber Vorteil ist Vorteil.

Ruhig und konzentriert bleiben

Zu guter Letzt regt eine tiefere Atmung auch das parasympathische Nervensystem an und wirkt somit beruhigend. Im Gegensatz dazu wird durch rasches flaches Atmen (und Adrenalin) der Überlebensreflex »Kampf oder Flucht« ausgelöst.

Wenn Sie im samstäglichen Verkehrstrubel ausweichen müssen, so mag das Ihren Adrenalinspiegel in die Höhe treiben. Dieses Gefahrenelement trägt durchaus zum Reiz des Sports bei, aber man kann im Kampf-oder-Flucht-Modus keine raschen, klugen Entscheidungen treffen. Ein Radsportler, der sich ständig in höchstem Alarmzustand befindet, wird auch schneller ausbrennen als seine Teamkollegen.

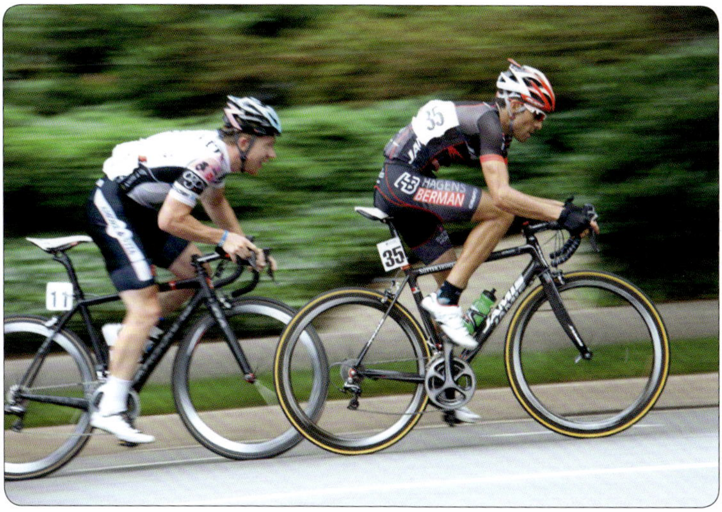

Eine tiefere Atmung hilft Ihnen, ruhig und konzentriert zu bleiben.

Atemtraining ohne Rad

Man braucht Zeit und Geduld, um die Atmung von einem automatischen Vorgang in ein Instrument zu verwandeln, das man zur Leistungssteigerung strategisch auf dem Rad einsetzen kann.

Mit den folgenden Techniken machen Sie zunächst den Rumpf für die tiefe Atmung geschmeidiger und üben dann langsamer und tiefer zu atmen. Befassen Sie sich erst danach mit den Techniken »auf dem Rad«.

Richtig zu atmen ist eine schwierige Angelegenheit. Am besten übt man das in aller Ruhe und nicht auf der Straße. Aber halten Sie durch. Es lohnt sich, den Lungen ein wenig Aufmerksamkeit zu widmen, denn sie sind oft unterschätzte Aktivposten.

Technik 1: Dehnen des Rumpfes

Um tiefer atmen zu können, muss sich der Brustkorb frei heben und senken können. Dazu benötigt man ein gewisses Maß an Flexibilität in der Rumpfmuskulatur und dem umgebenden Bindegewebe. Bei Radsportlern sind die Rückenmuskeln ehrfahrungsgemäß nicht besonders geschmeidig (tatsächlich dehnen sie sich nicht gern). Extrem angespannte Muskeln um den Rumpf herum engen allerdings den Brustkorb ein, sodass die Lungen sich nicht vollständig füllen können. Die drei folgenden einfachen Dehnungen lösen Spannungen in diesen Regionen und berücksichtigen dabei auch den seitlichen Rumpf, der selten gedehnt wird. Diese Übungen sorgen nicht nur für einen flexibleren Rumpf, sondern sind nach langen Fahrten auch äußerst wohltuend.

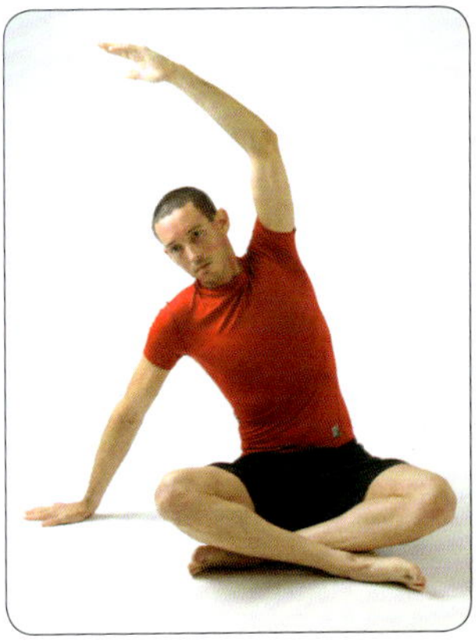

Seite: Setzen Sie sich mit gekreuzten Beinen und stützen Sie sich mit dem rechten Arm seitlich auf. Atmen Sie ein und führen Sie den linken Arm im Bogen nach oben und über den Kopf, bis Sie in eine Seitbeuge kommen. Halten Sie die Position fünf Atemzüge lang; dabei nicht nach vorn oder hinten kippen. Wiederholen Sie die Übung mit der anderen Seite.

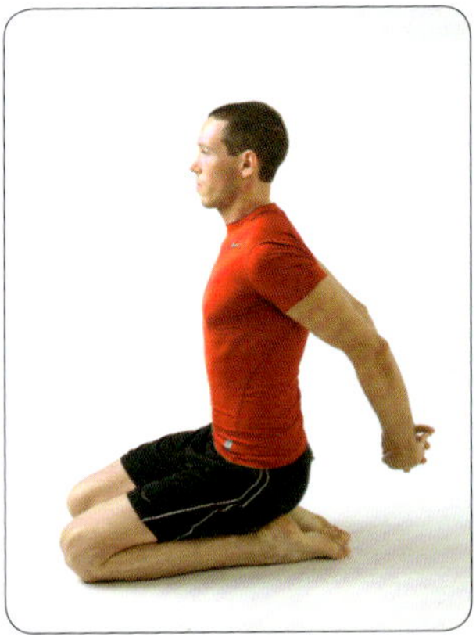

Brust: Rollen Sie zum Dehnen der Brustmuskeln die Schultern zurück und verschränken Sie die Hände im Rücken (oder halten Sie einen Schlips oder einen Bademantelgürtel fest). Heben Sie die Brust und ziehen Sie das Kinn ein wenig nach oben, ohne den Kopf nach hinten zu kippen. Halten Sie die Position fünf Atemzüge lang.

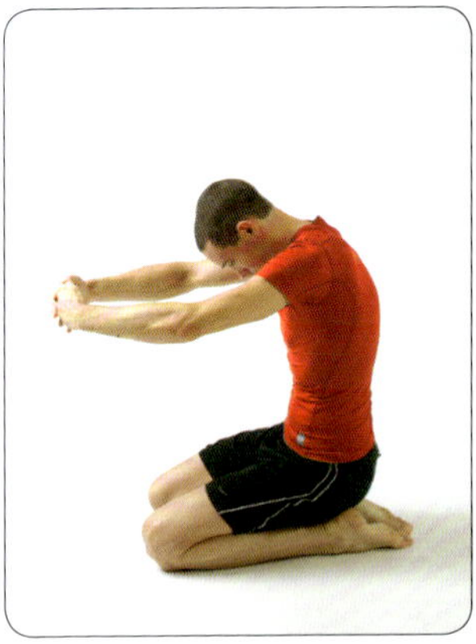

Rücken: Verschränken Sie die Hände vor dem Körper. Handflächen zeigen zum Körper. Ziehen Sie das Kinn an, um den Nacken zu dehnen, und machen Sie den Rücken so rund, dass Sie spüren, wie die Schulterblätter auseinandergehen. Halten Sie die Position fünf Atemzüge lang.

Technik 2: wie atmen?

Am effizientesten ist es, wenn der primäre Atemmuskel, das Zwerchfell, 80 Prozent der Atmung übernimmt. Die restlichen 20 Prozent sollten die sekundären Atemmuskeln wie beispielsweise die Kopfwendemuskeln und der Trapezmuskel im Hals- und oberen Brustbereich erbringen.

Auf dieses 80/20-Verhältnis sollte man beim Radfahren hinarbeiten. Aber auch im Alltagsstress bleibt man mit einer solchen Atmung gelassen und ruhig. In einer Stress- oder Notsituation spürt man die Atemzüge höher in der Brust. Bei Angst verändert sich das Verhältnis auf etwa 50/50 und dabei werden die Schultern hochgezogen – zwischen den Schulterblättern und sogar um Hals und Kiefer herum ist alles angespannt.

Dieselben körperlichen Reaktionen passieren auch auf dem Rad: Die Schultern sind angespannt und gehen nach oben, die Arme blockieren und Sie bekommen von dem festen Griff am Lenker weiße Fingerknöchel. Eine kraftraubende und ineffiziente Art zu atmen führt zu unnötigen Verspannungen.

Atemformen

Obere Brust: Wer beim Atmen hauptsächlich die sekundären Atemmuskeln benutzt, tendiert zu kurzen und flachen Atemzügen und könnte im Halsbereich, in den Schultern, zwischen den Schulterblättern und sogar um den Kiefer herum Verspannungen spüren.

Brustatmung: Man hat uns beigebracht, dass tief atmen bedeutet, den Brustkorb aufzupumpen. Aber die Brustatmung ist weder die natürlichste noch die effizienteste Atmung und löst eher die »Kampf oder Flucht«-Reaktion des Körpers aus.

Bauchatmung: Sie ist natürlich, effizient und entspannend. Wenn Sie mehr aus der Bauchregion heraus atmen, räumen Sie den primären Atemmuskeln, dem Zwerchfell und den Bauchmuskeln, eine größere Rolle ein.

Wohin atmen Sie?

Legen Sie sich hin. Winkeln Sie die Beine an und stellen Sie die Füße hüftbreit auseinander auf den Boden. Legen Sie nun einfach eine Hand auf den Brustkorb und eine auf den Bauch. Schließen Sie die Augen und achten Sie darauf, welche Hand sich beim Atmen bewegt. Die meisten werden sowohl am Bauch als auch auf der Brust eine Bewegung registrieren, wobei eine allerdings zumeist stärker ist. Arbeiten Sie darauf hin, dass die obere Hand im Idealfall ruhig bleibt und die untere sich beim Ein- und Ausatmen sichtbar auf- und abbewegt.

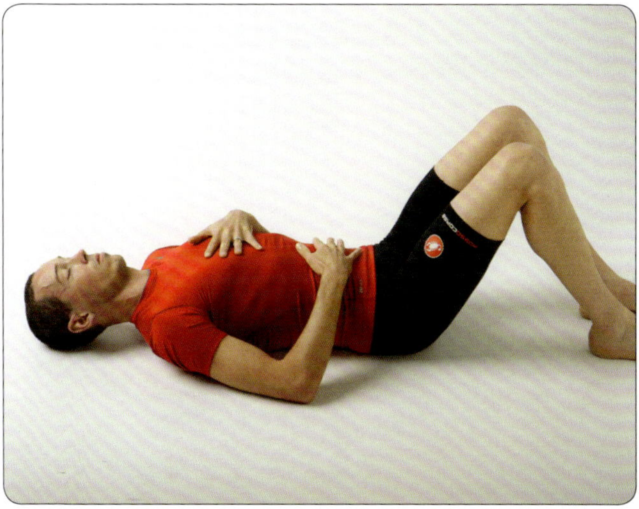

Das Zwerchfell: für die Ausdauer gemacht

Das Zwerchfell ist ein kuppelförmiger Muskel, der wie ein Fallschirm im Brustkorb sitzt. Da er zu 80 Prozent aus langsam zuckenden Fasern besteht, ist er ideal für Ausdauersport. Langsam zuckende Muskelfasern können Sauerstoff effizienter verwerten und damit über einen langen Zeitraum Energie freisetzen. Wenn man beim Atmen in erster Linie das Zwerchfell einsetzt, benötigt man erheblich weniger Energie als beim Einsatz der empfindlichen Muskeln des Halses, des oberen Rückens und der oberen Brust, die beim flachen Atmen oder Hecheln mobilisiert werden. Das liegt daran, dass diese sekundären Atemmuskeln mehr schnell zuckende Muskelfasern haben, die zwar schnell feuern, aber auch schnell ermüden. Zudem müssen sie mehr leisten als das Zwerchfell, um ein vorgegebenes Atemvolumen zu generieren. Die Zwerchfell- oder Bauchatmung ist bei einer aufrechten Haltung auf dem Rad genauso wie beim Laufen von Vorteil (siehe Bauchatmung auf dem Rad, Seite 43).

Die Bauchatmung wird jedoch mühsamer, wenn Sie sich in eine aerodynamische Haltung ducken, in der der Bauch zusammengepresst wird und damit beschäftigt ist, die Körpermitte zu stabilisieren. Wenn man jedoch mehr in die Seite und den Rücken atmet, kann man auch weiterhin tief und langsam atmen (siehe Technik 3 im Abschnitt Training auf dem Rad auf Seite 47).

Die Bauchatmung wird mühsamer, wenn Sie sich ducken.

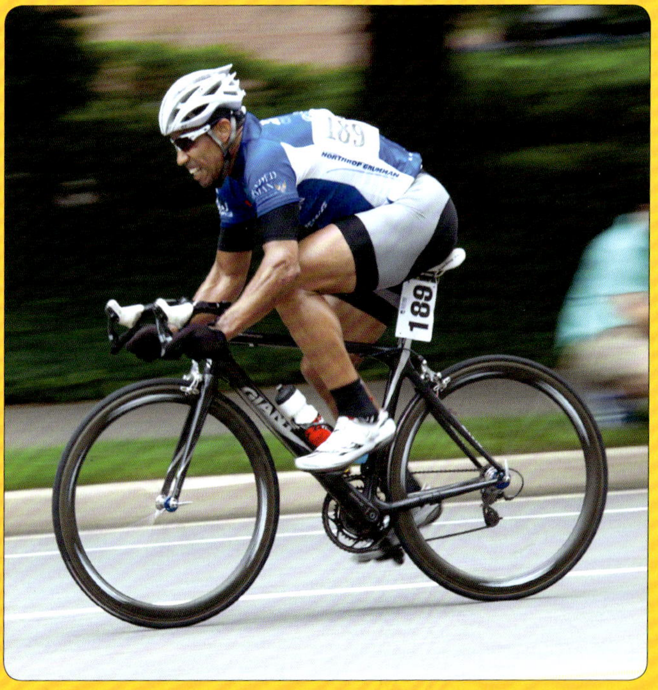

Technik 3: Bauchatmung

Ziel: Diese einfache Technik verlagert Ihre Atmung mehr in die Bauchregion und stärkt dabei die Rolle des Zwerchfells. Sobald Sie diese Technik beherrschen, können Sie mit der »Bauchatmung« auf dem Rad experimentieren.

Legen Sie sich auf den Rücken. Winkeln Sie die Beine an und stellen Sie die Füße hüftbreit auseinander. Legen Sie beide Hände so auf den Bauch, dass die Fingerspitzen sich berühren. Schließen Sie die Augen. Lassen Sie zu, dass der Bauch sich beim Einatmen hebt und die Fingerspitzen ein wenig auseinandergehen. Lassen Sie den Bauch beim Ausatmen zusammensinken, sodass die Fingerspitzen sich wieder berühren. Atmen Sie nur durch die Nase. Wiederholen Sie den Vorgang 5-mal.

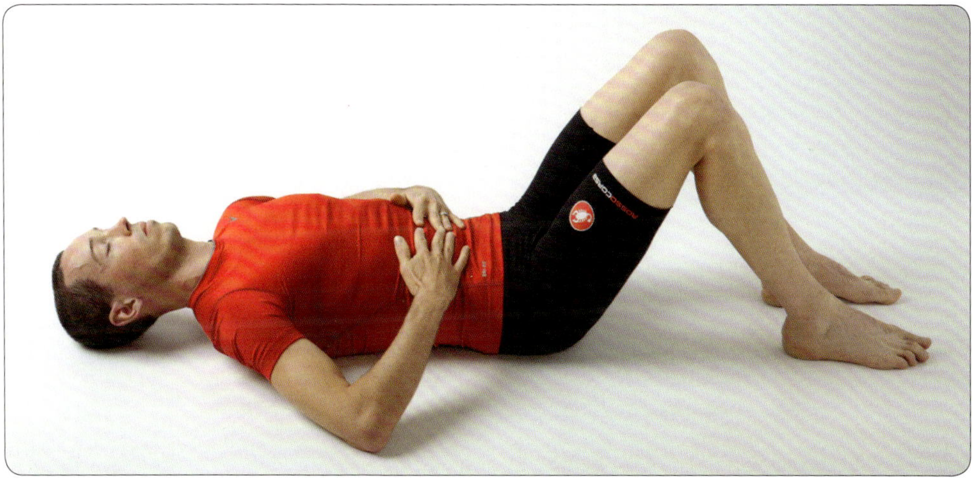

Technik 4: Die Lungenkapazität optimal nutzen

Ziel: Wir können zwar die Lungen nicht vergrößern, aber wir können die vorhandene Kapazität besser nutzen. Im Ruhezustand benutzt der Durchschnittsmensch beim Atmen lediglich zehn bis 15 Prozent seiner Lungen. Die folgende Übung zielt darauf ab, umfänglicher einzuatmen.

Schritt 1

Legen Sie sich auf den Rücken. Winkeln Sie die Beine an und stellen Sie die Füße hüftbreit auseinander auf den Boden. Führen Sie die Bauchatmung mit Technik 3 vier Atemzüge lang aus.

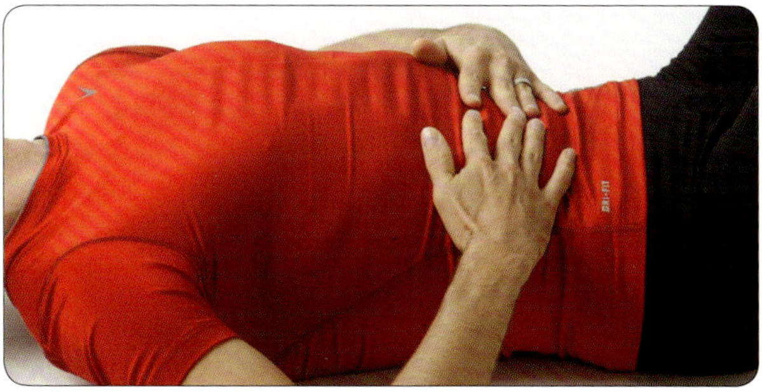

Schritt 2
Legen Sie die Hände seitlich auf den Brustkorb und üben Sie leichten Druck aus, sodass Sie die Rippen spüren. Atmen Sie gezielt in die Handflächen hinein. Achten Sie darauf, wie der Brustkorb sich sowohl nach außen als auch seitlich in die Hände ausdehnt. Machen Sie vier Atemzüge.

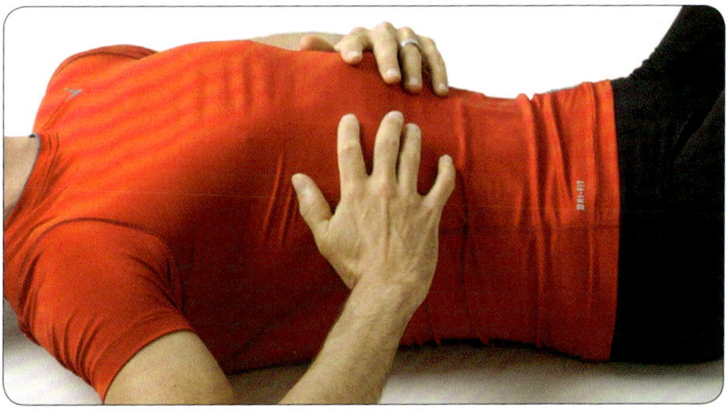

Schritt 3
Legen Sie schließlich die Fingerspitzen auf das Schlüsselbein und stellen Sie sich vor, Sie könnten in diesen oberen Brustbereich hineinatmen. Machen Sie vier Atemzüge. Verknüpfen Sie jetzt alle drei Techniken: Atmen Sie in den Bauch ein und »wälzen« Sie diesen Atem weiter, zunächst in den unteren und danach in den oberen Brustkorb. Lassen Sie den Atem dann langsam durch die Nase entweichen und beginnen Sie erneut.

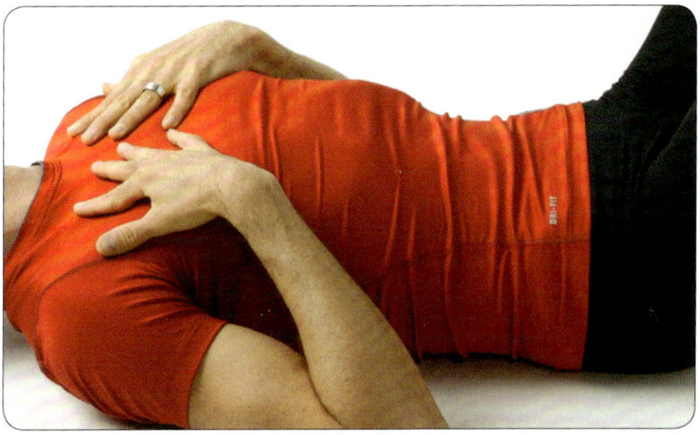

Technik 5: länger ausatmen

Wenn man zu Hause Übungen zur tiefen Atmung, beispielsweise Bauchatmung macht, kann man sich den einfachen Trick aneignen, länger auszuatmen. Dies kann man später mittels der Technik, die Atmung zur Trittfrequenz ins Verhältnis zu setzen, auf das Rad übertragen. Warum lange ausatmen?

Längeres Ausatmen:

- Fördert mehr CO_2 nach außen
- Bewirkt ein tieferes Einatmen. Damit wird das Atemmuster für tieferes und langsameres Atmen gestartet.
- Unterstützt die Erholung, wenn Ihnen bei einem Anstieg die Puste ausgeht und Sie förmlich fühlen, dass in den Lungen keine Luft mehr ist.
- Hilft dabei, nicht instinktiv mit offenem Mund zu hecheln – eine ineffiziente Methode, die Muskeln mit Sauerstoff zu versorgen.
- Wirkt beruhigend und Sie bleiben klar im Kopf und konzentriert.

Setzen Sie sich oder legen Sie sich hin. Winkeln Sie die Beine an und stellen Sie die Füße hüftbreit auseinander. Atmen Sie tief in den Bauch ein. Halten Sie den Atem oder wälzen Sie ihn nach oben (siehe Technik 4 auf Seite 41). Spitzen Sie nun die Lippen, als wollten Sie durch einen dünnen Strohhalm atmen, und lassen Sie den Atem langsam und kontrolliert so lange entweichen, bis Sie spüren, dass Ihre Lungen leer sind. Beim nächsten Atemzug werden Sie merken, dass Sie viel langsamer und tiefer einatmen. Wiederholen Sie die Übung 5-mal. Atmen Sie wieder normal, aber lassen Sie sich einen Moment Zeit, die entspannende Wirkung wahrzunehmen.

Atemtraining auf dem Rad

Der nächste Schritt ist das Atemtraining auf dem Rad, aber üben Sie zugleich auch die Atemtechniken ohne Rad weiter. Probieren Sie aus, welche Übung für Sie geeignet ist.
Weitere Atemtechniken, die zugleich auch den Geist schulen, finden Sie in Kapitel 10.

Technik 1: Bauchatmung auf dem Rad

Bei der Bauchatmung wird vor allem das Zwerchfell als primärer Atemapparat des Körpers genutzt.
Das Prinzip ist einfach. Lassen Sie den Bauch beim Einatmen expandieren und ziehen Sie ihn beim Ausatmen ein. Üben Sie zunächst die in der Technik 3 auf Seite 41 beschriebene Bauchatmung. Üben Sie so lange auch bei anderen Aktivitäten weiter, beispielsweise beim Autofahren oder bei der Schreibtischarbeit, bis Sie die Atmung automatisch machen und bereit sind, sie auf dem Rad auszuprobieren.
Die Bauchatmung auf dem Rad lässt sich am besten in aufrechter Position durchführen, da der Bauch dabei nicht komprimiert wird. Setzen Sie dabei auch die Hände ein paar Zentimeter weiter auf dem Lenker auseinander, um den Lungen mehr Raum zu geben. So kann man sich beispielsweise nach einem Sprint schnell ein wenig Luft verschaffen, wenn man sich aufrichtet und die Bauchatmung einsetzt.
Während Sie ausatmen und dabei den Bauch einziehen, stabilisieren Sie zugleich die Körpermitte.

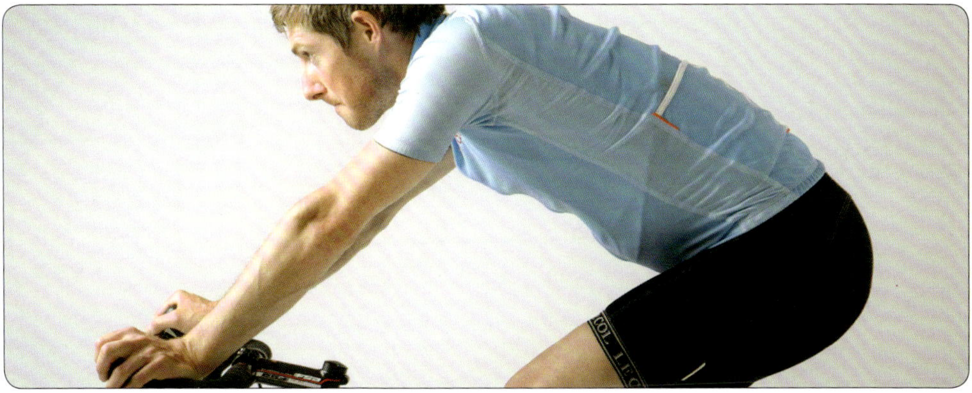

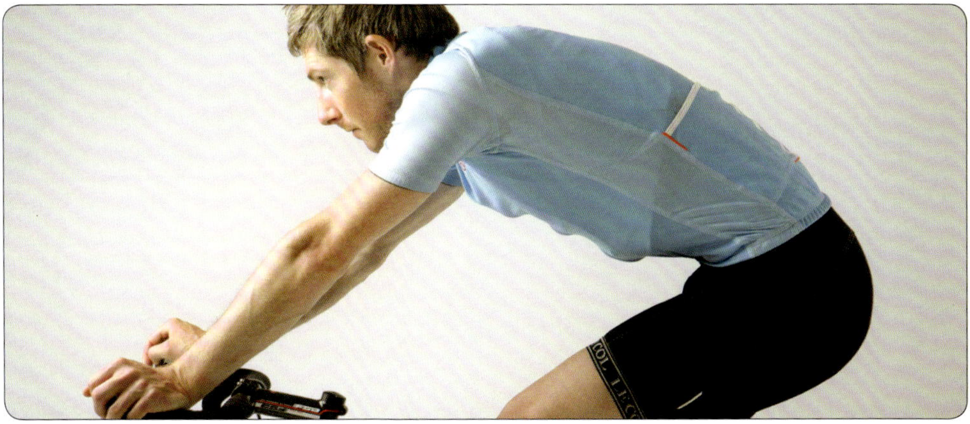

Technik 2: Verhältnis von Atemrhythmus zu Trittfrequenz

Viele Radsportler verknüpfen die Pedalumdrehungen intuitiv mit einem eigenen Rhythmus, zum Beispiel mit einem sich im Kopf ständig wiederholenden Song. Eine ausgefeiltere und zuverlässigere Methode, das Tempo zu halten, ist allerdings die Orientierung an der Atmung. Beim Zeitfahren oder auch auf ebener Strecke bei Straßenrennen stimmen Spitzenradsportler häufig Atemrhythmus und Trittfrequenz aufeinander ab, um Tempo und Rhythmus zu halten.

Die hier vorgestellte Technik arbeitet mit einer Zählmethode, die im flachen Terrain eine längere Ausatmung unterstützt. Wenn bei Anstiegen der Sauerstoffbedarf stark steigt, kann man auf gleich langes Ein- und Ausatmen umstellen.

Wenn Sie die Atmung mit der Trittfrequenz koppeln, halten Sie nicht nur auf ebener Strecke das Tempo, sondern bleiben auch bei Anstiegen oder langen Trainingseinheiten konzentriert, da Sie damit von negativen Gedanken und schmerzenden Oberschenkeln abgelenkt werden.

Außerdem wird mehr CO_2 ausgestoßen, wenn man länger ausatmet. Dadurch wird das Einatmen vertieft und die Atmung verlangsamt sich insgesamt.

Richten Sie Ihre Aufmerksamkeit auf den rechten Fuß und zählen Sie die Pedalumdrehungen. Atmen Sie auf ebenem Terrain zunächst über zwei Umdrehungen ein und über die folgenden drei Pedalumdrehungen lang aus. Versuchen Sie diesen Rhythmus beizubehalten. Wollen Sie es noch intensiver? Atmen Sie drei Umdrehungen lang ein und vier Umdrehungen lang aus.

Zwingen Sie Ihren Körper nicht zu einem Rhythmus, den er noch nicht halten kann. Wenn Ihnen unwohl wird oder Sie sich benommen fühlen, sind die Atemzüge vermutlich zu lang. Machen Sie kürzere Atemzüge und arbeiten Sie sich dann schrittweise wieder heran.

Auf Bergstrecken sollte Ein- und Ausatmung gleich lang dauern und die Atemzüge sollten kürzer sein, beispielsweise zwei Umdrehungen lang einatmen und zwei Umdrehungen lang ausatmen. Experimentieren Sie damit. Das individuell richtige Verhältnis hängt von vielen Faktoren ab, wie Lungenkapazität, kardiovaskuläre Fitness, Gänge, Geschwindigkeit und Terrain.

Wenn Sie die Luft kontrolliert aus Ihrem Mund strömen lassen, können Sie den Ausatemvorgang leichter verlängern. Atmen Sie nicht mit offenem Mund, sondern verkleinern Sie den Luftdurchlass, indem Sie die Lippen spitzen, als wollten Sie durch einen Strohhalm blasen.

Im nächsten Schritt wenden Sie dieselbe Methode beim Einatmen an und saugen die Luft durch Ihren »Strohhalm« ein. Das liegt auf halbem Weg zwischen »mit offenem Mund nach Luft schnappen« und der Nasenatmung. Eignen Sie sich diese Technik über einen längeren Zeitraum schrittweise an. Nutzen Sie dafür ruhige Phasen auf flacher Strecke und beim Aufwärmen oder Abkühlen.

Alison McConell sieht aber noch weitere Vorteile bei der Verknüpfung von Atmung und Trittfrequenz. Das Ausatmen kann, insbesondere bei einem Anstieg, mit dem Pedalabwärtsschwung synchronisiert werden, erläutert sie. Da die Bauchmuskeln beim Ausatmen aktiviert werden, kann die zusätzliche Stabilität der Körpermitte genutzt werden, um kräftiger nach unten zu treten. Das gleiche Prinzip wenden Ruderer an, die ausatmen, während sie das Ruder durch das Wasser ziehen.

Natürlich kann die Ausatmung auch einmal mit einem Aufwärtsschwung zusammentreffen. Es ist also noch nicht vollkommen klar, wie genau Atmung und Trittfrequenz positiv zusammenwirken. Zu diesem Thema gibt es bisher kaum wissenschaftliche Studien, doch McConell kommt zu dem Schluss: »Das Einschwingen der Atmung auf die Trittfrequenz tritt bei erfahrenen Radsportlern häufiger und über längere Zeiträume auf. Das lässt darauf schließen, dass es einige Vorteile bietet.«

Die Koppelung von Atmung und Trittfrequenz kann die Kraft erhöhen (rechte Seite).

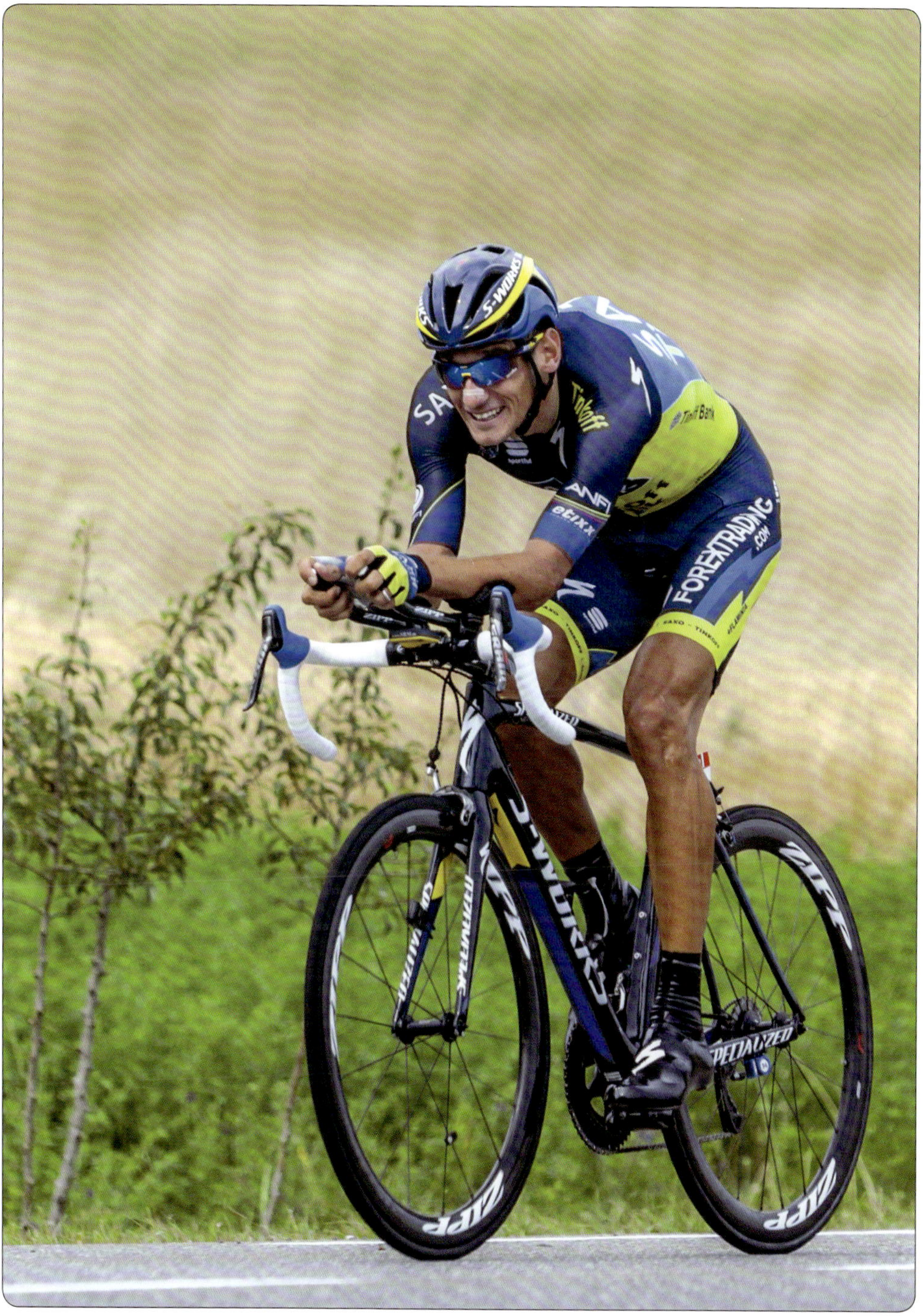

Technik 3: Rückenatmung

Wenn Fahrer flach atmen und mit offenem Mund nach Luft schnappen, so liegt das auch an der gebeugten Haltung, die man auf dem Rad einnimmt. Dadurch werden Bauch und Brust teilweise komprimiert, und es fällt im Vergleich zu einem Läufer mit aufrechter Haltung schwerer, tief zu atmen.

Noch mühsamer wird es, wenn man Aerolenker benutzt und die typische geduckte Haltung einnimmt. Dann drücken die Bauchorgane auf das Zwerchfell, behindern die Zwerchfellbewegungen und lassen dem Bauch weniger Raum sich auszudehnen. Der Einsatz des Zwerchfells wird noch dadurch erschwert, dass die Bauchmuskeln zusätzlich die Körpermitte stabilisieren müssen.

Diese Faktoren können zu einer im Oberkörper angesiedelten schnellen aber flachen Atmung oder zum Hecheln führen. Dabei kommen die empfindlichen sekundären Atemmuskeln zum Einsatz, die wertvolle Energie verbrauchen, und die Muskeln werden nicht ausreichend mit Sauerstoff versorgt.

Das Ziel der folgenden Technik ist, einen alternativen Atemraum zu schaffen, indem mehr in die Seiten und den Rücken geatmet wird. Diese Technik führt Sie in fünf Schritten vom Dehnen des Rumpfes bis aufs Rad. Machen Sie die Dehnübungen gewissenhaft, denn Radsportler sind in diesem Bereich notorisch verspannt und blockierte Rückenmuskeln rühren sich nicht, wenn sie sich beim Atmen ausweiten sollen.

In den Rücken zu atmen ist komplizierter als die Bauch- oder Brustatmung. Aber halten Sie durch: Wenn Sie diese Atmung beherrschen, können Sie länger in der geduckten Haltung fahren, ohne sich aufrichten zu müssen, um Luft zu schnappen. Zusätzlich hält diese Atmung den Oberkörper ruhig.

1. **Dehnen:** Dehnen Sie den Rumpf mit den am Anfang des Kapitels (Seite 38) beschriebenen Übungen.

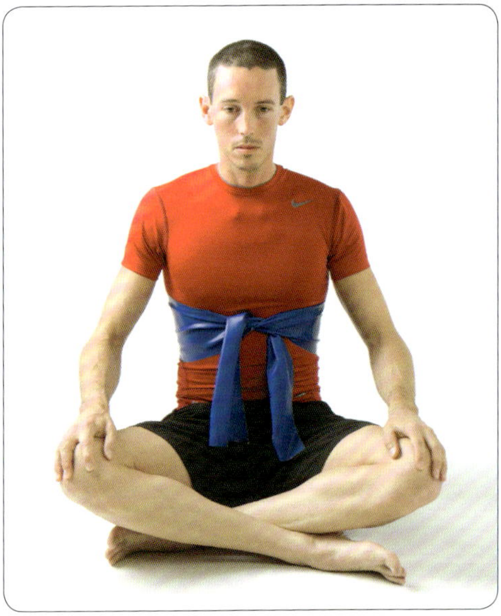

2. **Atmung mit dem Gymnastikband:** Binden Sie sich ein elastisches Gymnastikband fest um die unteren Rippen oder legen Sie die Handflächen mit gespreizten Fingern so auf die Rippen, dass Sie den Brustkorb deutlich spüren. Gymnastikbänder wie beispielsweise das Thera-Band können Sie in Sportgeschäften oder in Online-Shops für Pilates- oder Physiotherapiebedarf bekommen. Das Band sollte fest und flach an den unteren Rippen anliegen. Schließen Sie die Augen und atmen Sie langsam ein und weiten Sie dabei den Brustkorb entweder in das Band oder die Handflächen hinein. Spüren Sie beim Ausatmen, wie die Spannung des Bandes oder der Druck auf die Hände nachlässt. Wiederholen Sie diese Übung 5-mal. Achten Sie darauf, ob sich die Bewegung bei jedem Atemzug vergrößert.

3. Rückenatmung auf allen Vieren: Gehen Sie in den Vierfüßlerstand und nehmen Sie eine aerodynamische Radfahrhaltung ein. Die Unterarme liegen wie auf dem Rad parallel auf dem Boden. Sie können die Hände auch verschränken. Wiederholen Sie Schritt 2 mit oder ohne Band. Konzentrieren Sie sich diesmal aber darauf, beim Einatmen die Rippen im Rücken zu weiten. Sie können auch jemanden bitten, seine Hände fest auf die unteren Rippen zu legen, und dann in diese hineinatmen. Erwarten Sie insbesondere am Anfang keine große Expansion. Wiederholen Sie die Übung 5-mal und versuchen Sie, bei jedem Atemzug ein paar Millimeter mehr zu erreichen.

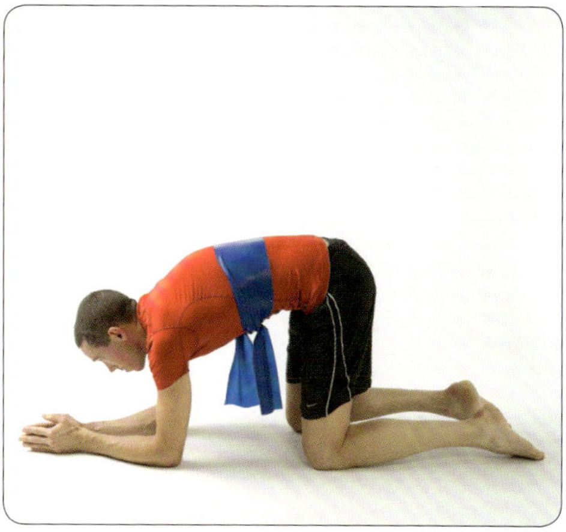

4. Rückenatmung mit dem Turbo-Trainer: Wiederholen Sie Schritt 3 mit oder ohne Band, aber diesmal auf dem Turbo-Trainer oder dem Indoorbike. Atmen Sie zunächst in den Rücken, ohne zu treten. Sobald Sie merken, dass Sie den Thorax deutlich mehr ausweiten können, können Sie in die Pedale treten. Im nächsten Schritt könnten Sie dann noch die Technik, die Atmung mit der Trittfrequenz zu koppeln, hinzunehmen und damit zusätzlich die Atemfrequenz kontrollieren.

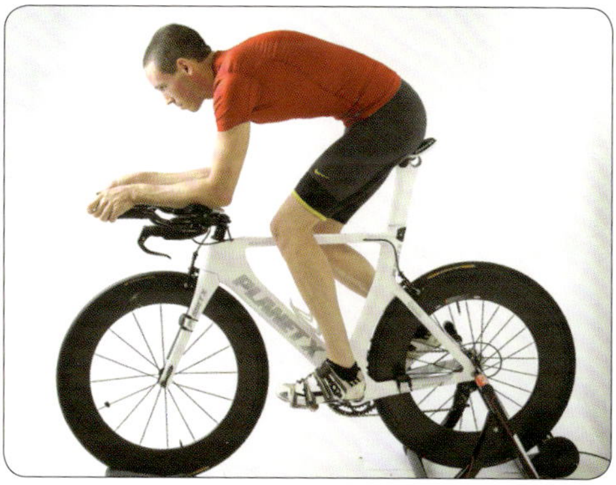

5. Rückenatmung auf der Straße: Wenn Sie in aller Ruhe ausreichend geübt haben, können Sie mit dieser Technik auch auf die Straße gehen. Arbeiten Sie daran, die Atmung noch weiter zu verlangsamen und zu vertiefen, indem Sie den Luftstrom durch den Mund beim Ein- und Ausatmen kontrollieren. Spitzen Sie die Lippen leicht und blasen Sie die Luft langsam aus. Damit können Sie das Ausatmen verlängern. Wenden Sie die Rückenatmung an, um ihren Rumpf ruhig und stabil zu halten.

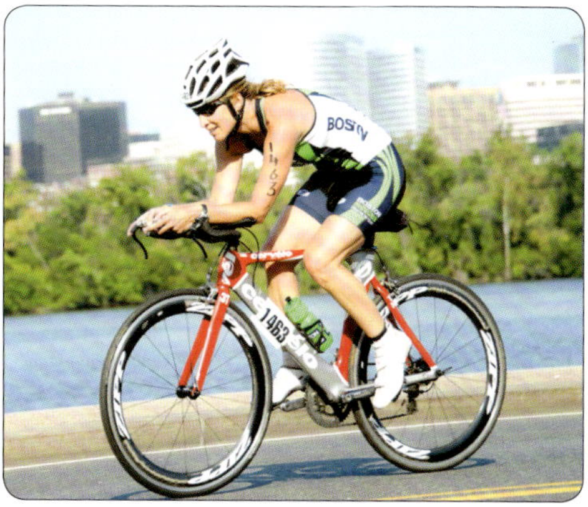

Radsport und Nasenatmung

Unter Lauf- und Radsporttrainern wird die Nasenatmung nach wie vor kontrovers diskutiert. Wegen des erhöhten Sauerstoffbedarfs insbesondere bei Sprints oder Anstiegen muss auf dem Rad häufig durch den Mund geatmet werden. Aber könnte die Nasenatmung eingesetzt werden, wenn es etwas ruhiger zugeht, beispielsweise beim Aufwärmen oder beim Abkühlen?

In seinem Buch *Body, Mind and Sports* plädiert John Douillard für die Nasenatmung beim Sport. Er begründet es folgendermaßen: Zwar versorgt schnelles Atmen durch den Mund oder Hecheln den mittleren und oberen Teil der Lungen reichlich mit Sauerstoff, aber die damit einhergehende beschleunigte Herzfrequenz bedeutet, dass weniger Zeit zum Gasaustausch in den Lungen bleibt. Die rasche Mundatmung ist deshalb für Ausdauersportarten ineffizient.

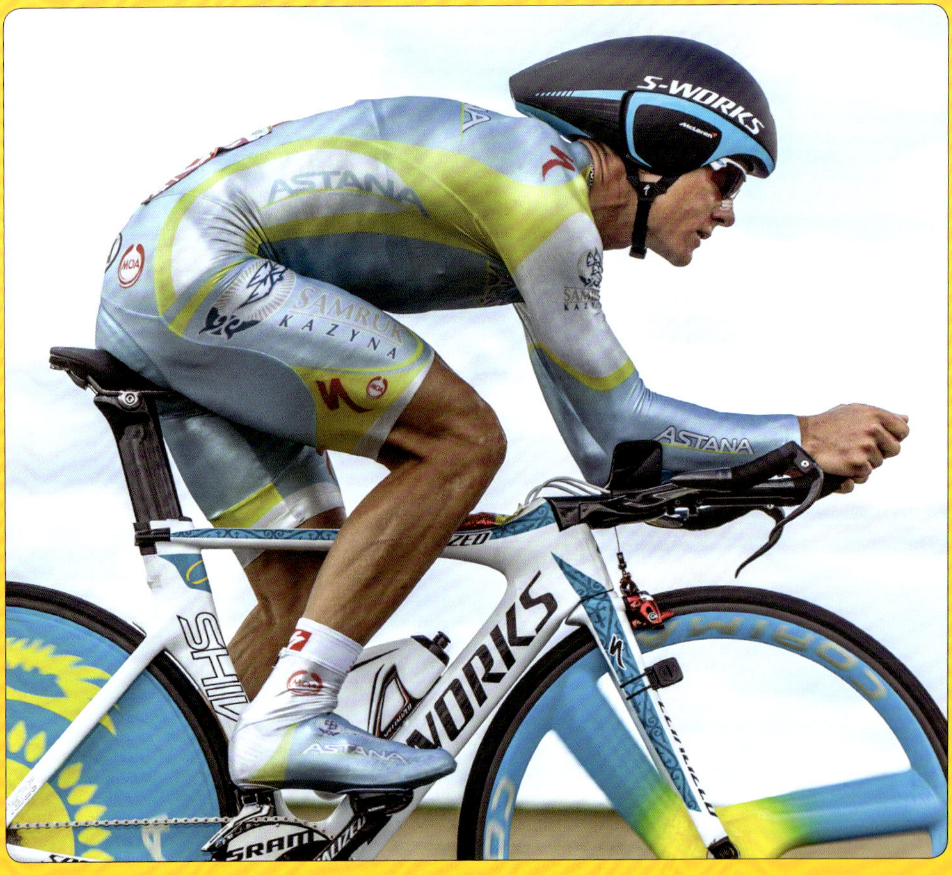

Dr. George Dallam hat selbst jahrelang mit der Nasenatmung experimentiert und sogar Sprint-Triathlons (750 m Schwimmen/20 km Radfahren/5 km Laufen) nur mit der Nasenatmung bewältigt. Dallam erklärt, dass er nach dem Rennen oder einem Training nie Hustenanfälle bekäme und selten krank werde, da die Nase als natürlicher Filter Viren und Schadstoffe abfängt und entfernt. Während der Rennen sei er entspannt und vor allem habe sich seine Leistung verbessert, erklärt er.

»Durch die Nase zu atmen ist für jemanden, der Hatha Yoga praktiziert, kein neues Konzept. Als Sportwissenschaftler habe ich gelernt, dass es sinnvoll ist, eine langsamere und tiefere Bauchatmung anzustreben – und dann haben mich erst vor Kurzem meine Erfahrungen gelehrt, dass die Nasenatmung dieses Atemmuster ›automatisch‹ erzeugt.«

Dr. George Dallam, ehemaliger Trainer der Triathlon-Nationalmannschaft der USA und Professor der Sportwissenschaft an der Universität von Colorado

Die Frage ist: Wie wendet man die Nasenatmung an?

Das Schwierigste ist, sich daran zu gewöhnen. Es dauert bis zu einem Jahr, bis der Körper sich darauf eingestellt hat. Bis dahin hat man manchmal das unangenehme Gefühl, Luft durch zwei dünne Strohhalme einzuziehen (Nasenstreifen können hilfreich sein). Auf dem Rad kommt noch erschwerend hinzu, dass die Nase bei Kälte und Frost läuft.

Anfangs empfindet man die Nasenatmung als unnatürlich. Denn sie erhöht das Kohlendioxidniveau im Blut, was Atemdrang oder wie Dallam sich ausdrückt »leichte Angst« hervorruft. Allerdings, so Dallam, passen sich die Kohlendioxidrezeptoren nach einer Weile an und dieses Gefühl verschwindet.

Sind Sie immer noch interessiert? Eignen Sie sich die Nasenatmung nach und nach an. Beginnen Sie zunächst damit, bei den Atemübungen ohne Rad in diesem Kapitel die Nasenatmung zu verwenden. Gehen Sie dann dazu über, sie bei leichten Aktivitäten einzusetzen, beispielsweise wenn Sie den Hund ausführen oder bei einem flotten Spaziergang.

Als Nächstes können Sie schrittweise mit der Nasenatmung auf dem Rad beginnen. Zunächst nur kurz beim Aufwärmen oder am Ende einer Fahrt. Steigern Sie dann ganz allmählich die Dauer, aber unterbrechen Sie, wenn Ihnen unwohl oder schwindelig wird. Experimentieren Sie danach hin und wieder auf flachen Strecken damit, und setzen Sie die Nasenatmung zu guter Letzt dann strategisch ein: Atmen Sie bei geringer Anstrengung durch die Nase, um Energie zu sparen, aber atmen Sie durch den Mund, wenn Sie am Berg, beim Beschleunigen oder bei einem Sprint schnell Sauerstoff brauchen. Eine detaillierte Anleitung, wie Sie die Nasenatmung in Ihr Training integrieren, können Sie bei einem Yoga Sports Coach™ erhalten (www.sportscience.com).

04

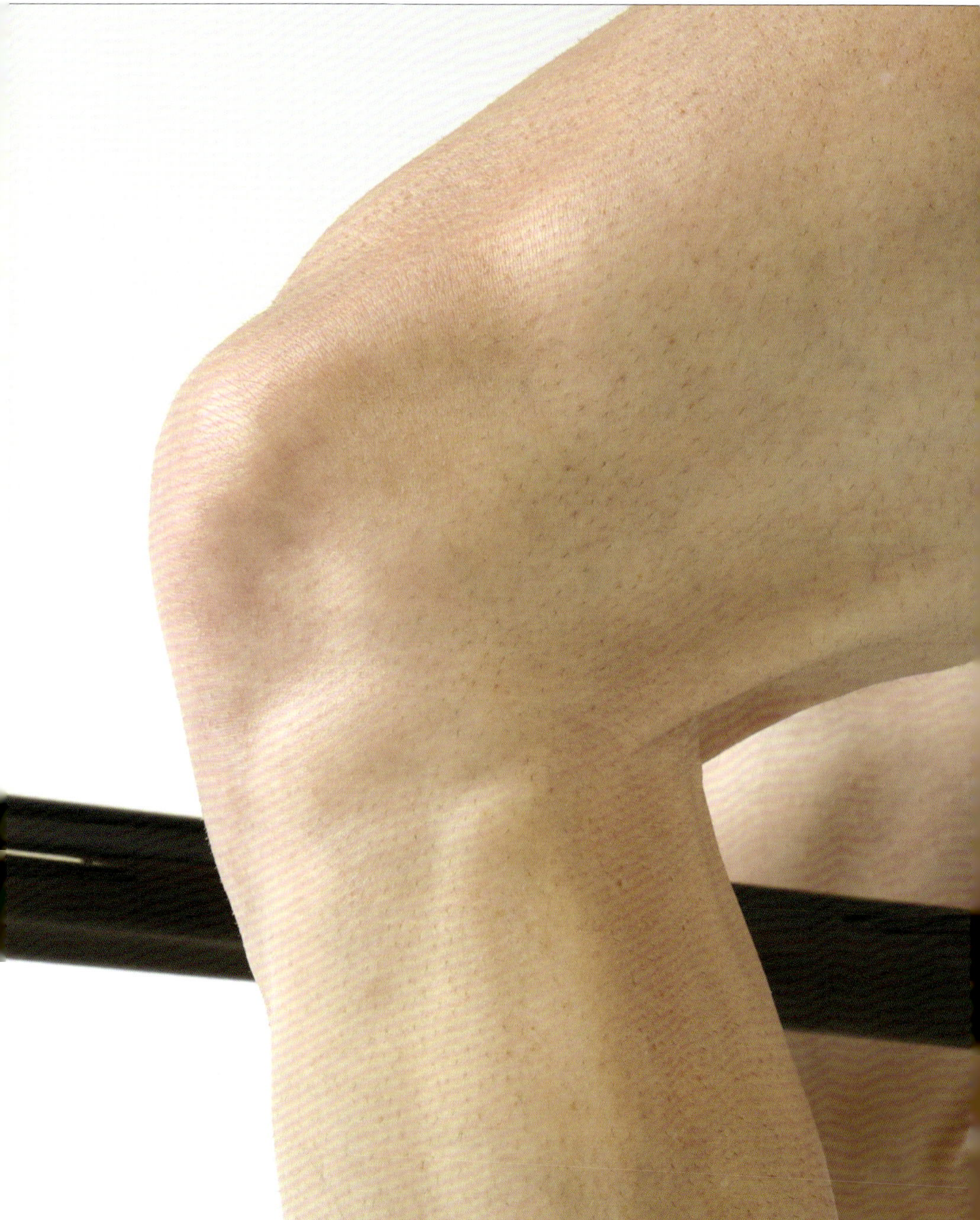

Dehnungen für Bein und Hüfte

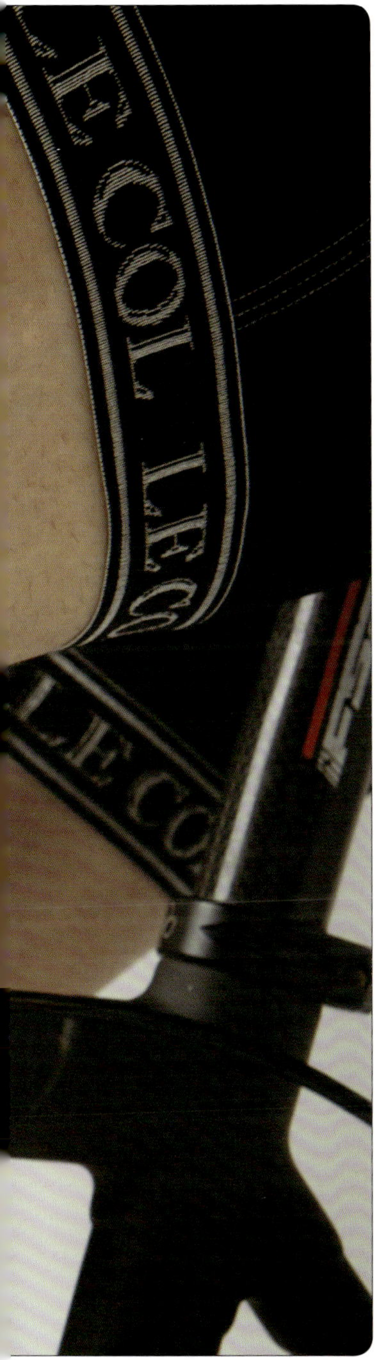

»Da ich über ein großes Repertoire an Dehnübungen verfüge, kann ich auswählen. Es hängt auch davon ab, wo ich bin. Gibt es eine Mauer, einen Stuhl oder eine Couch? Welche Hilfsmittel sind vorhanden? Rollen oder Tennisbälle? Meine Stretching-Ausrüstung ist klein und kompakt, damit sie ins Gepäck passt. Abends dehne ich mich häufig 45 bis 60 Minuten lang, damit ich zur Ruhe komme und meine ermüdeten Muskeln besser durchblutet werden. Wenn man sich routinemäßig konsequent dehnt, kann man die Frühwarnsignale erkennen und vermeiden, dass ein dauerhaftes Ungleichgewicht entsteht, das auf der Straße, oft gerade in der Hauptsaison, akute Schmerzen auslösen kann.«

Benjamin Chaddock, Team Exergy, USA

Die vier Muskeln des Quadrizeps werden im Radsport am meisten beansprucht, wie man schon an den muskulösen Oberschenkeln der Profifahrer sieht. Der Quadrizeps startet die Pedalumdrehung. Die Gesäßmuskeln und Waden übernehmen, wenn das Pedal sich sechs Uhr nähert. Danach bringen die hinteren Oberschenkelmuskeln das Pedal auf neun Uhr hoch und die Hüftbeuger heben es dann bis ganz nach oben.

Der Quadrizeps

Da diese Muskelgruppe die Hauptarbeit beim Pedalieren verrichtet, ist es sinnvoll, sich ein wenig ausführlicher mit dem Musculus rectus femoris, dem Musculus vastus lateralis, dem Musculus vastus medialis und Musculus vastus intermedialis zu befassen. Leichte Dehnübungen nach dem Fahren stellen die Ruhelänge der Muskeln wieder her und sorgen dafür, dass der Quadrizeps besser durchblutet wird und Mikrorisse besser heilen.

Allerdings kann das Dehnen des Quadrizeps unangenehm sein, denn er läuft durch das Kniegelenk und manche Dehnungen belasten die Knie. Das ist für ein gesundes und stabiles Knie unproblematisch, aber schon vorhandene Beschwerden können sich durch das Dehnen verschlimmern. Die goldene Regel ist: Hören Sie auf, wenn es unangenehm wird, und machen Sie stattdessen eine andere Übung, die das Knie weniger belastet.

Etliche der folgenden Dehnungen für den Quadrizeps sollten für jeden Radsportler durchführbar sein. Wie auch bei den hinteren Oberschenkelmuskeln lautet hier das Erfolgsrezept: *Halten Sie die Position 30 Sekunden bzw. fünf bis sechs langsame Atemzüge lang.*

Dehnungen für den Quadrizeps

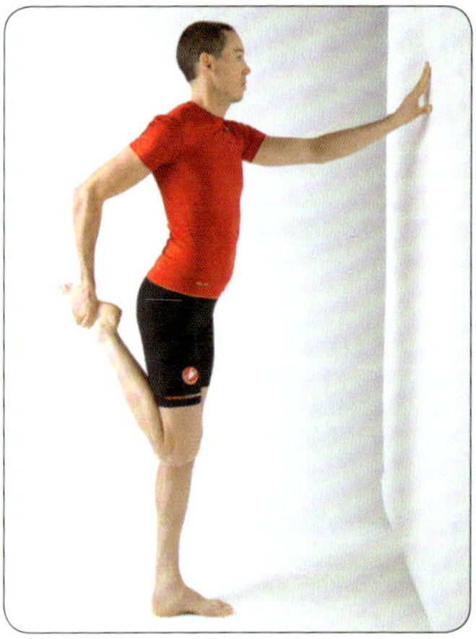

Einfach Dehnung

Legen Sie sich den Gurt griffbereit über die rechte Schulter. Stellen Sie sich vor eine Wand. Die Füße hüftbreit auseinander und das Gesicht zur Wand. Legen Sie die Fingerspitzen der linken Hand an die Wand. Winkeln Sie das rechte Bein an (siehe Übung rechts) und fassen Sie den Fuß mit der rechten Hand. Falls Sie nicht mit der Hand herankommen können, legen Sie den Gurt um den Fuß. Halten Sie die Knie parallel und ziehen Sie das Becken ein.

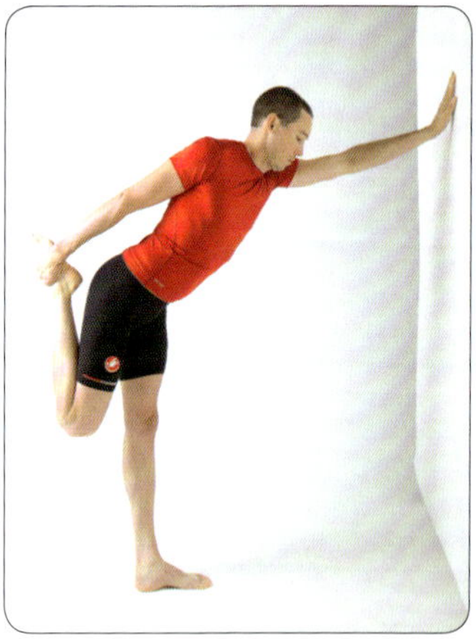

Schulter/Quadrizeps Dehnung

Sie stehen etwas weiter von der Wand weg, ansonsten ist die Ausgangsstellung die gleiche wie zuvor. Winkeln Sie das rechte Bein an und greifen Sie mit der rechten Hand den Fuß oder benutzen Sie wenn nötig den Gurt. Wandern Sie mit der linken Hand auf der Wand nach oben und stemmen Sie sich dagegen, bis Sie ein Ziehen in Schultern und Oberarm spüren. Das Becken bleibt dabei eingerollt. Wandern Sie mit der Hand wieder nach unten und richten Sie sich auf.

Quadrizepsdehnung für Radsportler

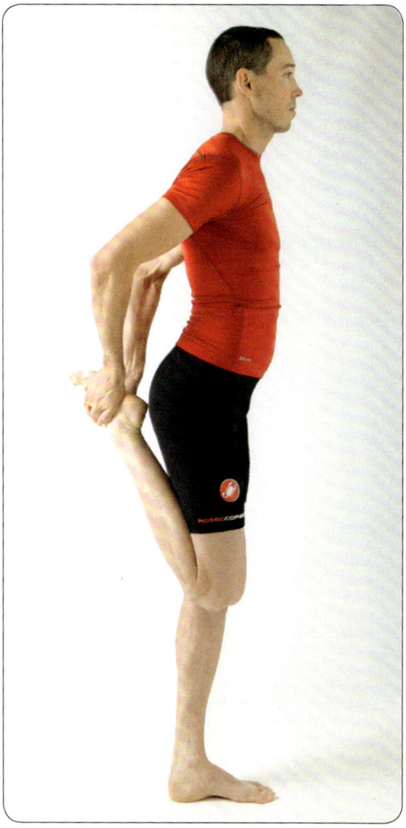

Dies ist eine großartige Allround-Übung für Radsportler. Mit ihr wird die zusammengedrückte Haltung auf dem Rad umgekehrt, indem die gesamte vordere Körperseite aufgemacht wird einschließlich Brust, Schultern, Hüftbeuger und Quadrizeps. Wenn Sie dann noch das Kinn nach unten ziehen, um Nackenverspannungen zu lösen, dehnen Sie alle Körperregionen, die für Verspannungen auf dem Rad anfällig sind. Jetzt fehlt nur noch die Balance. Dafür braucht man Übung. Bleiben Sie dran, denn allein schon auf einem Bein zu stehen, kräftigt die Füße und Fußgelenke und verbessert das Gleichgewicht. Stellen Sie sich seitlich dicht neben eine Wand, damit Sie sich notfalls anlehnen können, wenn Sie schwanken.

Rücken Sie sie von der Wand ab. Heben Sie die Zehen des linken Fußes an, spreizen Sie sie und legen Sie sie dann wieder ab, damit die Standfläche größer wird. Fixieren Sie einen Punkt und winkeln Sie das rechte Bein an. Schlingen Sie jetzt entweder einen Gurt um den Fuß oder greifen Sie ihn mit der rechten Hand. Ziehen Sie das Steißbein ein und richten Sie die Knie parallel aus. Greifen Sie langsam mit der linken Hand nach hinten, sodass Sie den Fuß nun mit beiden Händen halten. Ziehen Sie die Schultern nach hinten, um die Brust zu öffnen. Ziehen Sie das Kinn ein wenig nach unten. Atmen Sie langsam und stetig. Beenden Sie die Position schrittweise und ziehen Sie das rechte Bein zum Bauch, bevor Sie den Fuß aufsetzen.

Im Liegen

Wenn der Quadrizeps verspannt ist, ist es oft bequemer, ihn im Liegen zu dehnen. Legen Sie sich mit dem Gurt in Griffweite auf die Seite. Scheren Sie die Beine etwas auseinander, um besser die Balance halten zu können. Winkeln Sie das obere Bein an und halten Sie den Fuß entweder mit der Hand oder dem Gurt. Strecken Sie den unteren Arm und legen Sie den Kopf darauf.

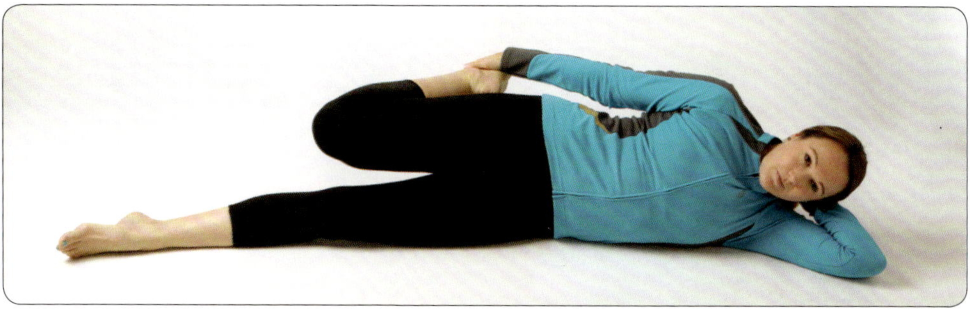

Übungsreihe auf Knien

Der Quadrizeps wird allein schon durch einfaches Knien behutsam gedehnt. Deshalb ist Knien generell eine gute Sitzposition für Radsportler. Allerdings beansprucht diese Position Kniegelenke und Bänder und kann deshalb bei Kniebeschwerden oder harten Muskeln sehr unangenehm oder gar unmöglich sein. Verwenden Sie in einem solchen Fall bei Schritt 1 reichlich Polster oder dehnen Sie den Quadrizeps stattdessen im Stehen. Im Verlauf der Reihe werden die Stellungen immer schwerer. Achten Sie deshalb auch weiterhin auf Ihre Knie.

Sie brauchen dafür: einen Gurt und Yoga-Schaumstoffblöcke oder Kissen.

Schritt 1: Knien

Setzen Sie sich im Knien mit aneinanderliegenden Fersen gerade hin. Legen Sie ein oder mehrere Kissen zwischen Gesäßbacken und Fersen, wenn die Knie zu stark gebeugt werden. Alternativ dazu können Sie auch die Fersen auseinandernehmen und zwei oder drei Yogablöcke dazwischenlegen. Legen Sie die Handflächen auf die Oberschenkel und sitzen Sie aufrecht. Richten Sie den Blick nach vorn oder schließen Sie die Augen.

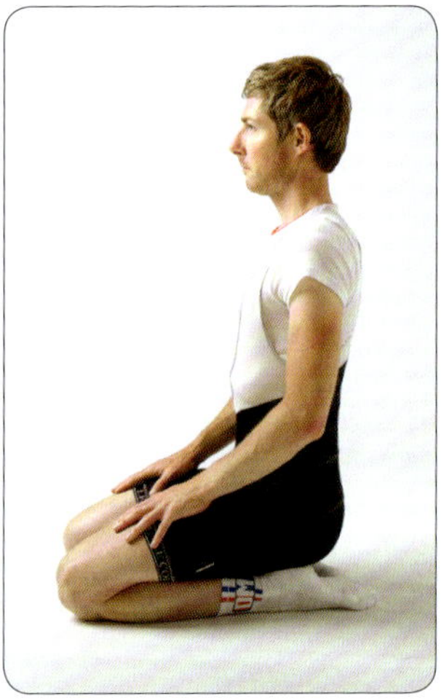

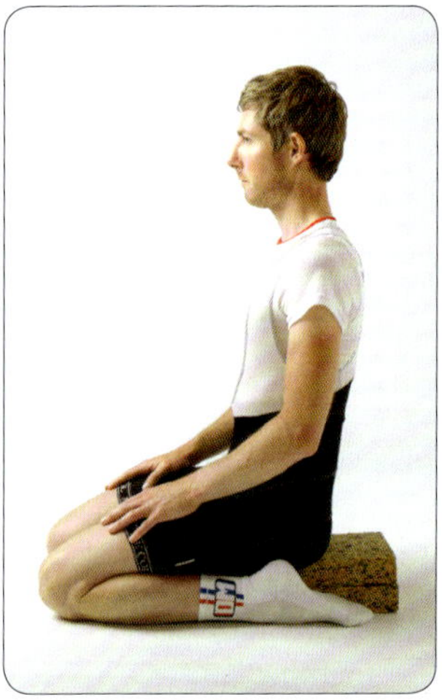

Schritt 2: Quadrizepsdehnung halb kniend

Gehen Sie aus der knienden Position mit dem rechten Bein nach vorn und setzen Sie es so auf, dass es immer noch angewinkelt ist. Führen Sie die Hände nach hinten. Die Finger zeigen dabei nach hinten. Heben Sie die Hüften an, um den Quadrizeps des linken Beins zu dehnen. Blicken Sie nach unten oder nach oben. Halten Sie die Position und heben Sie Hüften und Brustkorb bei jedem Einatmen.

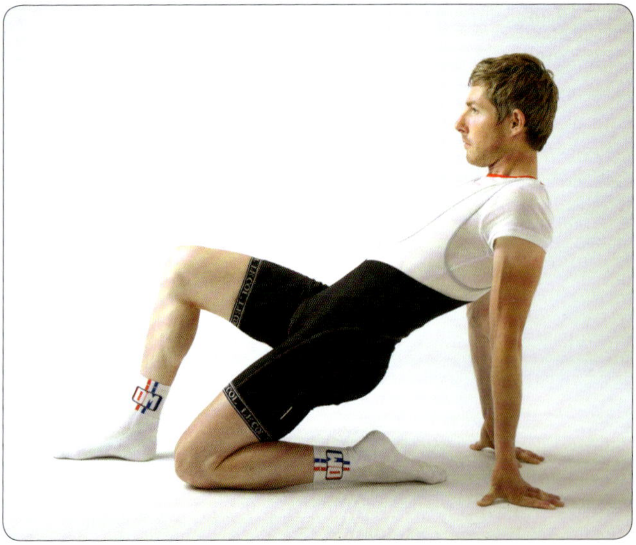

Schritt 3: Quadrizepsdehnung vollständig kniend
Führen Sie im Knien die Hände nach hinten. Die Finger zeigen nach hinten. Heben Sie die Hüften an und ziehen Sie dabei das Steißbein ein. Blicken Sie entweder nach unten oder nach oben. Senken Sie sich langsam ab. Diese Stellung kann auch dynamisch ausgeführt werden. Heben Sie die Hüften beim Einatmen an und senken Sie sie beim Ausatmen ab.

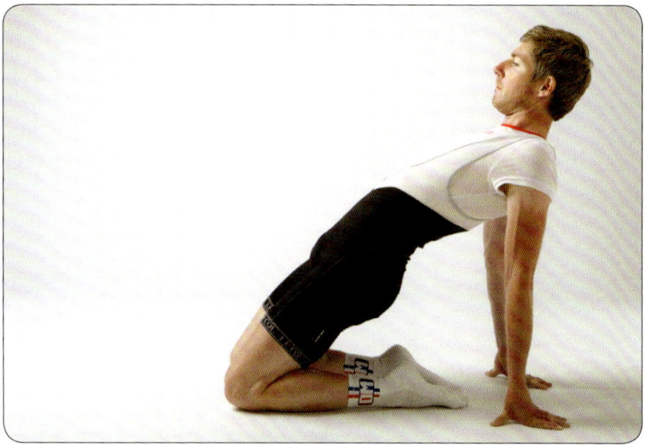

Schritt 4: Quadrizepsdehnung halb liegend
Strecken Sie im Knien das rechte Bein aus. Bleiben Sie aufrecht sitzen und achten Sie auf Beschwerden im linken Knie. Wenn alles in Ordnung ist, ziehen Sie das Steißbein ein, lehnen sich dann langsam zurück und stützen sich auf die Unterarme. Drücken Sie sich beim Verlassen dieser Position langsam und gleichmäßig mit beiden Händen hoch.

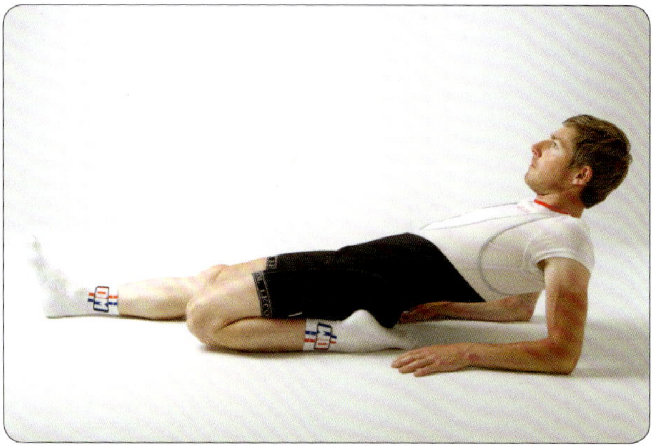

Schritt 5: Quadrizeps und hintere Oberschenkelmuskeln
Für eine schnelle Dehnung strecken Sie einfach das rechte Bein aus. Atmen Sie dann aus und beugen Sie sich so weit nach vorn, bis Sie ein Ziehen in den hinteren Oberschenkelmuskeln spüren. Sie können auch einen Gurt um den linken Fuß legen, wenn Sie mit dem Beugen Probleme haben. Halten Sie den Rücken gerade und bringen Sie den Brustkorb – nicht die Nase – in Richtung Knie. Richten Sie sich langsam wieder auf.

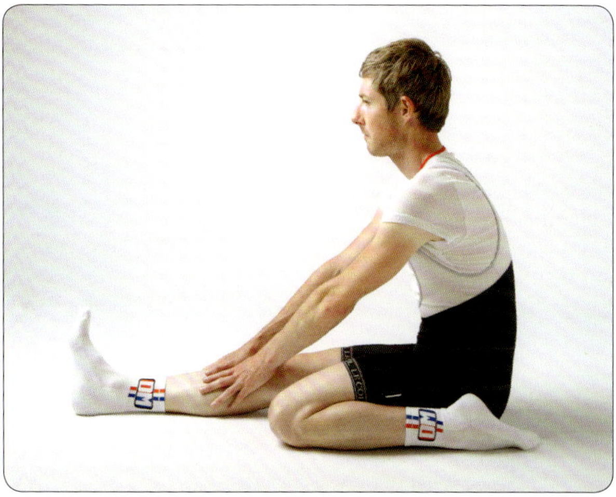

Die Hüftbeugemuskeln

Obwohl die oben am Oberschenkel sitzenden Hüftbeugemuskeln, der Musculus psoas major und der Musculus iliacus, bei jedem Pedaltritt zum Heben des Beines eingesetzt werden, werden sie häufig nicht gedehnt. Kurze, verspannte Hüftbeugemuskeln können das Becken aus der Normallage bringen und damit zu Rückenproblemen führen. Dem kann man mit einem Ausfallschritt begegnen. Er bietet gleich zweierlei: eine sanfte Dehnung des Quadrizeps und eine Rückbeuge zum Lösen von Verspannungen im Lendenbereich. Eventuell müssen Sie das Knie mit einem Kissen oder einem Block etwas polstern. Eine intensivere Variante, die mehr Bereiche anspricht, ist die Rückbeuge mit Ausfallschritt (siehe Seite 118).

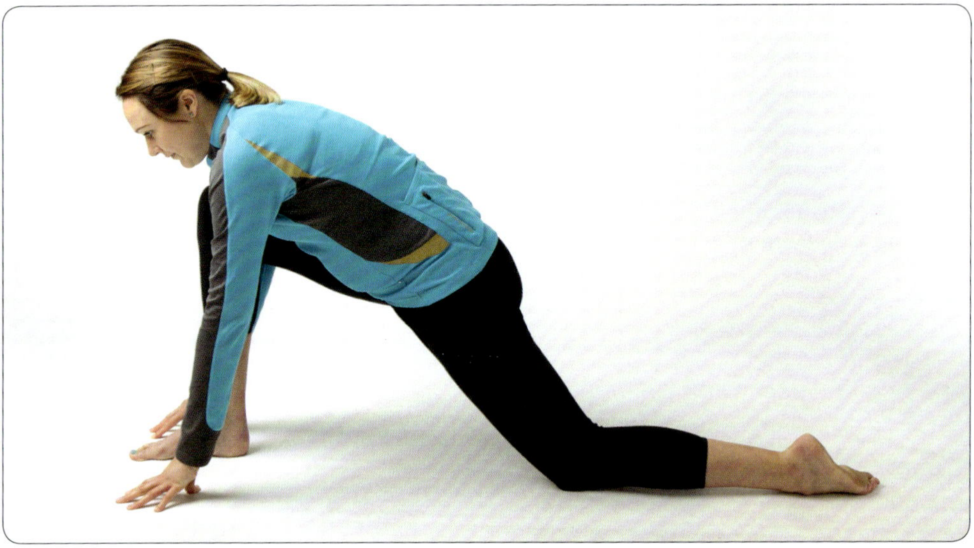

Ausfallschritt 1 (tiefer Ausfallschritt)
Die Ausgangsposition ist der Vierfüßlerstand. Führen Sie den rechten Fuß nach vorn zwischen die Hände, bleiben Sie mit den Fingerspitzen am Boden und senken Sie die Hüften ab, sodass Sie in den Ausfallschritt sinken.

Ausfallschritt 2
Sie können die Dehnung vertiefen, wenn Sie den Oberkörper aufrichten und die Hände auf die Hüfte legen. Ziehen Sie beim Halten der Position das Steißbein ein und lehnen Sie sich leicht zurück.

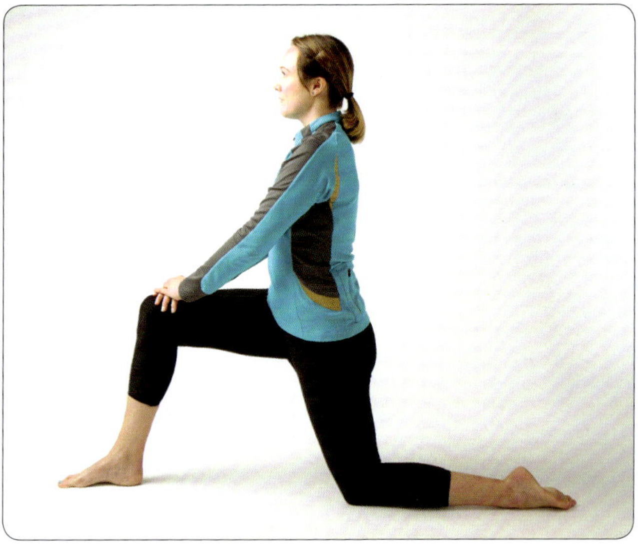

Ausfallschritt 3
Richten Sie den Oberkörper wieder auf. Legen Sie die rechte Hand auf das rechte Bein und führen Sie den linken Arm im Bogen über den Kopf. Halten Sie diese Position mit eingezogenem Becken.

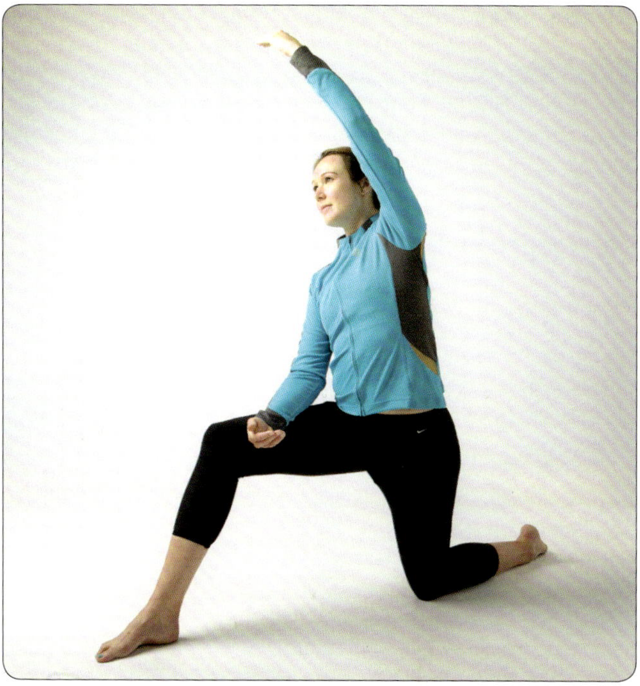

Ausfallschritt 4
Stützen Sie sich mit den Fingerspitzen auf den Boden und heben Sie Ihr rechtes Knie an. Achten Sie beim Halten dieser Position darauf, die Hüften in Richtung Boden zu senken.

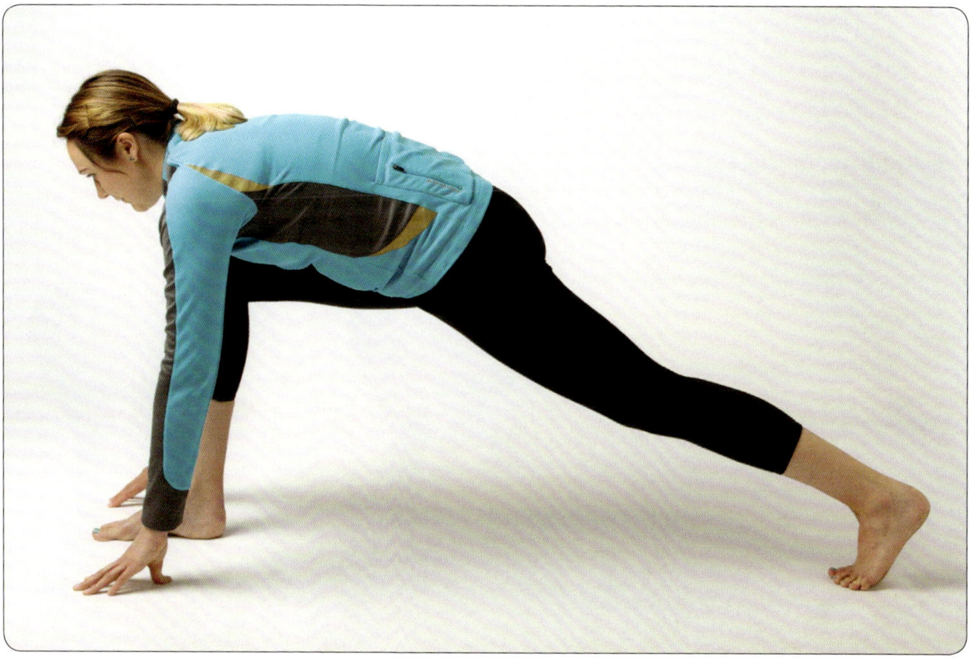

Die hinteren Oberschenkelmuskeln

Bei Radsportlern kommen Verletzungen der hinteren Oberschenkelmuskeln häufig vor. Leider heilen diese Verletzungen nur langsam. Umso wichtiger ist es, vorbeugend mit Dehnungen dafür zu sorgen, dass Länge und Elastizität erhalten bleiben. Diese Muskeln lassen sich auch nur langsam entspannen: Eine flüchtige Fünfsekundendehnung des Musculus semimembranosus, Musculus semitendinosus und des Musculus biceps femoris bewirkt gar nichts. *Halten Sie die Dehnung also gute 30 Sekunden oder fünf bis zehn langsame Atemzüge lang.*

Dehnungen im Stehen

90-Grad-Dehnung

Bei verspannten hinteren Oberschenkelmuskeln und Beschwerden im unteren Rücken können Sie diese halbe Vorwärtsbeuge machen. Stellen Sie die Füße hüftbreit auseinander, die Zehen zeigen nach vorn. Atmen Sie ein und gleiten Sie beim Ausatmen mit den Händen an den Oberschenkeln bis kurz unters Knie hinunter. Ziehen Sie das Steißbein ein, um die Lendenlordose zu verkleinern. Blicken Sie nach unten. Beugen Sie die Knie, spannen Sie die Bauchmuskeln an und richten Sie sich dann wie ein Gewichtheber auf.

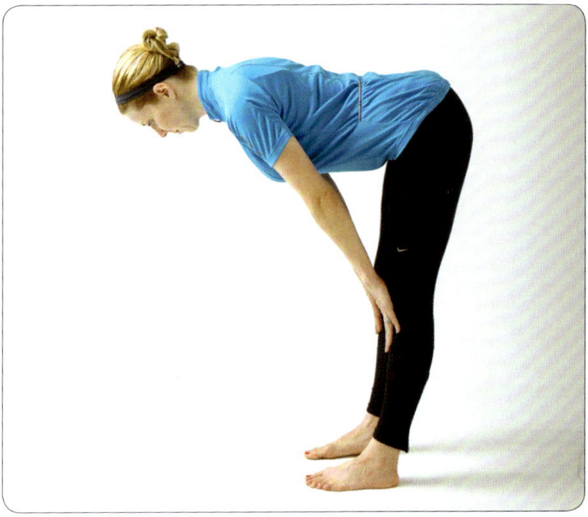

Vollständige Vorwärtsbeuge

Wiederholen Sie bei dieser etwas intensiveren Übung die 90-Grad-Dehnung, aber gleiten Sie mit den Händen so weit hinunter, dass Ihre Fingerspitzen neben den Füßen den Boden berühren. Beugen Sie dabei die Knie, soweit Sie es brauchen. Alternativ können Sie bei Bedarf auch Blöcke neben den Füßen aufstapeln. Lassen Sie den Kopf locker. Wenn Sie die Übung beenden, spannen Sie die Bauchmuskeln an, beugen die Knie etwas mehr und richten sich dann zunächst nur bis zur 90-Grad-Stellung auf. Richten Sie sich nach einer kurzen Pause in den geraden Stand auf.

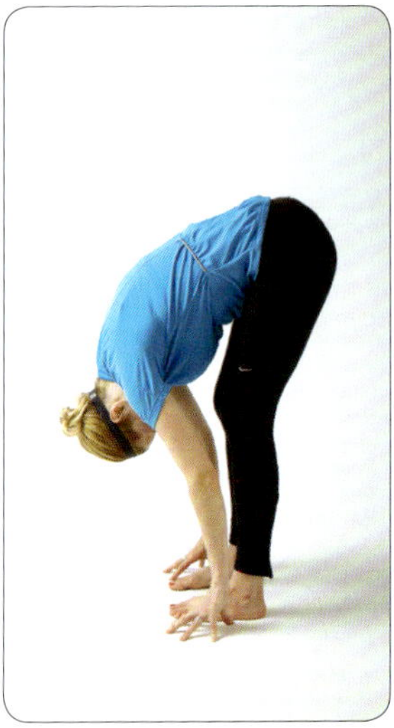

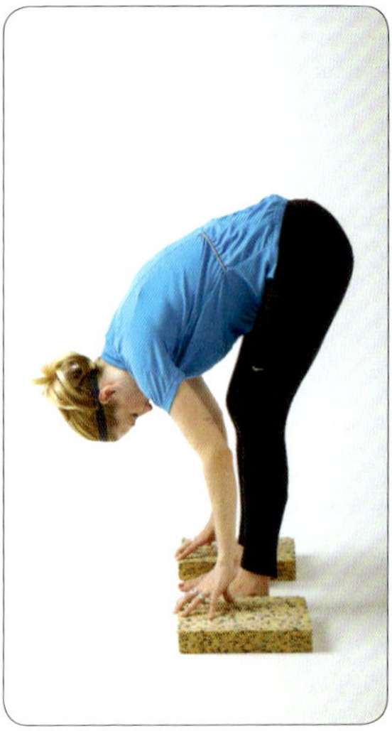

Halbe Pyramide
Mit der halben Pyramide werden die hinteren Oberschenkelmuskeln tief gedehnt, aber zugleich wird auch der untere Rücken gekräftigt. Stellen Sie die Füße hüftbreit auseinander und setzen Sie den rechten Fuß nach vorn. Beide Füße sind nach vorn gerichtet. Führen Sie beide Arme im Bogen nach hinten und halten Sie sich an den Ellenbogen fest. Beugen Sie sich beim Ausatmen 90 Grad nach vorn. Halten Sie die Position über sechs langsame Atemzüge oder länger, wenn Sie das Gleichgewicht halten können. Der Rücken ist dabei gestreckt und gerade. Um die Übung zu beenden, spannen Sie die Bauchmuskeln an, beugen das vordere Knie und richten sich auf.

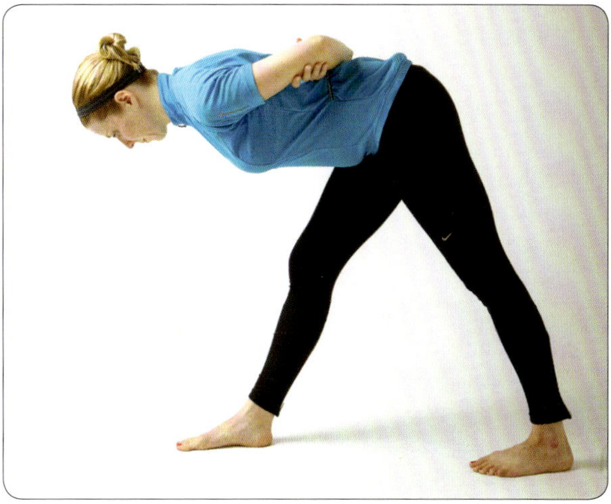

Vollständige Pyramide
Beginnen Sie mit der halben Pyramide, aber gehen Sie mit den Fingerspitzen bis ganz hinunter und berühren Sie den Boden neben den Füßen. Wenn Sie nicht ganz bis zum Boden kommen, beugen Sie das vordere Bein etwas mehr oder legen Sie einen Block – oder einen Stapel Blöcke – unter die Hände. Lassen Sie den Kopf hängen.

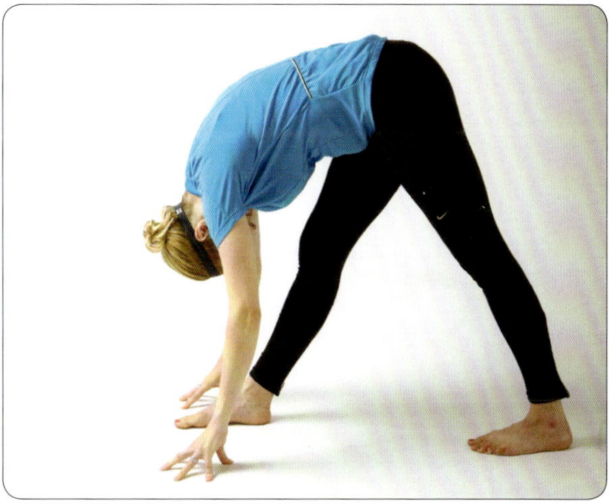

Pyramide mit Stuhl
Wiederholen Sie die halbe Pyramide, um die Wirbelsäule zu dekomprimieren, aber legen Sie diesmal die Hände auf eine Stuhllehne. Dadurch können Sie sich, ohne sich um das Gleichgewicht kümmern zu müssen, ausschließlich auf das Dehnen der hinteren Oberschenkelmuskeln und der Rücken- und Schultermuskulatur konzentrieren. Das ist nach einer langen Fahrt äußerst erholsam. Sie können anstelle des Stuhls auch eine Wand, einen Baum oder die Arbeitsplatte in der Küche benutzen.

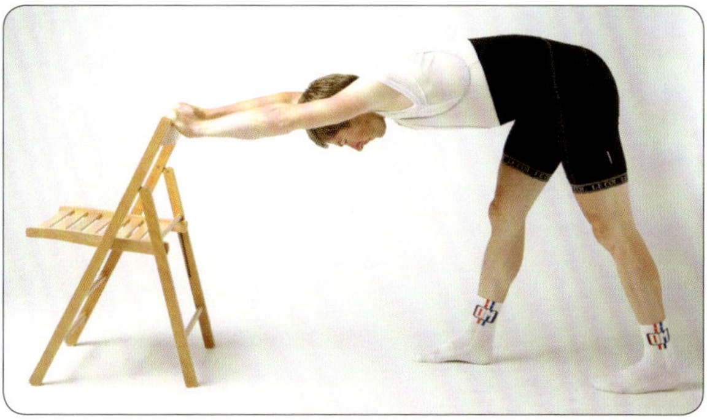

Wie werden verspannte hintere Oberschenkelmuskeln richtig gedehnt?

1 **Beugen Sie die Knie:** Wenn Sie sich bei einer Dehnübung nach vorn beugen, gehen Sie immer in die Knie, damit der untere Rücken nicht belastet wird.
2 **Sitzen Sie auf einem Block:** Wenn Sie sich im Sitzen dehnen, hocken Sie sich auf die Kante eines Blocks oder auf ein Kissen. Das unterstützt die Beckenkippung nach vorn, die ebenfalls den unteren Rücken entlastet.
3 **Benutzen Sie einen Gurt:** Wenn Sie sich im Sitzen oder Liegen dehnen, können Sie die hinteren Oberschenkelmuskeln mit einem um den Fuß gelegten Gurt, Gürtel oder alten Schlips bequemer und zielgerichtet dehnen.
4 **Machen Sie den Rücken nicht rund**: Stellen Sie sich bei einer Vorwärtsbeuge im Sitzen vor, dass Sie den Brustkorb (und nicht die Nase) auf die Knie legen. Wenn Sie stattdessen den Rücken rund machen, um die Nase ein bisschen näher an die Knie zu bringen, wird nur der untere Rücken strapaziert.
5 **Nicht hüpfen:** Auf jeden Hüpfer reagieren die hinteren Oberschenkelmuskeln mit einer stärkeren Kontraktion. Bleiben Sie ruhig und atmen Sie langsam, damit sich die Muskeln langsam und allmählich entspannen können.
6 **Seien Sie geduldig:** Es dauert 30 Sekunden, um die hinteren Oberschenkelmuskeln zu lockern. Nutzen Sie die Zeit. Schließen Sie die Augen, fühlen Sie sich in Ihre Atmung ein und laden Sie die mentalen und körperlichen Batterien wieder auf.

Dehnen der hinteren Oberschenkelmuskeln auf dem Boden

Im Sitzen

Setzen Sie sich auf den Rand eines Blocks oder auf ein Kissen und legen Sie einen Gurt um die Fußsohlen. Strecken Sie die Beine aus. Die Knie können dabei auch ein klein wenig gebeugt sein. Sitzen Sie aufrecht. Atmen Sie ein und wandern Sie beim Ausatmen mit den Händen zentimeterweise den Gurt hinunter, bis der Rücken rund werden will und Sie ein Ziehen in den hinteren Oberschenkelmuskeln spüren. Stopp. Entspannen Sie sich, schließen Sie die Augen, halten Sie die Position und bewegen Sie den Brustkorb (nicht die Nase) subtil in Richtung Knie. Wenn Sie dabei Beschwerden im unteren Rücken haben, kommen Sie wieder etwas höher.

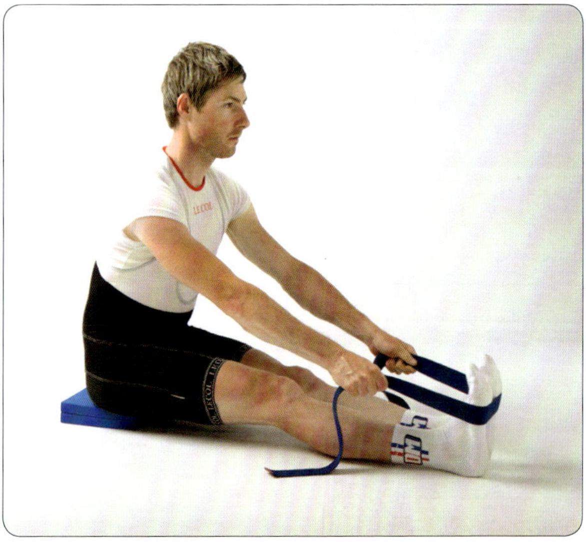

Dehnen der hinteren Oberschenkel- und Hüftmuskeln im Sitzen

Sie nehmen die gleiche Ausgangsposition ein und winkeln jetzt aber das rechte Bein so an, dass der Fuß die Innenseite des linken Oberschenkels berührt. Wenn das Knie über dem Boden schwebt, legen Sie einen Block oder ein Kissen darunter. Sitzen Sie aufrecht. Atmen Sie ein und wandern Sie beim Ausatmen mit den Händen den Gurt hinunter, bis der Rücken rund werden will und Sie ein Ziehen in den hinteren Oberschenkelmuskeln spüren. Entspannen Sie sich, schließen Sie die Augen, atmen Sie langsam und drücken Sie Ihren Brustkorb sukzessive näher an das Knie. Richten Sie sich auf.

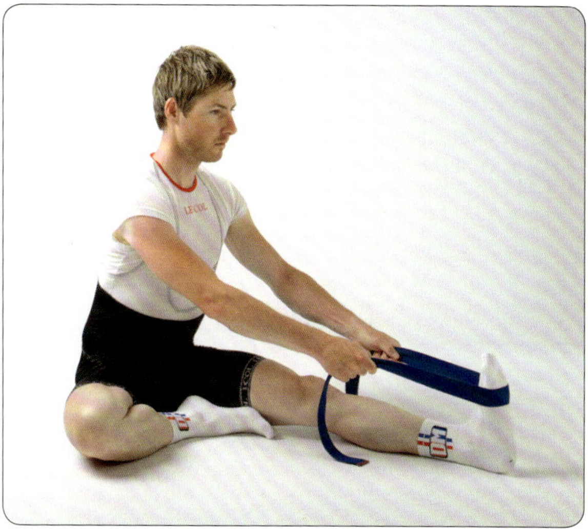

Dehnen mit Gurt

Dies ist eine einfache und entspannende Methode, um die hinteren Oberschenkelmuskeln zu dehnen. Legen Sie einen Gurt um eine Fußsohle und strecken Sie das Bein so weit wie möglich durch. a) Winkeln Sie das andere Bein an und stellen Sie den Fuß auf den Boden oder b) legen Sie das Bein gestreckt auf den Boden, wobei die Zehen nach oben zeigen. Wandern Sie mit den Händen am Gurt nach oben, bis die Arme gestreckt sind. Halten Sie die Position fünf bis zehn Atemzüge lang.

a

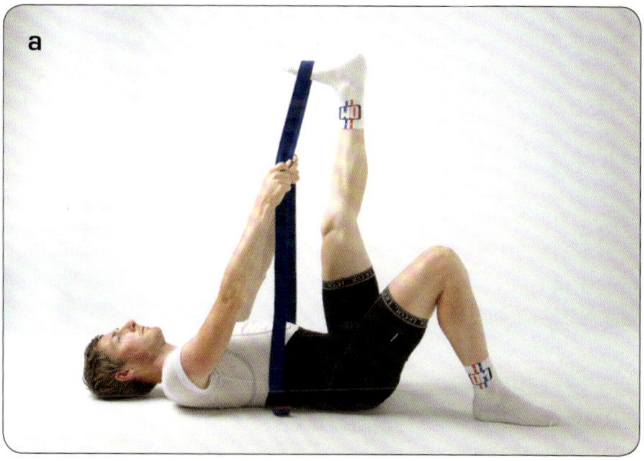

b

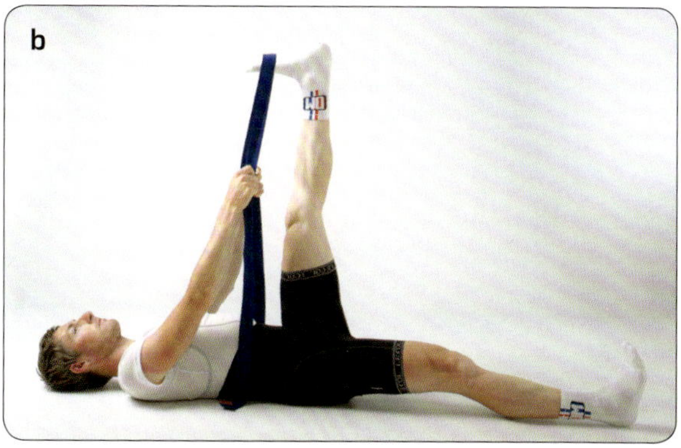

Das Iliotibialband

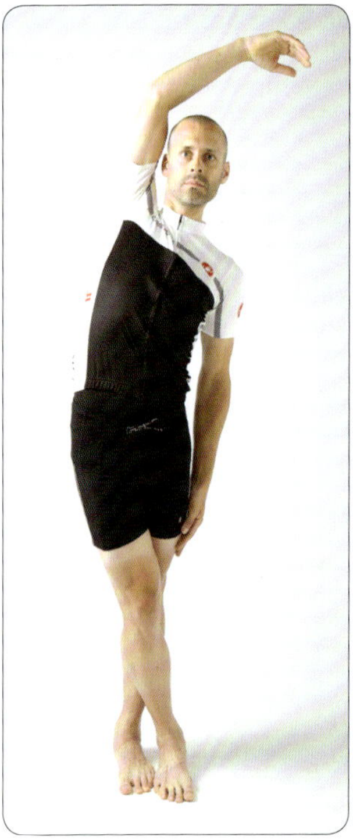

Wenn Sie schon eine Weile Radsport betreiben, haben Sie vielleicht schon einmal mit dem Iliotibialband (ITB) Bekanntschaft gemacht. Dieser straffe Bindegewebsstreifen verläuft von der Hüfte über die Außenseite des Knies bis zum Schienbein hinunter. Er gleitet bei jedem Pedaltritt über einen knöchernen Vorsprung und entzündet sich leicht. Wenn Sie mit einer Trittfrequenz von 90/min zwei Stunden Radfahren, wird das ITB *21 600 Mal* über das Knie gleiten. Das Iliotibialband-Syndrom (ITBS), auch »Läuferknie« genannt, betrifft Radsportler ebenso sehr und manifestiert sich als Schmerz an der Außenseite des Knies. Ein Physiotherapeut kann diesbezüglich sowohl Kraft- und Dehnübungen als auch Übungen mit der Schaumstoffrolle (siehe Kapitel 11) empfehlen. Aber dehnen Sie als vorbeugende Maßnahme das ITB regelmäßig, während Sie die Hüftbeuger, den Quadrizeps und die hinteren Oberschenkelmuskeln dehnen. Verspannungen in diesen Regionen vergrößern das Risiko von ITBS. Dieser Faserstreifen ist zwar schwer zu erreichen, aber mit den folgenden zwei Übungen kann man ihn dehnen.

Dehnung des ITB im Stehen

Stellen Sie sich seitlich an eine Wand. Die Füße hüftbreit auseinander. Stellen Sie den äußeren Fuß nach innen, sodass die Beine sich an den Oberschenkeln kreuzen. Führen Sie den äußeren Arm beim Einatmen im Bogen nach oben. Beugen Sie sich beim Ausatmen seitwärts zur Wand, bis Ihre Fingerspitzen die Wand berühren. Verharren Sie so und atmen Sie langsam.

Ausfallschritt 3

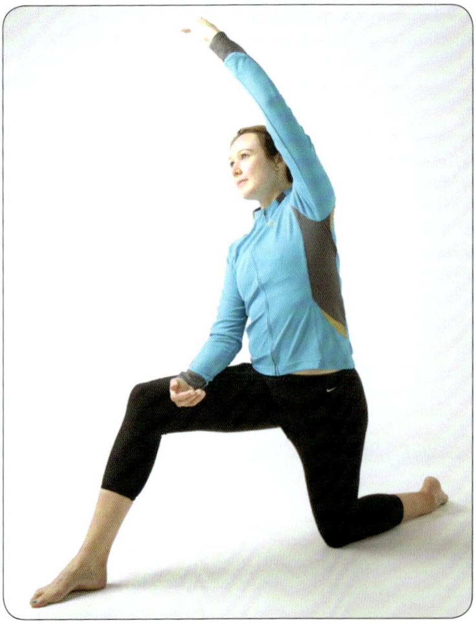

Diese Seitbeuge im Ausfallschritt ist eine zeitsparende Dehnung, denn mit ihr kann man nicht nur das IT-Band strecken, sondern auch die äußeren Hüftmuskeln und die Hüftbeuger – in allen treten häufig Verspannungen auf.

Die Ausgangsposition ist der Vierfüßlerstand. Stellen Sie nun den rechten Fuß nach vorn zwischen die Hände und richten Sie den Oberkörper auf. Ziehen Sie das Steißbein ein. Atmen Sie ein und führen Sie den linken Arm im Bogen nach oben. Neigen Sie sich beim Ausatmen nach rechts und halten Sie die Position.

Wenn das Knien für Sie unangenehm ist, können Sie den Ausfallschritt auch im Stehen ausführen. Setzen Sie den rechten Fuß nach vorn, beugen Sie das Knie und führen Sie den linken Arm im Bogen nach oben über den Kopf.

Andere Stellungen für das ITB sind die Dehnung (Seite 64) und die Taube (Seite 66).

Das Iliotibialband und die Sattelhöhe

Ursache für Schmerzen im ITB kann aber auch einfach eine falsche Sattelhöhe sein – ein weiterer Grund, sich eine fachmännische Anpassung zu gönnen. Wenn der Sattel zu hoch ist, kann dieser Bindegewebsfaserstrang gereizt werden. Aber ein zu hoher Sattel kann auf die Dauer auch Schmerzen in der Kniekehle und eine Sehnenentzündung im Musculus biceps femoris (ein hinterer Oberschenkelmuskel) verursachen. Wenn der Sattel allerdings zu niedrig ist, besteht das Risiko von Schmerzen im Knie vorn, von patellofemoralen Schmerzen, einer Sehnenentzündung im Quadrizeps und einer überdehnten Achillessehne.

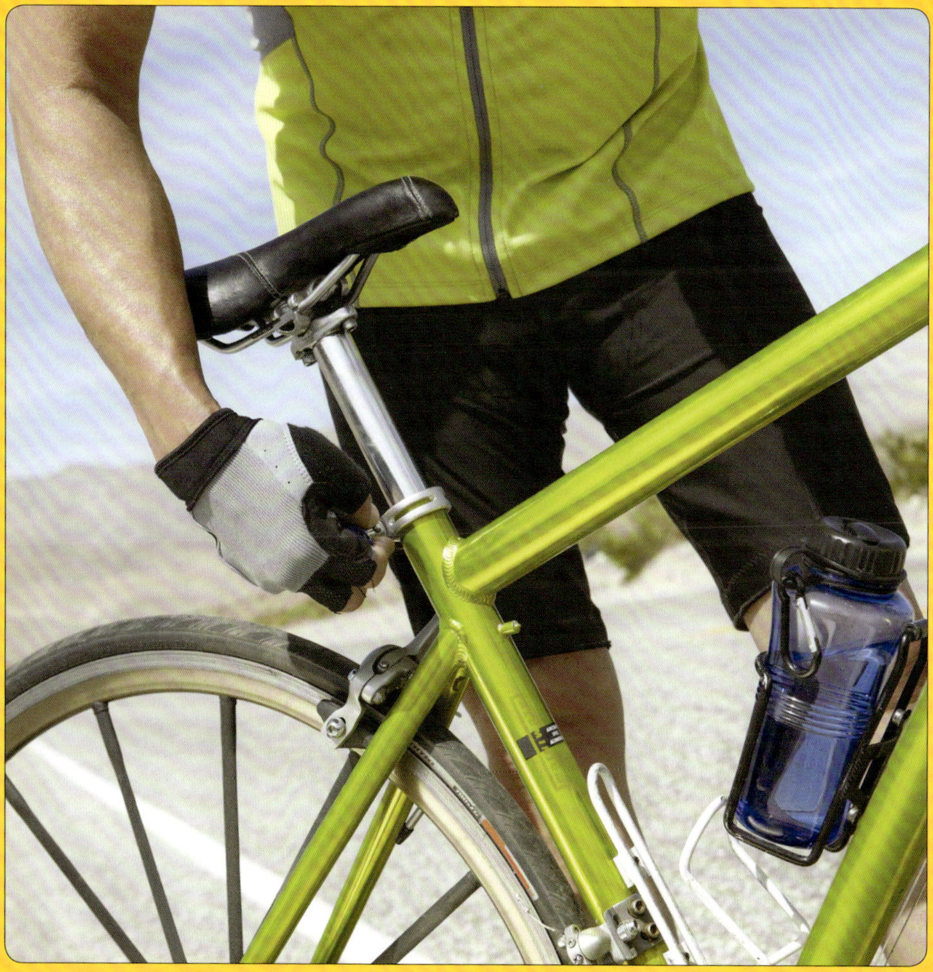

Die Gesäßmuskeln

Der Musculus gluteus maximus ist der größte der drei Gesäßmuskeln und sorgt beim Abwärtstreten der Pedale für die Kraft. Die anderen beiden – der Musculus gluteus medius und der Musculus gluteus minimus – sind für die Rotation und die Seitwärtsbewegung des Beines verantwortlich. Auf dem Rad allerdings halten sie unerwünschte Bewegungen im Zaum und sorgen dafür, dass die Beine sich gleichmäßig vorwärtsbewegen.

Dehnung

Legen Sie sich mit angewinkelten Beinen auf den Rücken und setzen Sie die Füße auf. Heben Sie das rechte Bein und legen Sie das rechte Fußgelenk auf den linken Oberschenkel. Falls das zu sehr spannt, schieben Sie den linken Fuß etwas weiter nach vorn. Spannen Sie den rechten Fuß an oder winkeln Sie ihn an, dadurch wird das Kniegelenk geschont und die Dehnarbeit auf die Hüfte konzentriert. Halten Sie die Spannung im rechten Fuß und hören Sie auf, wenn es unangenehm oder schmerzhaft wird. Sie können die Übung stufenweise intensivieren. Aber achten Sie dabei auf Ihr Knie.

- **Stufe 1:** Halten Sie die Position fünf Atemzüge lang.
- **Stufe 2:** Legen Sie die rechte Hand auf das rechte Knie und vertiefen Sie die Dehnung, indem Sie leichten Druck ausüben. Halten Sie dabei die Spannung im Fuß.

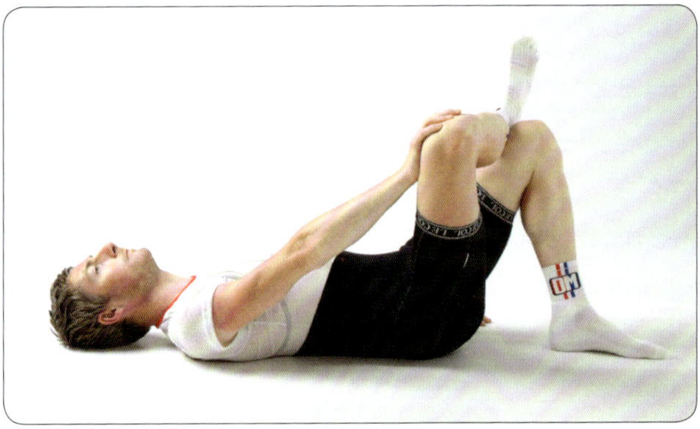

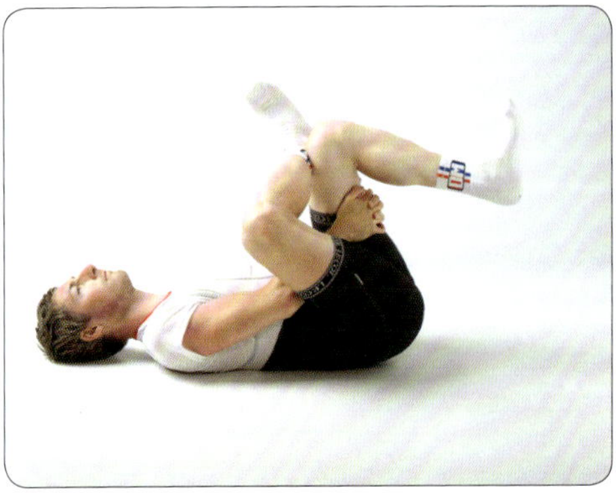

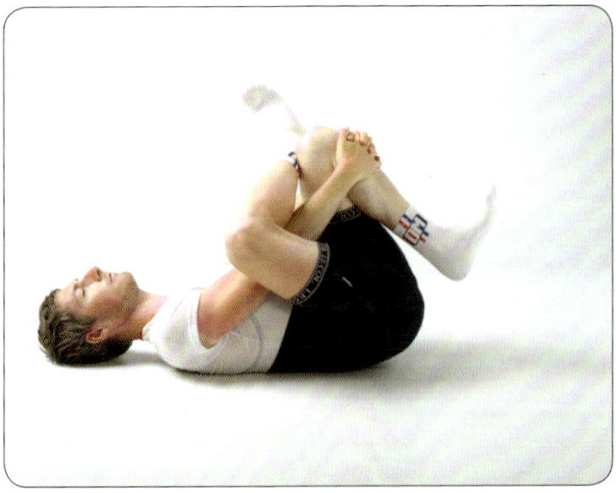

- **Stufe 3:** Halten Sie den linken Oberschenkel mit beiden Händen und ziehen Sie beide Beine an sich heran.
- **Stufe 4:** Legen Sie nun die Hände um das linke Schienbein, aber nur, wenn Sie dabei den Kopf bequem auf den Boden legen können.

Sitzende und stehende Version
Diese Übung kann man auch im Büro oder beim Fernsehen im Sitzen machen. Setzen Sie sich aufrecht auf die Stuhlkante. Winkeln Sie das rechte Bein an und wenden Sie das Knie nach außen. Legen Sie dann das rechte Fußgelenk auf den linken Oberschenkel. Halten Sie den Fuß zur Schonung des Kniegelenkes angewinkelt. Um die Dehnung abzuschwächen, schieben Sie den linken Fuß nach vorn. Um die Dehnung zu intensivieren, beugen Sie sich mit gestrecktem Rücken nach vorn. Diese Übung kann auch mit dem Rad als Hilfsmittel im Stehen ausgeführt werden (siehe Kapitel 2).

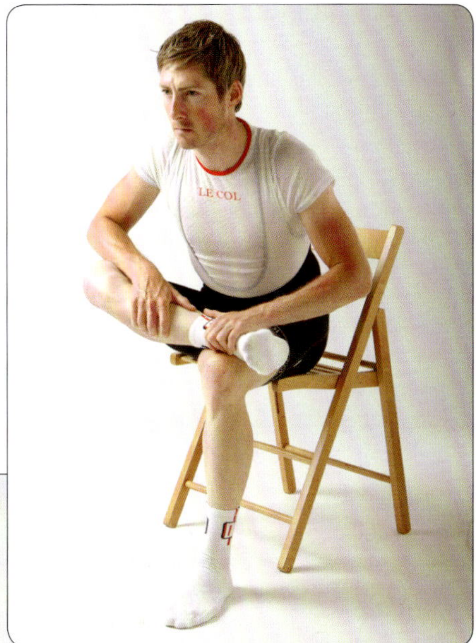

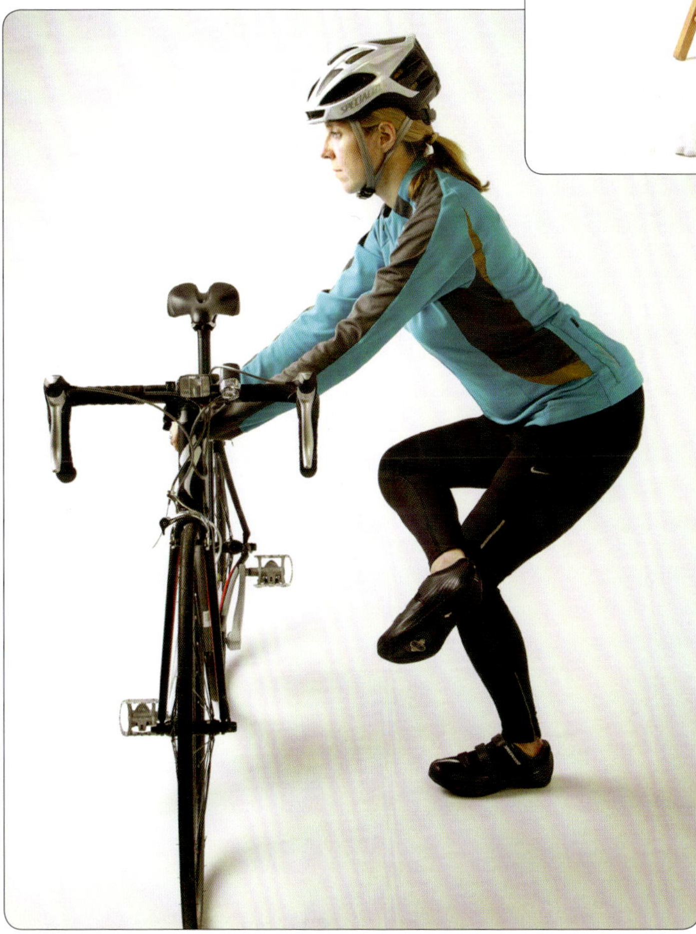

Musculus Piriformis

Radsport und das Piriformis-Syndrom

Der Musculus piriformis befindet sich innerhalb der Gesäßmuskulatur und kann den Ischiasnerv reizen, was zu Schmerzen oder Taubheit im Gesäß und an der Außenseite des Beins führen kann. Diese Piriformis-Syndrom genannten Beschwerden kommen häufig vor. Ursachen sind unter anderem: lange auf einem harten Untergrund (beispielsweise Sattel) sitzen, falsch eingerichtetes Rad, schlechte Haltung auf dem Rad, schwache Hüftmuskeln und mangelhaftes Dehnen. Wenn Sie Schmerzen in den Gesäßbacken haben, die die Beinrückseite hinunterstrahlen, sollten Sie einen Physiotherapeuten oder einen Arzt konsultieren. Dort empfiehlt man Ihnen vielleicht, mit dem Radfahren zu pausieren sowie Dehnen oder Massage.

Den Musculus piriformis lokalisieren

Es ist nicht so ganz leicht, den Muskel zu finden und zu dehnen. Wenn Ihre Hüfte beweglich genug ist, legen Sie sich einfach auf den Rücken und schlagen Sie die Beine (wie Sie es auch im Sitzen tun würden) übereinander. Ziehen Sie dann beide Beine zum Unterleib. Eigentlich müssten Sie jetzt ein Ziehen in der Mitte der Gesäßbacken spüren. Sie spüren nichts? Wiegen Sie sich ein bisschen nach links, wenn der rechte Oberschenkel oben liegt, und andersherum, wenn der linke Oberschenkel oben liegt. Wenn Sie die Beine nicht übereinanderschlagen können, führen Sie die Dehnung (siehe Seite 64) aus und wiegen sich in gleicher Weise.

Eine Alternative dazu ist die Stellung Taube. Diese Yogastellung eignet sich hervorragend für Radsportler, denn sie spricht viele Muskeln an, unter anderem: die Hüftbeuger, die Gesäßmuskeln, das Iliotibialband und die Adduktoren oder inneren Oberschenkelmuskeln. Dazu müssen die Kniegelenke allerdings flexibel sein. Gehen Sie es also vorsichtig an! Wenn Ihre Hüften oder Knie beim Ausführen der folgenden Schritte signalisieren »es reicht«, gehen Sie keinen Schritt weiter.

Fünf Schritte zur Stellung Taube

Schritt 1: Figur 4

Legen Sie sich mit angewinkelten Beinen auf den Rücken und setzen Sie die Füße hüftbreit auseinander auf. Heben Sie das rechte Bein und legen Sie den rechten Fuß auf den linken Oberschenkel. Winkeln Sie den rechten Fuß an. Halten Sie diese Position fünf Atemzüge lang. Intensivieren Sie die Dehnung, indem Sie die Hände hinter dem linken Oberschenkel verschränken und beide Beine zum Unterleib ziehen. Halten Sie die Position weitere fünf Atemzüge lang.

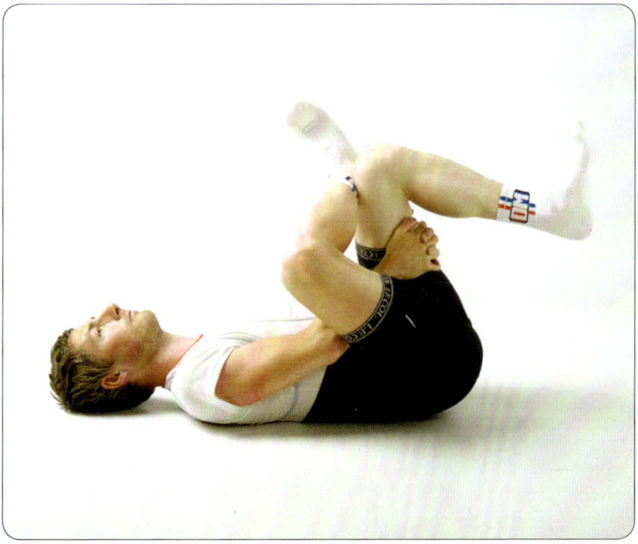

Schritt 2: Tiefer Ausfallschritt
Gehen Sie in den Vierfüßlerstand. Führen Sie dann den rechten Fuß nach vorn zwischen die Hände und senken Sie die Hüften ab. Der hintere Fuß ist dabei entspannt.

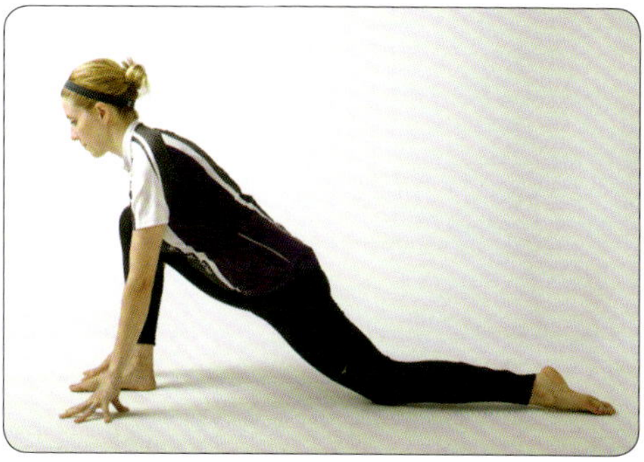

Schritt 3: Hüftdehnung im Ausfallschritt
Stellen Sie ausgehend vom tiefen Ausfallschritt den rechten Fuß rechts neben die Hände und senken Sie die Hüfte tiefer ab, bis Sie eine starke Dehnung in Hüften und Leiste spüren. Noch intensiver wird die Dehnung, wenn Sie sich auf die Unterarme stützen. Die Unterarme stehen dabei parallel. Alternativ dazu können Sie auch die Finger verschränken.

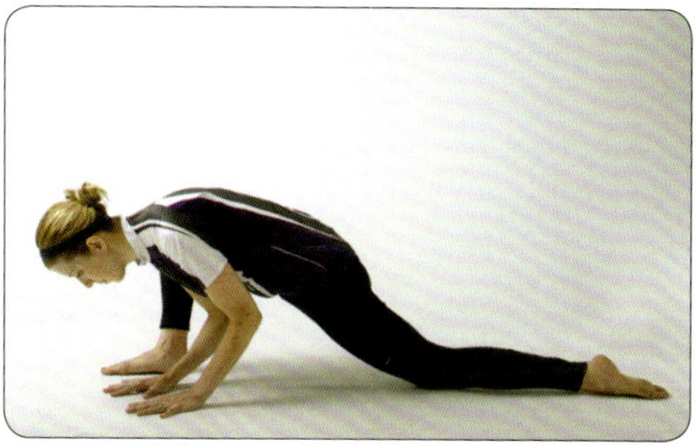

Schritt 4: Sanfte Taube
Kehren Sie zum tiefen Ausfallschritt zurück und senken Sie das rechte Knie langsam auf den Boden ab. Gleiten Sie dann mit dem rechten Fuß leicht nach links hinaus. Achten Sie darauf, dass zur Schonung des Kniegelenks der Fuß angewinkelt ist. Beugen Sie die Arme ein wenig, aber bleiben Sie aufrecht. Achten Sie auf Beschwerden oder Schmerzen im Kniegelenk.

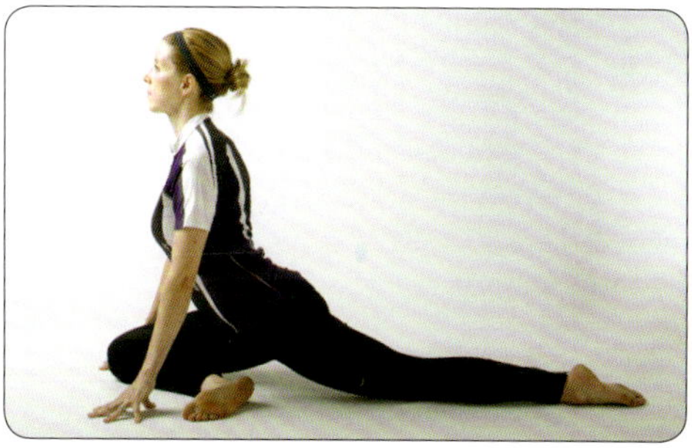

Schritt 5: Taube
Wenn Sie keine Beschwerden im Knie haben, können Sie noch weiter gehen. Senken Sie sich auf die Unterarme ab, die parallel liegen. Sie können auch die Hände übereinanderlegen. Legen Sie die Stirn auf den Handrücken und versuchen Sie, sich in dieser Stellung zu entspannen.

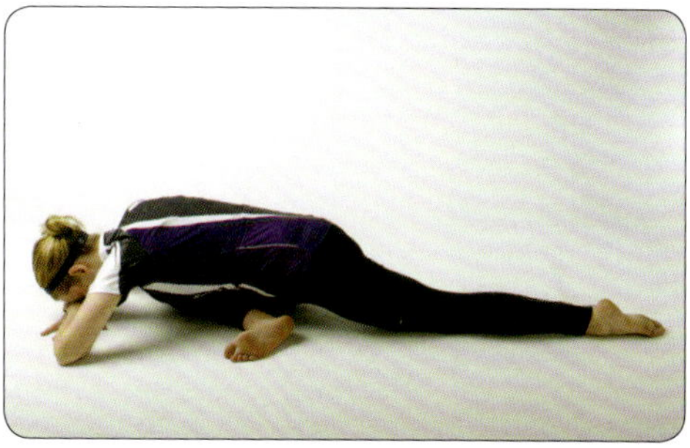

Die Adduktoren

Die Adduktoren oder inneren Oberschenkelmuskeln gehören vielleicht nicht allzu häufig zum Repertoire beim Dehnen. Aber sie können wegen ihrer Bein stabilisierenden Funktion beim Radsport oder beim Laufen erstaunlich hart werden.

Tiefe Kniebeuge

Falls die Knie es zulassen, können Sie mit einer tiefen Kniebeuge die Hüftmuskeln und Adduktoren intensiv dehnen und zugleich die Wadenmuskeln längen. Das spart Zeit. Stellen Sie die Füße etwas mehr als hüftbreit auseinander. Die Zehen zeigen nach außen. Beugen Sie die Knie und gehen Sie schrittweise in die Hocke. Halten Sie mit den Fingerspitzen am Boden das Gleichgewicht.

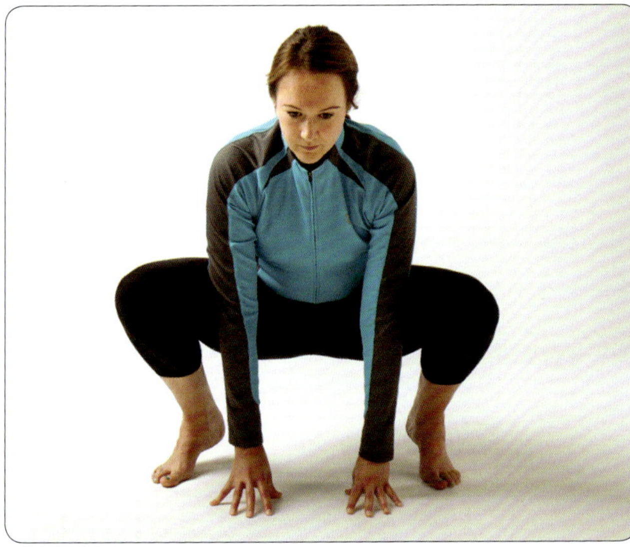

Schustersitz

Sitzen Sie aufrecht. Falls der Rücken rund wird, legen Sie einen Block oder ein Kissen unter die Hüften. Bringen Sie die Fußsohlen zusammen. Je näher die Fersen am Becken sind, umso stärker ist die Wirkung. Falls die Spannung zu stark ist, können Sie die Füße einfach etwas weiter nach vorn bewegen. Greifen Sie mit verschränkten Fingern um die Füße (oder greifen Sie etwas höher um die Fußknöchel) und strecken Sie vom Scheitel ausgehend die Wirbelsäule. Halten Sie die Position, ohne auf die Knie zu drücken oder mit ihnen zu wippen.

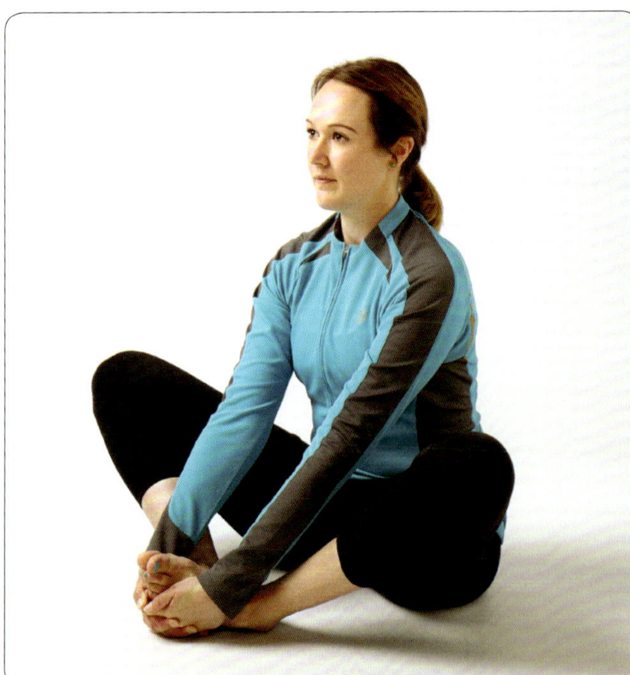

Unterschenkeldehnung

Dehnen der Wadenmuskeln

Die beiden Wadenmuskeln – Musculus gastrocnemicus und Musculus soleus – üben bei jedem Pedaltritt eine abwärtsgerichtete Kraft aus. Das erklärt, warum die Wadenmuskeln von Spitzenradsportlern so klar definiert sind. Wenn Sie sie plötzlich stärker oder länger als gewohnt beanspruchen, ohne sie zu dehnen, werden Sie die Verspannung recht bald spüren. Dadurch werden Wadenmuskeln und die anschließenden Achillessehnen verletzungsanfälliger. Es dauert lange, die Wadenmuskeln zu strecken, und sie müssen regelmäßig und gründlich gedehnt werden. Nutzen Sie alle Möglichkeiten: Halten Sie ab und zu inne und lassen Sie eine Ferse absinken; greifen Sie sich bei einer Rast das Rad und machen Sie einen Ausfallschritt im Stehen (siehe Seite 33). Alternativ dazu können Sie die Wadenmuskeln und die hinteren Oberschenkelmuskeln mit der Sequenz »herabschauender Hund« dehnen und dabei zugleich den Oberkörper kräftigen (siehe nächste Seite).

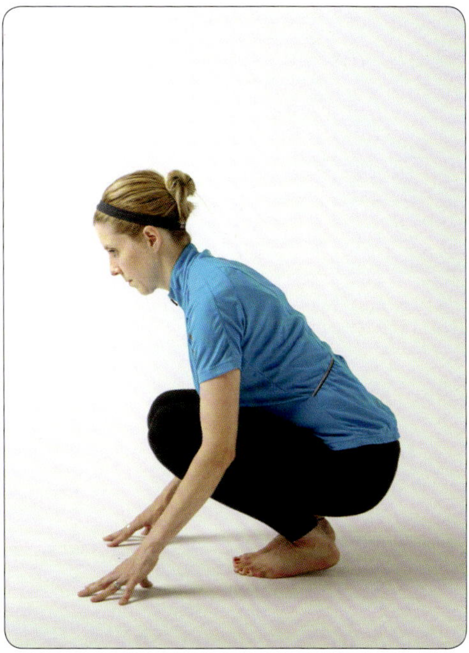

Wadenkniebeuge

Vorausgesetzt, man hat keine Knieprobleme, kann man die Wadenmuskeln mit einer Kniebeuge mit geschlossenen Beinen direkt dehnen. Halten Sie mit den Fingerspitzen das Gleichgewicht und ziehen Sie die Fersen zum Boden.

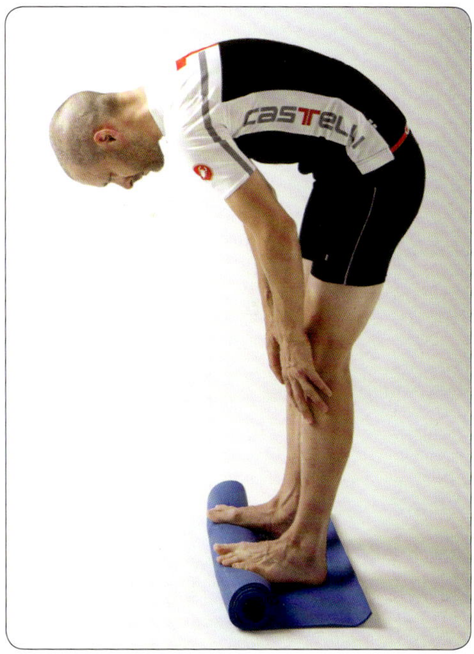

Dehnung mit aufgerollter Matte

Stellen Sie sich in die Mitte einer Yogamatte oder eines Handtuchs und rollen Sie die Matte halb auf. Setzen Sie die Fußballen auf die Rolle, die Fersen bleiben auf der Matte. Das kann zur Dehnung der Wadenmuskeln schon ausreichen. Etwas intensiver ist es, wenn Sie mit den Händen bis zu den Knien hinuntergleiten, sodass der Körper einen rechten Winkel bildet. Damit dehnen Sie zugleich auch die hinteren Oberschenkelmuskeln. Beugen Sie dann die Knie und richten Sie sich langsam wieder auf.

Dehnungen mit der Stellung »herabschauenden Hund«

Die bekannte Yogastellung »herabschauender Hund« dehnt nicht nur die Wadenmuskeln, sondern arbeitet auch in den oberen Rücken, die Schultern und die Arme. Allerdings lastet dabei das Körpergewicht, wenn die hinteren Oberschenkel- und Rückenmuskeln steif sind, verstärkt auf Schultern und Händen (was man sich nach einer langen Fahrt gerade nicht wünscht), wodurch die Übung dann der Stellung Planke ähnelt (siehe Seite 133). Wenn die Stellung Hund im Oberkörper zu intensiv ist, wählen Sie eine sanftere Wadendehnung oder führen Sie die Übung »laufender Hund« (siehe unten) aus.

1 Herabschauender Hund

Ausgangsposition ist der Vierfüßlerstand. Setzen Sie die Fußballen auf und spreizen Sie die Finger weit. Heben Sie die Hüfte hoch, bis der Körper ein V beschreibt.

Ziehen Sie dann beide Fersen auf den Boden. Wenn nun die Schultern wie bei der Stellung Planke zu viel Gewicht tragen müssen, beugen Sie die Knie und versuchen Sie, das Gewicht nach hinten zu verlagern.

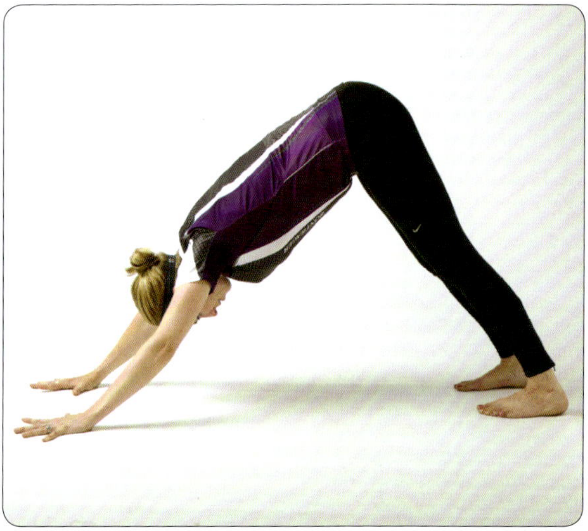

2 Laufender Hund

Sie beginnen mit dem herabschauenden Hund, beugen aber nun das linke Bein und pressen die rechte Ferse auf den Boden. Wechseln Sie die Seiten: Beugen Sie das rechte Bein und pressen Sie die linke Ferse an den Boden.

Wechseln Sie nun schneller von Ferse zu Ferse und dehnen Sie dabei abwechselnd die Wadenmuskeln. Laufender Hund ist eine gute Wahl, wenn die hinteren Oberschenkelmuskeln oder die Wadenmuskeln sehr verspannt sind. Die Übung eignet sich auch sehr gut zum Aufwärmen.

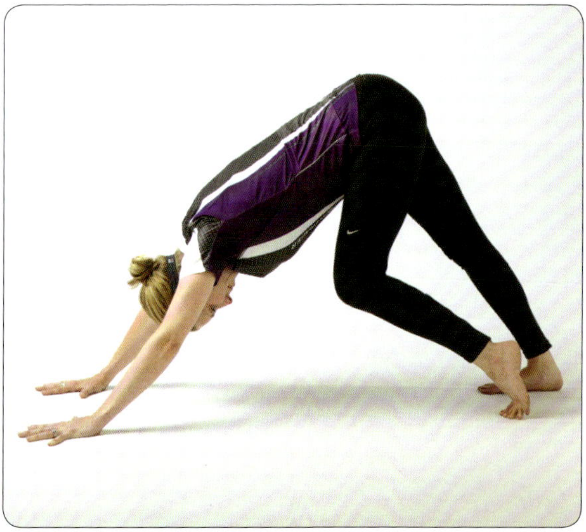

Die Schienbeine

Die vorderen Unterschenkelmuskeln sind an der Aufwärtsbewegung des Pedals, der »Erholungsphase«, beteiligt. Bei Knieverletzungen oder wenn Sie schlecht oder gar nicht knien können, führen Sie die stehende Variante der folgenden Übungen aus.

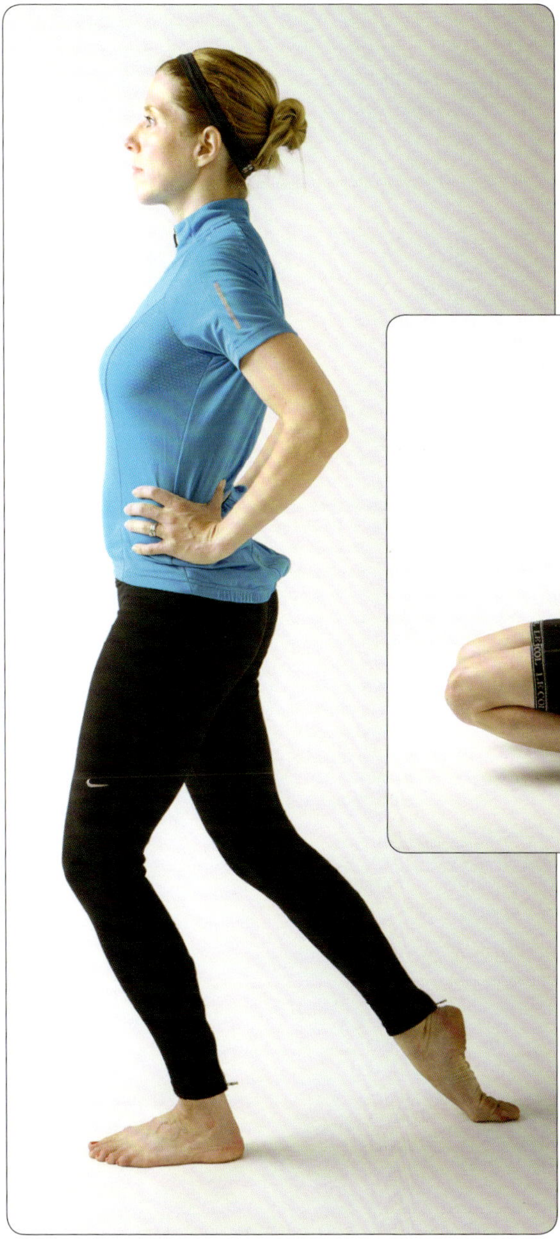

Dehnung im Stehen
Legen Sie die Hände auf die Hüften. Machen Sie mit dem linken Fuß einen Schritt nach vorn und beugen Sie das Knie. Setzen Sie beim hinteren Bein den Fußrücken auf den Boden und drücken Sie das Fußgelenk hinunter, als würden Sie den Fuß hinter sich herschleifen.

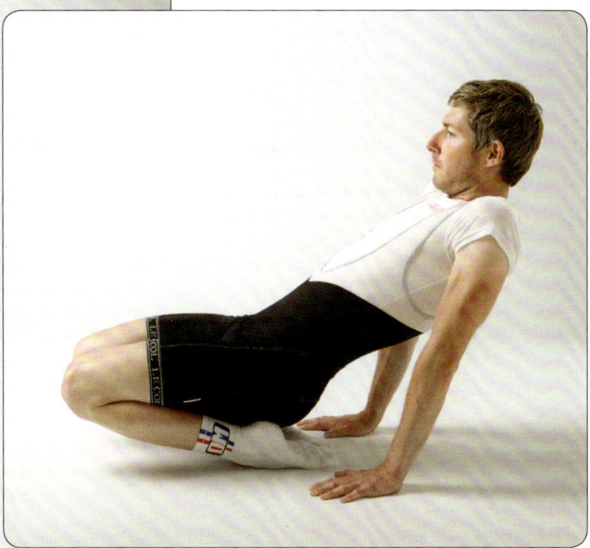

Dehnung im Knien
Setzen Sie sich mit geschlossenen Knien auf die Fersen und stützen Sie die Hände hinter sich auf. Die Fingerspitzen zeigen dabei entweder nach vorn oder nach hinten. Heben Sie die Knie so weit hoch, bis Sie ein Ziehen im Schienbeinbereich, auf den Vorderseiten der Fußgelenke und in den Fußmuskeln spüren. Halten Sie diese Position, solange es angenehm ist.

05

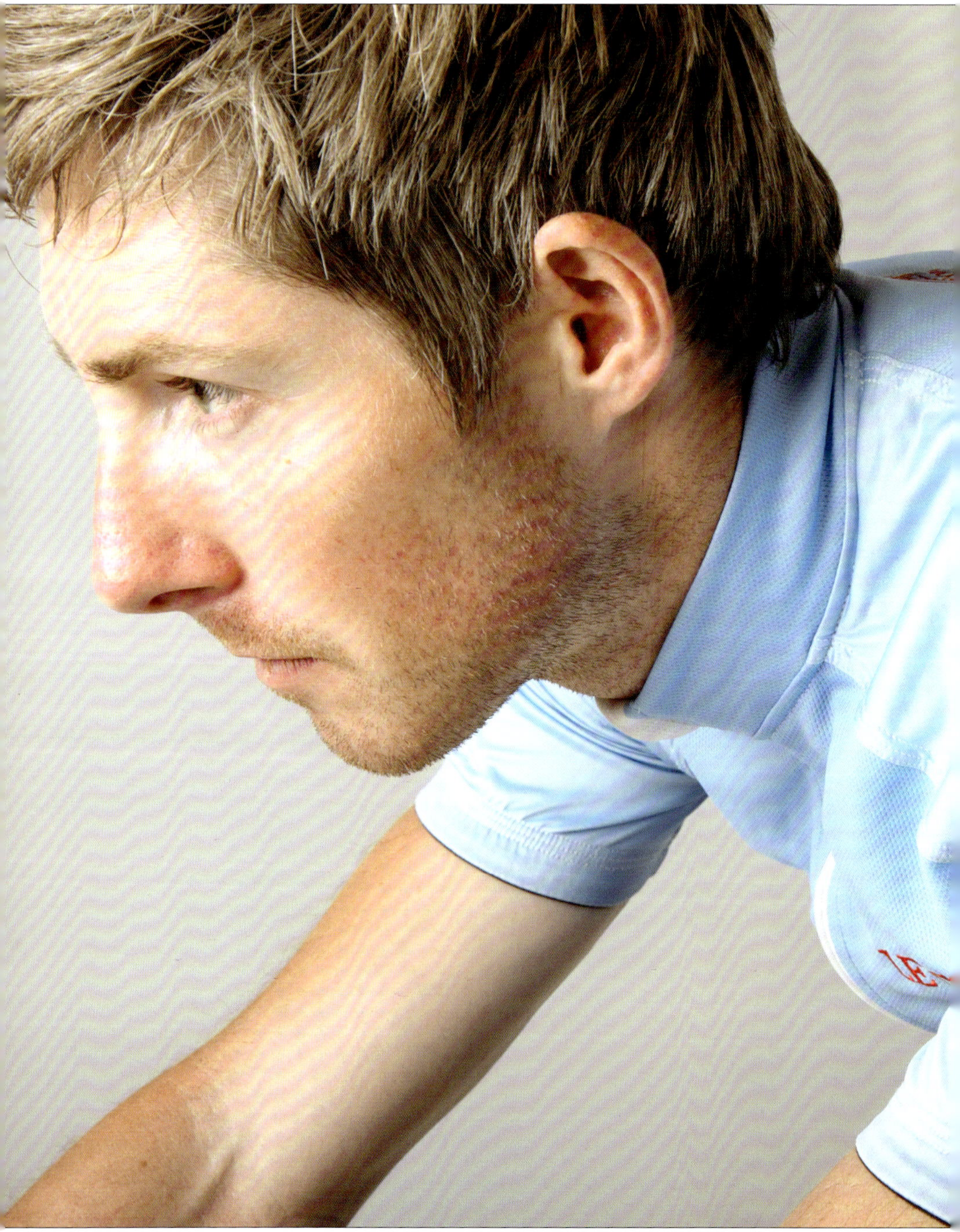

Dehnungen für den Oberkörper

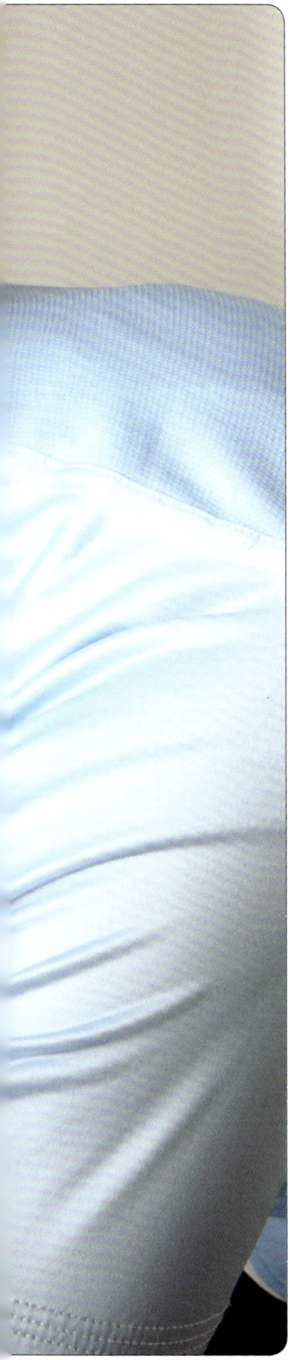

»Wir massieren den ganzen Körper – nicht nur die Quadrizepse und die Waden, sondern auch den Rücken und die Arme. Die Leute glauben, dass man beim Radfahren nur die Beine einsetzt, aber der ganze Körper ist angespannt.«

Ryszard Kilpinski, Betreuer Team RadioShak

Wenn Sie einen Straßenfahrer im Profil betrachten, wird klar, warum Oberkörper, Schultern und Hals nach stundenlanger Fahrt schmerzen können. Die Haltung auf dem Rad zwingt dazu, den Kopf zu strecken, um nach vorn zu sehen, und die empfindlichen Handgelenkmuskeln müssen fast die Hälfte des Oberkörpergewichtes mittragen. Beim Zeitfahren ist die Haltung noch extremer, da die Fahrer sich noch tiefer in eine aerodynamische Position ducken. Das führt verstärkt zu Verspannungen im Nacken und oberen Rücken.

Deshalb darf man, bei aller Aufmerksamkeit, die man den schwer arbeitenden Beinmuskeln zukommen lassen muss, den Oberkörper beim Dehnen nicht vernachlässigen. Wenn Sie sich einige Techniken in diesem Kapitel zu eigen machen, können Sie Dysbalancen in Hals- und Schulterregion vorbeugen, die Beschwerden beim Radfahren, Überlastungsschädigungen und unmerkliche Haltungsveränderungen wie beispielsweise runde Schultern verursachen. In diesem Kapitel finden Sie verschiedene Dehnungen, die den Oberkörper wieder ins Gleichgewicht bringen und zu Hause ausgeführt werden können.

Ein richtig angepasstes Rad trägt ebenso dazu bei, Verspannungen im Oberkörper vorzubeugen. Lassen Sie sich von einem Fachmann beraten, ob der Lenker eventuell zu tief sitzt. Das ist ebenso wie ein zu sehr nach unten geneigter Sattel eine häufige Ursache für Handgelenkbeschwerden, weil dadurch Handgelenke und Unterarme belastet werden. Hinweise zu Körperhaltung und Fahrradeinstellungen finden Sie in Kapitel 2.

Der Hals

Ich werde nie die Geschichte eines Teamfahrers vergessen, dessen Nackenstrecker vom Recken des Halses so geschwächt war, dass er nur noch mit einem von der Helmrückseite zum Oberkörper gespannten Riemen den Kopf aufrecht halten konnte.

Das ist ein extremer Fall. Glücklicherweise ist das Dehnen der Halsmuskulatur einfach, kann überall (sogar am Schreibtisch) gemacht werden und entlastet verspannte Muskeln. Die Dehnungen in dem folgenden Abschnitt befassen sich mit den Muskeln, die für das Heben und Drehen des Kopfes verantwortlich sind.

Dehnungssequenz für die Halsmuskulatur

In Zeitlupe rollen

Senken Sie den Kopf, sodass das Kinn angezogen ist. Drehen Sie nun den Kopf in Zeitlupe in einem Halbkreis zur rechten Schulter. Neigen Sie den Kopf zur Schulter und halten Sie die Position fünf Atemzüge lang. Beginnen Sie erneut und arbeiten sich zur linken Schulter hinüber. Kippen Sie dabei den Kopf nicht nach hinten. Machen Sie diese Übung regelmäßig: im Zug, am Schreibtisch und an Ampeln auf dem Rad. Schließen Sie die Augen und versuchen Sie sich vorzustellen, wie Sie der Reihe nach jeden einzelnen Muskel dehnen. Beim Dehnen der Halsmuskeln gilt: je langsamer, desto besser.

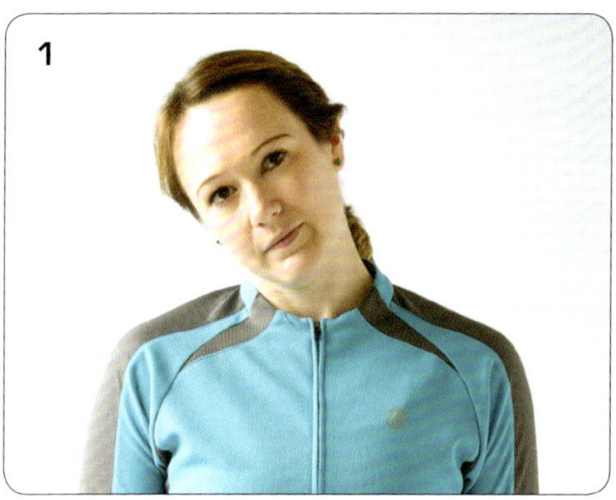

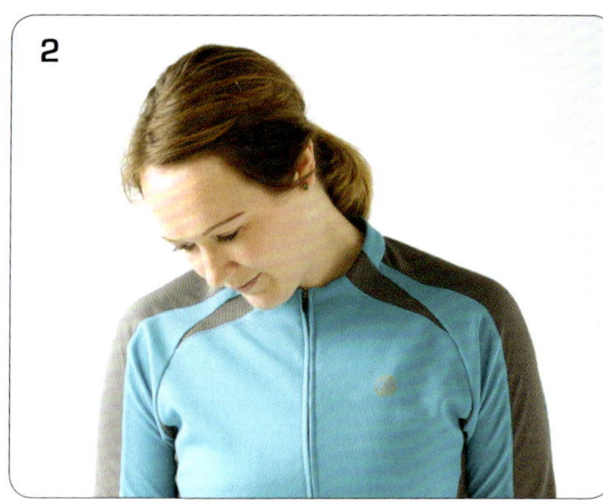

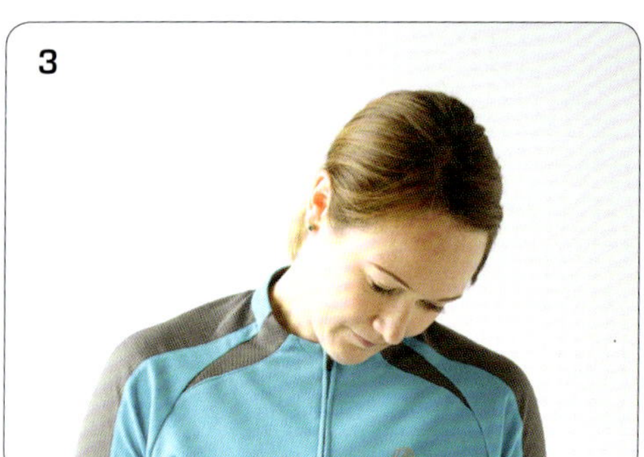

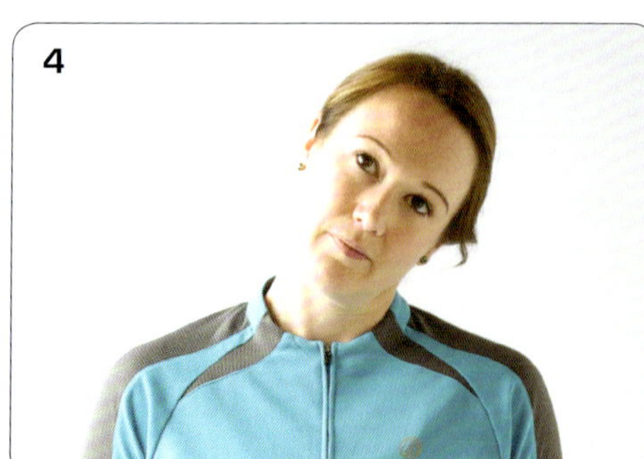

Seitliche Dehnung
Drehen Sie den Kopf wie zuvor ein paar Mal in Zeitlupe. Neigen Sie dann den Kopf nach links. Heben Sie den linken Arm und legen Sie vorsichtig die Hand auf den Kopf, um die seitliche Dehnung sanft zu verstärken. Verharren Sie so fünf Atemzüge lang. Intensivieren Sie die Dehnung, indem Sie die linke Schulter nach unten ziehen, und variieren Sie sie, indem Sie den linken Arm strecken und ein wenig hinter sich bringen. Wiederholen Sie die Übung auf der rechten Seite.

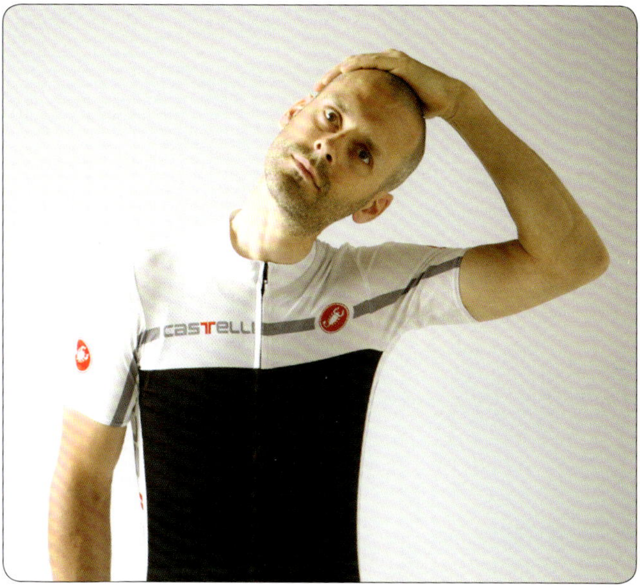

Diagonale Dehnung
Stehen Sie aufrecht. Wenden Sie den Kopf leicht nach links. Führen Sie den linken Arm diagonal über den Kopf. Legen Sie die Hand auf den Hinterkopf und ziehen Sie den Kopf behutsam diagonal nach unten. Halten Sie diese Position fünf Atemzüge lang. Richten Sie sich wieder auf und wiederholen Sie die Übung mit der anderen Seite.

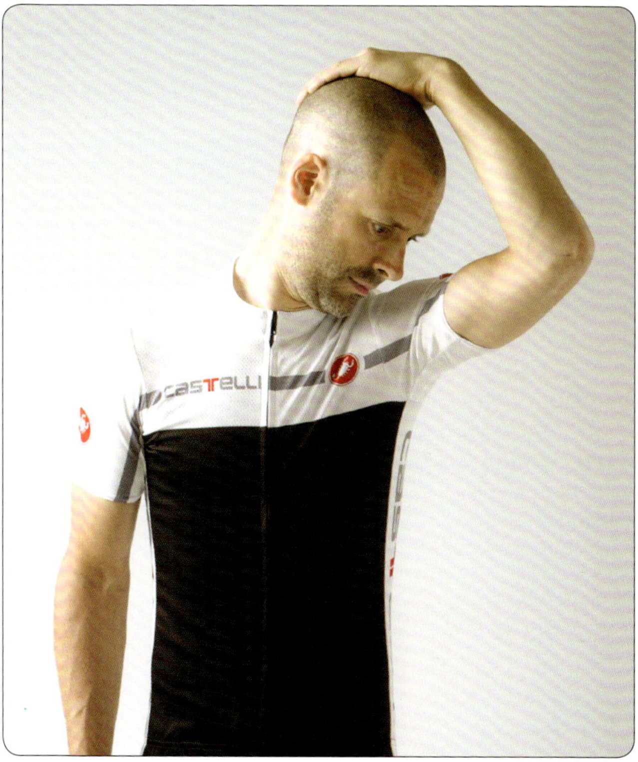

Der Hals

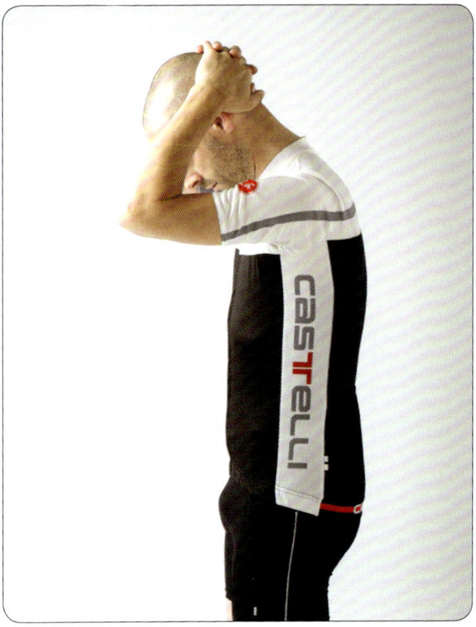

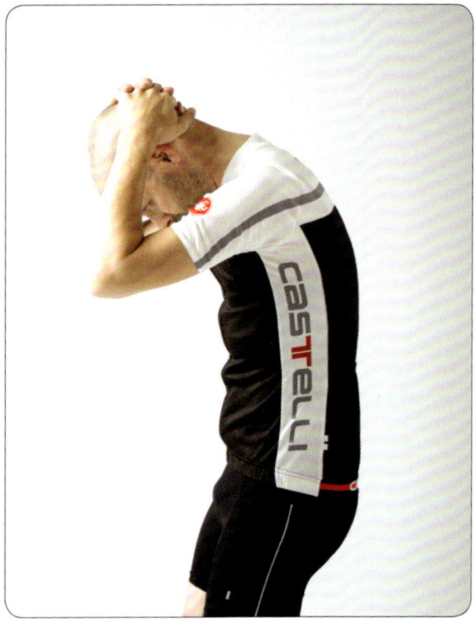

Nackenstrecker dehnen

Diese Übung ist für Radsportler fantastisch, da sie die gestreckte Kopfhaltung umkehrt. Stehen Sie mit geradem Rücken und lassen Sie den Kopf langsam Richtung Brust sinken. Atmen Sie ruhig und bleiben Sie in der Position. Wenn Sie einen Schritt weitergehen wollen, verschränken Sie die entspannten Arme hinter dem Kopf, sodass Ihr Gewicht die Dehnung verstärkt.

Einrollen

Halten Sie die Hände weiter hinter dem Kopf verschränkt und beugen Sie sich im Zeitlupentempo nach unten, bis Sie spüren, dass die Dehnung in den oberen Rücken strahlt. Verharren Sie so und atmen Sie ruhig weiter. Dann rollen Sie sich ganz langsam wieder auseinander, kehren in die aufrechte Ausgangsposition zurück und lösen die Arme.

Rotation

Heben Sie zum Schluss den Kopf und sehen Sie geradeaus. Atmen Sie ein und drehen Sie den Kopf beim Ausatmen zu einer Schulter. Das Kinn bleibt dabei auf einer Höhe. Halten Sie die Position fünf Atemzüge lang und wiederholen Sie die Übung auf der anderen Seite.

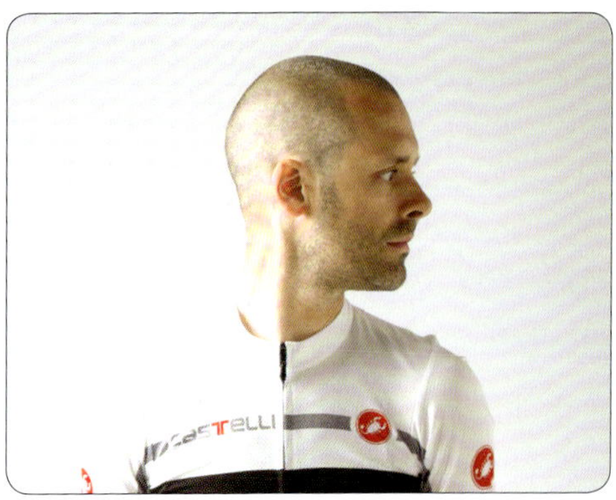

Schultern

Die Schultern halten den Oberkörper beim Fahren ruhig, aber sie sind auch bei Anstiegen, wenn man sich aufrichtet und am Lenker zieht, im Einsatz. Es ist wichtig, Verspannungen zu lösen, aber Oberkörper und Schultern eines Radsportlers müssen auch flexibel und kräftig sein. Das ist insbesondere für die aerodynamische Haltung auf dem Rad wichtig – siehe dazu auch die Übungssequenz zur aerodynamischen Haltung in Kapitel 8 (Seite 142), die dazu dient, diese anfällige Region belastbarer zu machen.

Die Übungen für die Schultern können ebenso wie die Übungen für die Halsmuskulatur überall gemacht werden und eignen sich generell gut zum Aufwärmen. Machen Sie die Übungen so oft wie möglich. Für die Übungsreihe mit einem Gurt benötigen Sie einen Yogagurt (einen einfachen Baumwollgurt), einen alten Schlips oder einen Bademantelgürtel.

Verspannungen lösen nach der Fahrt

Schulterkreisen

Beginnen Sie schrittweise und führen Sie zunächst die Bewegungen einzeln durch, bevor Sie die Schultern fließend kreisen lassen. Nehmen Sie die Schultern nach vorn und ziehen Sie das Kinn an, der obere Rücken darf sich dabei ein wenig runden. Ziehen Sie dann die Schultern bis zu den Ohren hoch und pressen Sie sie zusammen. Ziehen Sie schließlich die Schultern wieder zurück und schieben Sie sie nach hinten. Lassen Sie die Schulterblätter nun nach unten gleiten. Führen Sie nun diese Bewegungen flüssig aus. Wiederholen Sie die Übung 5-mal. Sie können die Übung variieren, indem Sie dabei die Handflächen auf die Schultern legen.

1
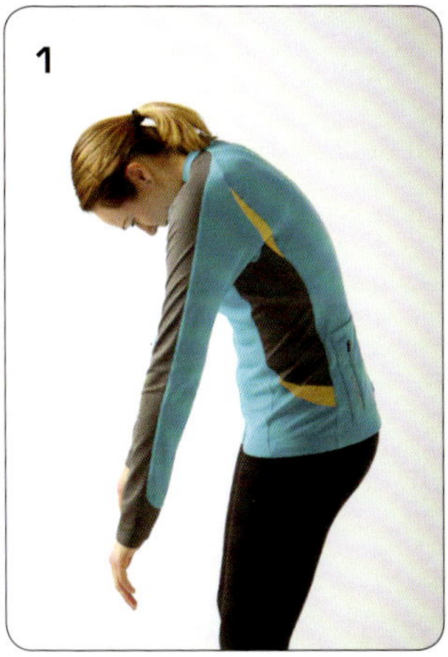

2
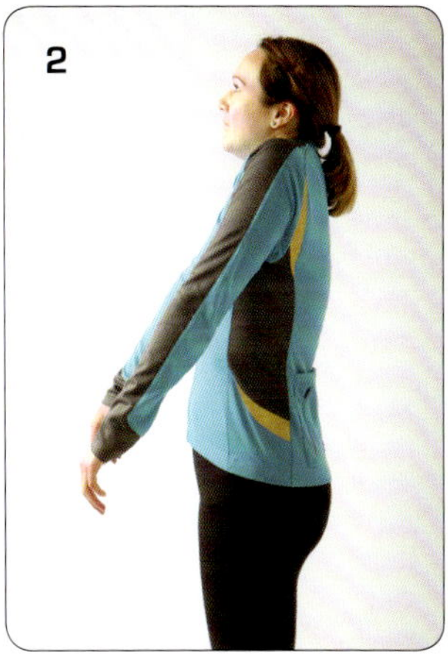

3
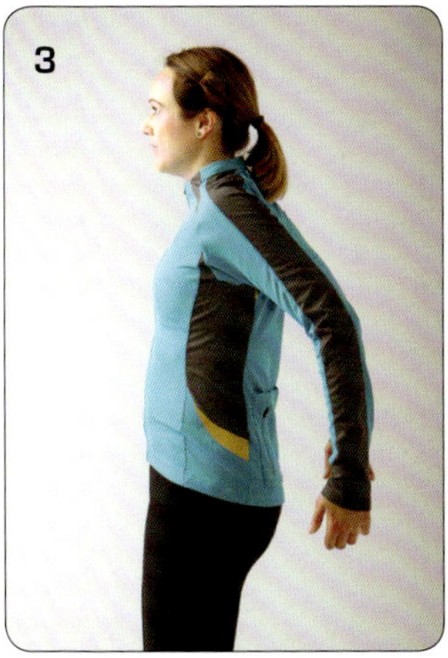

4
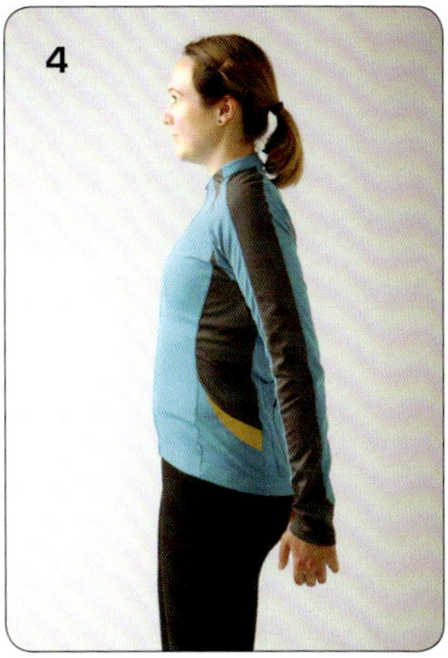

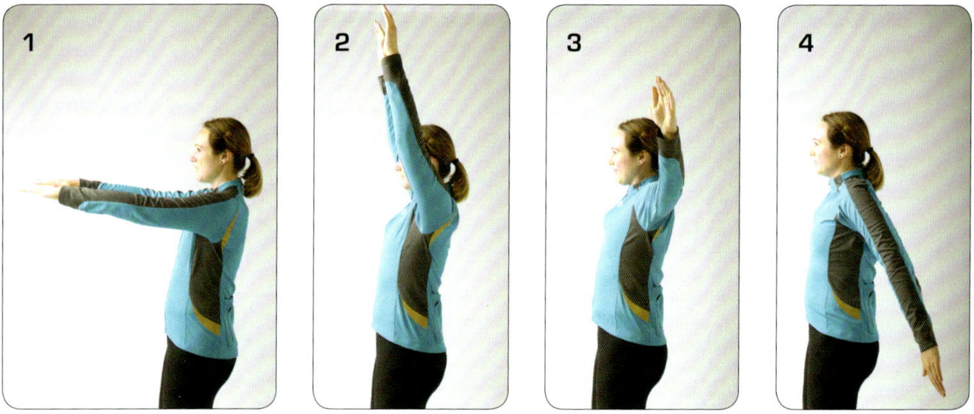

Armkreisen

Nehmen Sie die gestreckten Arme seitlich an den Körper. Führen Sie sie beim Einatmen im Bogen nach vorn und nach oben und beim Ausatmen nach hinten und nach unten. Atmen Sie bei der Aufwärtsbewegung durch die Nase ein und atmen Sie bei der Abwärtsbewegung dann langsam durch den Mund aus.

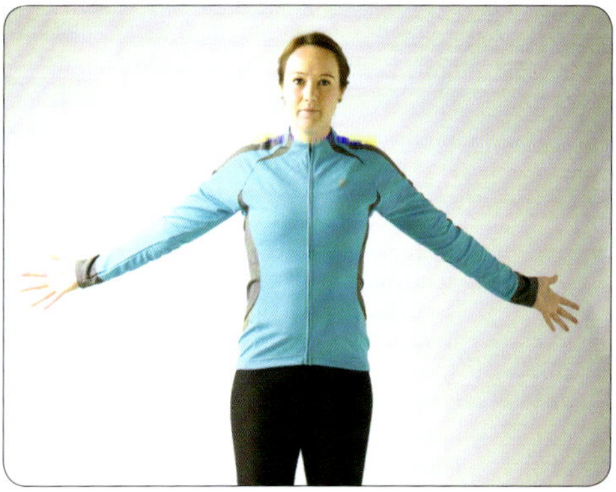

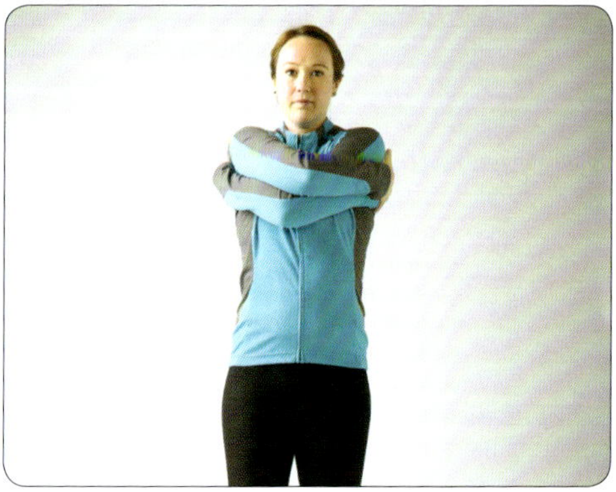

Ausgebreitete Arme

Breiten Sie die Arme in Schulterhöhe seitlich aus und spreizen Sie die Finger. Machen Sie eine leichte Rückbeuge. Spannen Sie dazu die Beinmuskeln an, ziehen Sie das Steißbein ein und lehnen Sie sich ein wenig zurück. Versuchen Sie die Arme weiter zurückzunehmen, sodass sie außer Sicht sind. Atmen Sie dabei ruhig und flüssig.

Schulterumarmung

Atmen Sie ein und breiten Sie wie zuvor die Arme weit aus. Schlagen Sie beim Ausatmen den rechten Arm über den linken und umarmen Sie sich fest mit gekreuzten Armen. Ziehen Sie das Kinn an und machen Sie den Rücken rund. Halten Sie die Position fünf Atemzüge lang. Lassen Sie los und breiten Sie die Arme wieder aus. Wiederholen Sie die Übung mit dem linken Arm über dem rechten.

Intensive Übung

»Adler«-Arme

Diese Yogastellung ist eine Weiterentwicklung der Umarmung. Bei großem Bizeps oder kräftigen Brustmuskeln können Sie die Übung eventuell nicht ausführen. Die Stellung wirkt wie eine tiefe Schulter- und Rückenmassage. Sie spricht sowohl die Schultern als auch die Streckmuskeln des Halses und die schwer erreichbaren Rhomboidmuskeln um die Schulterblätter herum an.

Atmen Sie wie zuvor ein und breiten Sie die Arme aus. Schlagen Sie beim Ausatmen die Arme etwas höher als zuvor übereinander. Versuchen Sie nun aber, die Handflächen aufeinanderzulegen. Schauen Sie dabei geradeaus. Halten Sie die Position fünf (oder mehr) Atemzüge lang. Tauschen Sie die Position der Arme und wiederholen Sie die Übung oder probieren Sie die unten aufgeführten Variationen.

- **Variation 1:** Heben Sie beim Einatmen die Arme gerade nach oben und senken Sie sie beim Ausatmen wieder in die Startposition. Wiederholen Sie das 4-mal und wechseln Sie dann die Arme.

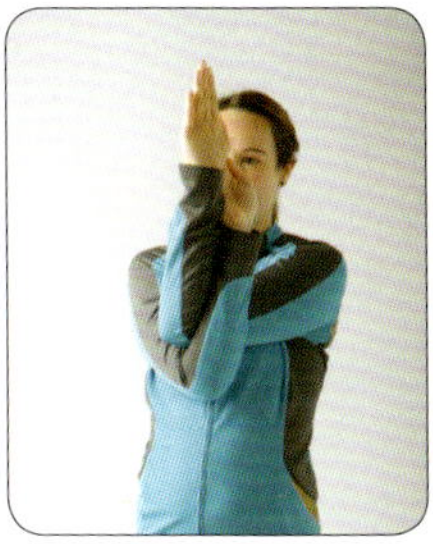

- **Variation 2:** Atmen Sie stetig und bewegen Sie die Arme wie einen »Scheibenwischer« von Seite zu Seite. Wiederholen Sie das 4-mal und wechseln Sie dann die Arme.

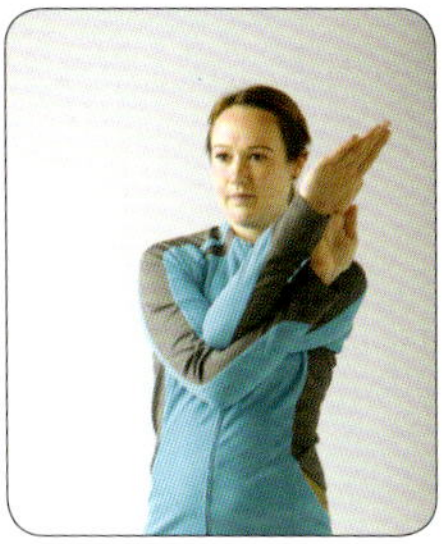

- **Variation 3:** Bewegen Sie Ihre Adlerarme nach links und drehen Sie den Kopf nach rechts. Wechseln Sie die Arme.

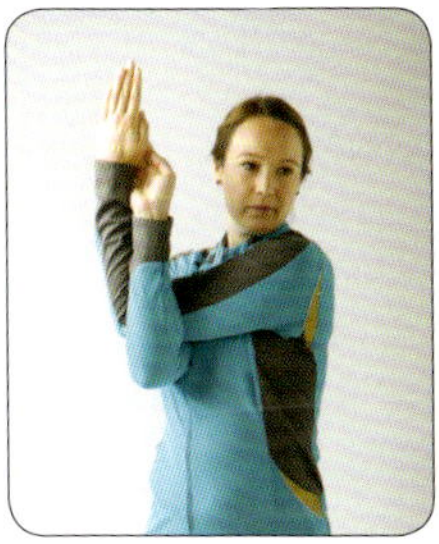

- **Variation 4:** Kehren Sie zur Ausgangsposition zurück. Ziehen Sie das Kinn ein und machen Sie den Rücken rund. Wechseln Sie die Arme.

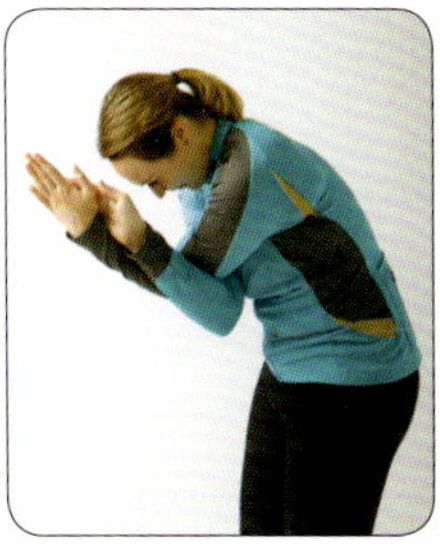

- **Beenden Sie die Übung schrittweise,** indem Sie die Arme im Zeitlupentempo voneinander lösen. Breiten Sie als Gegengewicht zu der Stellung die Arme aus und lassen Sie die Schultern ein paar Mal kreisen.

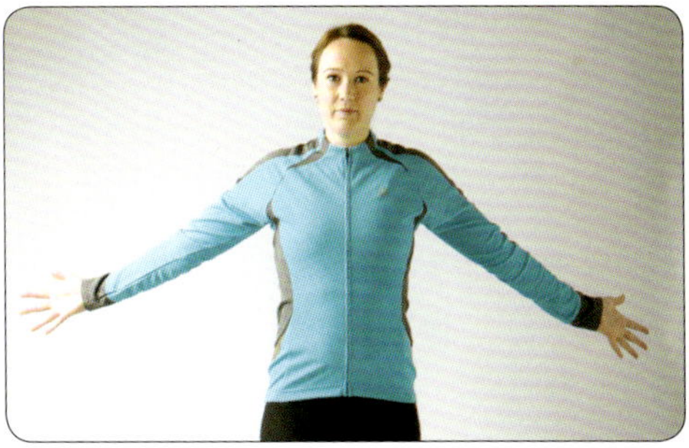

Schultern lockern

Stellen Sie die Füße hüftbreit auseinander und verschränken Sie die Hände im Rücken. Heben Sie beim Einatmen den Brustkorb. Gehen Sie beim Ausatmen etwas in die Knie und beugen Sie sich nach vorn, während Sie zugleich die Arme hochheben. Lassen Sie den Kopf hängen und halten Sie diese Position fünf Atemzüge lang. Gehen Sie bei verspannten hinteren Oberschenkelmuskeln etwas tiefer in die Knie und legen Sie den Bauch auf den Oberschenkeln ab, damit Sie sich auf die Dehnung der Schultern konzentrieren können. Senken Sie die Arme wieder, ziehen Sie den Bauch ein und richten Sie sich mit geradem Rücken auf. Falls diese Übung unangenehm ist oder Sie die Arme nicht heben können, versuchen Sie es mit einem Gurt (siehe nächste Seite).

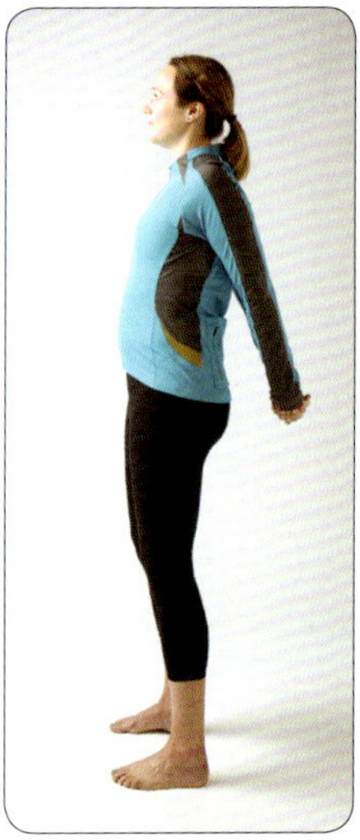

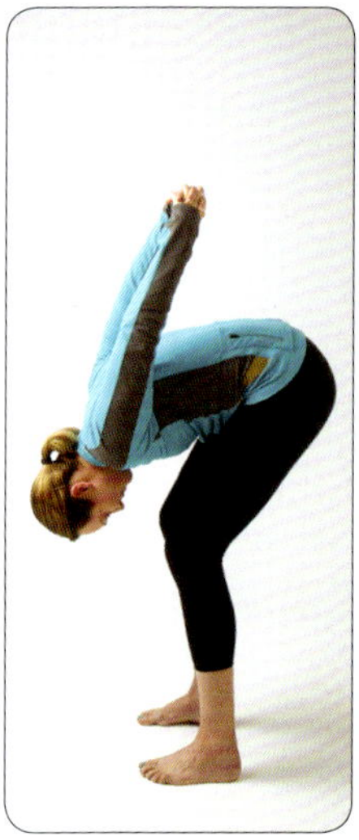

Hängende Schultern

Gehen Sie bei allgemeinen Verspannungen im oberen Rücken in die Knie, und machen Sie eine Vorwärtsbeuge. Die Füße sind dabei hüftbreit auseinander. Lassen Sie den Kopf hängen und verschränken Sie die Arme. Schwingen Sie sich nun langsam wie ein Pendel von Seite zu Seite. Die Arme sind dabei schwer. Lösen Sie zum Schluss die Arme und lassen Sie sie frei hängen. Spannen Sie den Bauch an und rollen Sie sich nach oben in den Stand auf. Heben Sie den Kopf zuletzt.

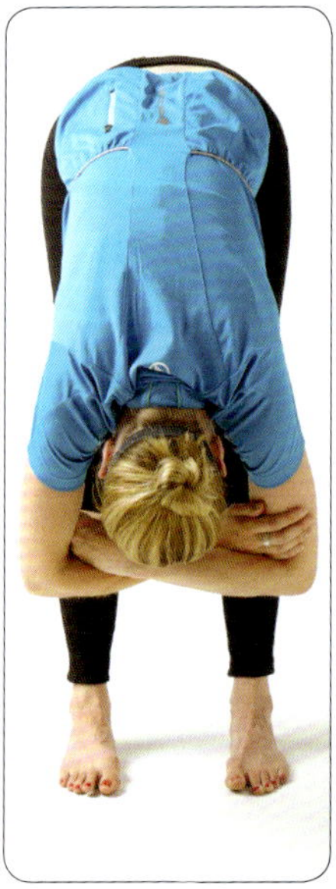

Überkreuzdehnung

Für diese Dehnung benötigen Sie eine ausreichende Flexibilität in den hinteren Oberschenkelmuskeln. Gehen Sie aus dem Stand in eine Vorwärtsbeuge. Die Knie sind dabei leicht gebeugt. Bringen Sie die Arme hinter die Knie und überkreuzen Sie sie an den Handgelenken. Greifen Sie nun zwischen den Beinen hindurch an die Schienbeine. Lassen Sie den Kopf hängen. Eine intensivere Dehnung der Rücken- und Nackenmuskeln erreichen Sie, wenn Sie den Rücken runden. Beenden Sie die Übung langsam: Gehen Sie etwas mehr in die Knie und spannen Sie die Bauchmuskeln an, bevor Sie sich in den Stand aufrollen. Heben Sie den Kopf zuletzt.

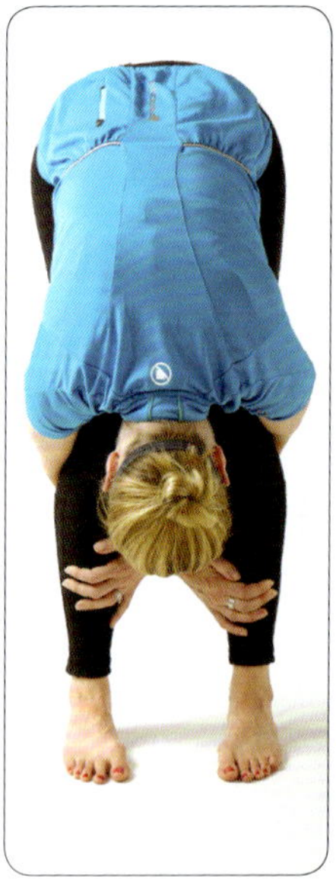

Die Gurtreihe

Wenn Sie steif oder muskulös im Brust- und Schulterbereich sind, lassen sich Dehnungen für den Oberkörper wesentlich leichter mit einem Gurt ausführen. Besitzen Sie keinen Yogagurt? Sie können auch ein elastisches Band, einen alten Schlips oder einen Bademantelgürtel verwenden. Diese Reihe für die Schultern längt zugleich auch die vorderen Schulter- und Brustmuskeln, die sich auf langen Fahrten verkürzen und verspannen können.

Stellen Sie die Füße hüftbreit auseinander. Fassen Sie den Gurt in etwa schulterbreitem Abstand (bei verspannten Schultern etwas weiter) mit beiden Händen. Die Handflächen zeigen nach unten.

Schritt 1

Führen Sie beim Einatmen die Arme im Bogen nach oben, bis der Gurt ungefähr über dem Kopf ist. Führen Sie die Arme beim Ausatmen in die Ausgangsstellung zurück. Wiederholen Sie das 4-mal.

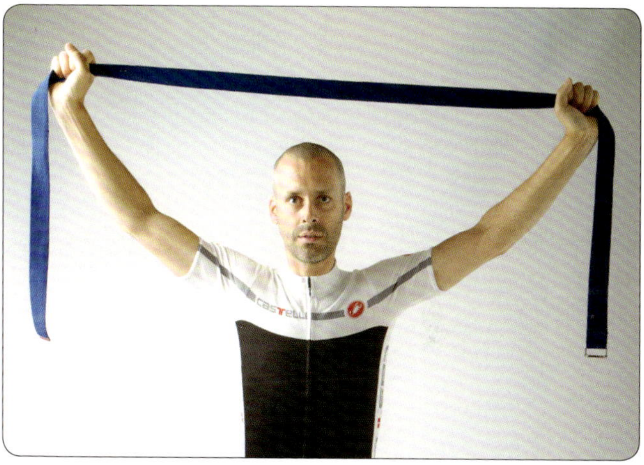

Schritt 2

Führen Sie beim Einatmen die Arme im Bogen nach oben. Senken Sie beim Ausatmen den rechten Arm ab, sodass Sie sich zur rechten Seite beugen. Richten Sie sich dann beim Einatmen wieder auf und wiederholen Sie den Vorgang auf der anderen Seite.

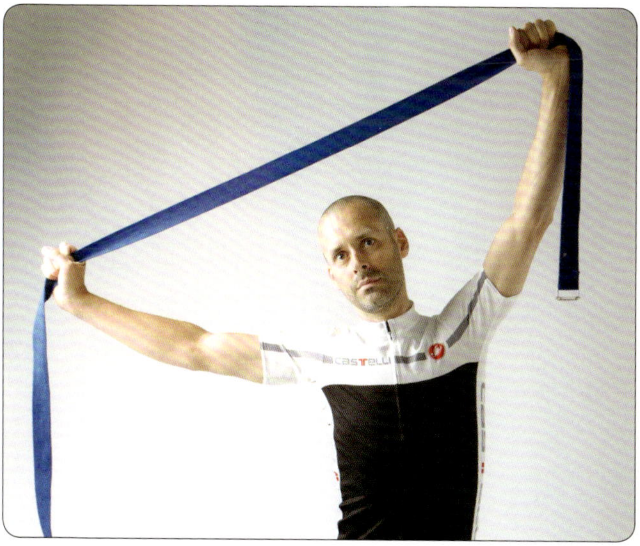

Schritt 3
Führen Sie die Arme beim Einatmen wie in Schritt 1 über den Kopf. Winkeln Sie beim Ausatmen die Arme rechtwinklig ab. Halten Sie diese Position und atmen Sie ruhig. Ziehen Sie die Ellbogen allmählich ein wenig aus dem Blickfeld nach hinten. Das Becken bleibt dabei eingerollt. Sehen Sie geradeaus. Lösen Sie die Spannung langsam und lassen Sie die Schultern ein paar Mal kreisen.

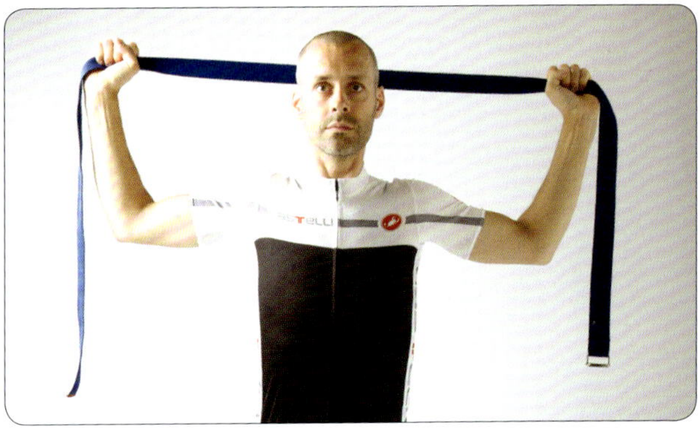

Schritt 4
Winkeln Sie ausgehend von Schritt 3 den rechten Arm so ab, dass die Hand hinter den Kopf kommt. Führen Sie die linke Hand in den Rücken und zwischen die Schulterblätter hoch. Fassen Sie den Gurt höher an. Möglicherweise können Sie den Gurt beiseitelassen und direkt die Hände verschränken. Aber seien Sie behutsam, denn Schultermuskeln und Trizeps werden intensiv gedehnt. Lösen Sie die Arme langsam. Wechseln Sie die Position der Arme.

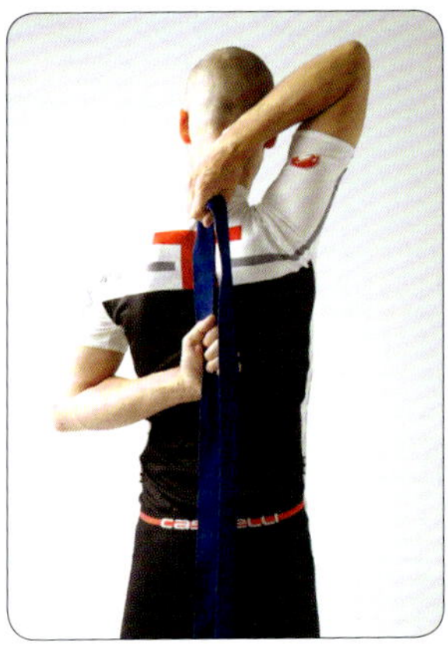

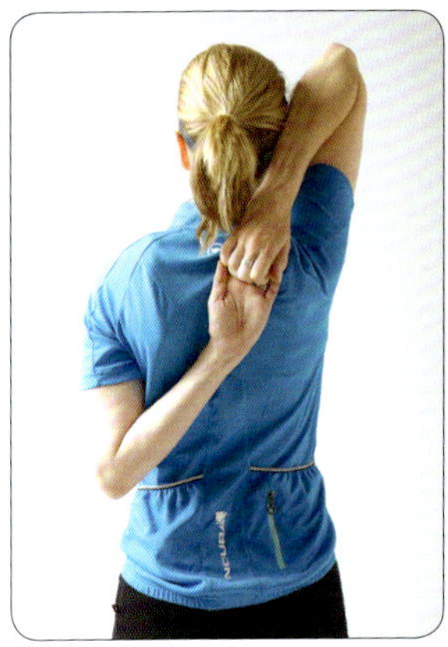

Schritt 5
Der letzte Schritt ist eine leichtere Version der Übung zur Lockerung der Schultern. Halten Sie den Gurt im Rücken. Die Hände sind dabei schulterbreit auseinander und die Handflächen zeigen nach unten. Atmen Sie ein. Gehen Sie beim Ausatmen tief in die Knie, machen Sie eine Vorwärtsbeuge und heben Sie zugleich die Arme. Senken Sie zum Schluss die Arme, ziehen Sie den Bauch ein und richten Sie sich mit geradem Rücken auf.

Lassen Sie zum Schluss dieser Reihe die Schultern ein paar Mal langsam kreisen.

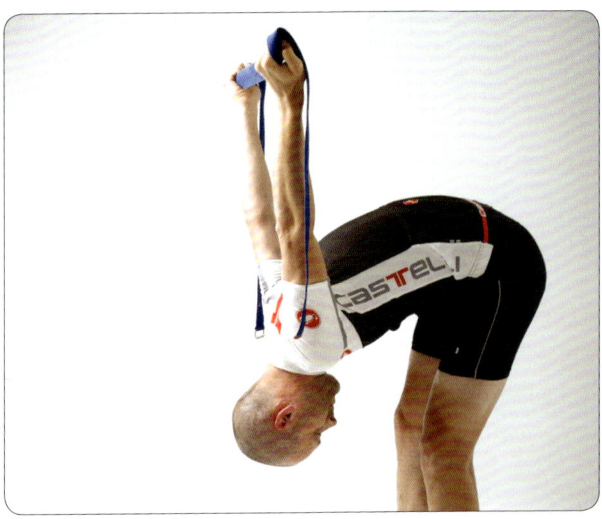

05

Dehnungen am Türrahmen

Die folgende Übungsreihe spricht vor allem den großen und den kleinen Brustmuskel an, die sich durch die Radfahrhaltung verkürzen können. Sie zu dehnen, kann recht unangenehm werden. Sie werden auch bemerken, wie sich die vorderen Schultermuskeln längen.

Brust- und Schultermuskeln 1

Stellen Sie sich aufrecht in die Mitte der Türöffnung. Die Füße sind hüftbreit auseinander. Breiten Sie die Arme in Schulterhöhe gerade aus und legen Sie die Handflächen zu beiden Seiten auf die Wand. Atmen Sie ein und lehnen Sie sich beim Ausatmen mit dem gesamten Körper nach vorn. Dabei bleiben die Arme gerade. Die Bauchmuskeln sind dabei leicht angespannt und das Steißbein ist eingezogen. Halten Sie diese Position fünf bis zehn Atemzüge lang.

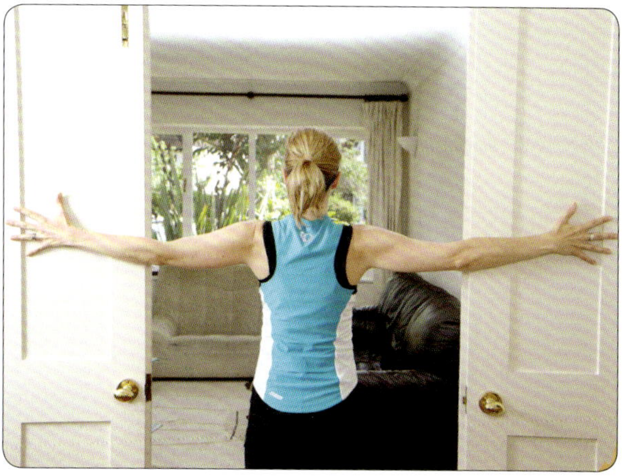

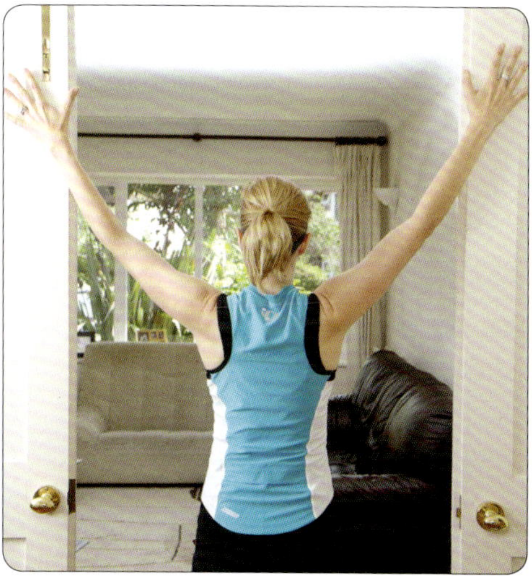

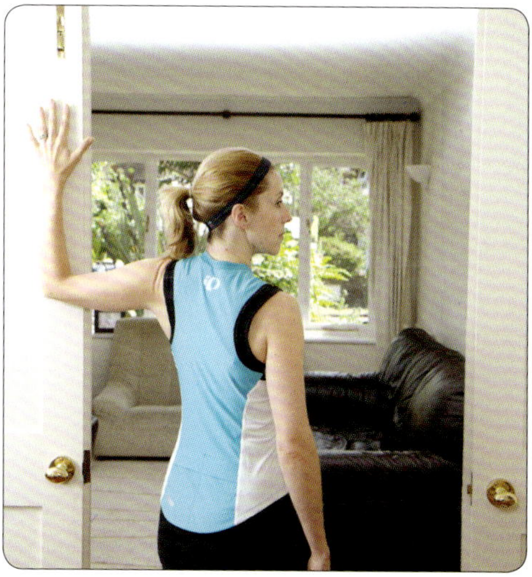

Brust- und Schultermuskeln 2

Wiederholen Sie die Übung 1. Positionieren Sie die Hände aber höher, sodass die Arme ein »V« bilden.

Brust- und Schultermuskeln 3

Gehen Sie etwas nach links. Winkeln Sie den linken Arm rechtwinklig ab und heben Sie ihn an. Legen Sie die Handfläche auf den Türrahmen und drehen Sie den Körper vom Rahmen weg. Wiederholen Sie die Übung auf der rechten Seite.

Handgelenke und Arme

Die konstante Belastung der Handgelenke beim Radfahren führt häufig zu Überlastungsschädigungen wie Karpaltunnelsyndrom und Ulnarisparese (»Radfahrerlähmung«). Bei Taubheit oder Kribbeln in Hand, Unterarm und Fingern sollten Sie einen Sportphysiotherapeuten konsultieren. Die folgenden Handgelenksdehnungen dienen vor allem – wie alle Dehnungen – der Prävention von Überlastungsverletzungen. Hilfreich ist es auch, wenn Sie die Handgelenke beim Fahren neutral oder gerade halten und die Position der Hände nach jeweils fünfzehn Minuten wechseln. Weitere vorbeugende Maßnahmen sind unter anderem: Für eine kräftige Körpermitte sorgen und gepolsterte Handschuhe tragen.

Dehnen der Handgelenksmuskeln

Die folgenden Übungen dehnen sowohl die für das Biegen oder Beugen verantwortlichen Muskeln auf der Unterseite des Unterarms als auch die für das Heben und Strecken der Hand zuständigen oben liegenden Muskeln.

Handgelenksbeuger (stehend)

Stehen Sie aufrecht. Die Füße sind hüftbreit auseinander. Strecken Sie den rechten Arm in Schulterhöhe nach vorn. Beugen Sie die geöffnete Hand nach oben, sodass die Finger aufwärts zeigen. Halten Sie mit der linken Hand die Finger der rechten Hand und ziehen Sie sie zu sich heran. Wechseln Sie nun die Hände.

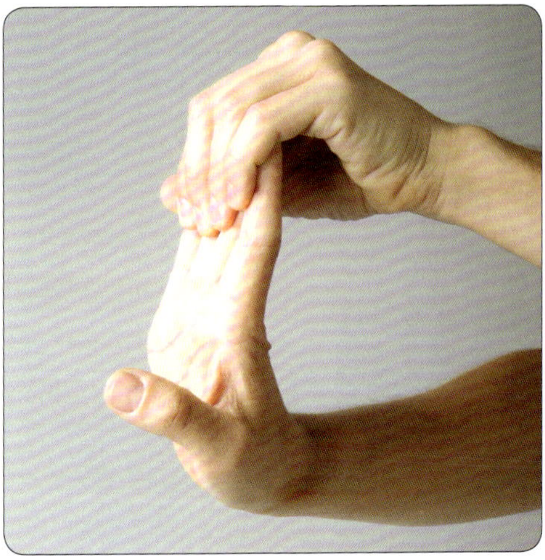

Handgelenksstrecker (stehend)

Wiederholen Sie die vorige Übung, aber mit nach unten gerichteten Fingerspitzen. Halten Sie die Finger der rechten Hand mit der linken Hand und beugen Sie die Hand weiter. Wechseln Sie nun die Hände.

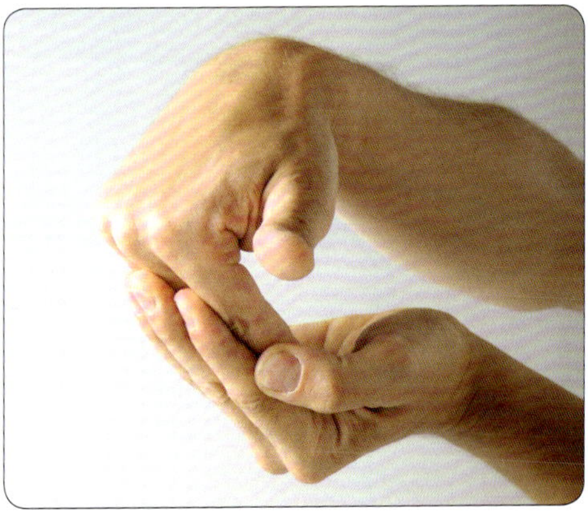

Handgelenksbeuger (kniend)

In kniender Position lässt sich der Handgelenksbeuger intensiver dehnen. Ziel ist es, die Handflächen so vor sich auf den Boden zu setzen, dass die Finger zu den Knien zeigen. Setzen Sie zunächst die Fingerspitzen auf und drücken Sie die Hand nun so lange es angenehm ist sehr vorsichtig hinunter, sodass die Handflächen sich Stück für Stück dem Boden nähern. Wenn Sie eine ausreichende Dehnung erreicht haben, halten Sie die Position. Lösen Sie die Handflächen anschließend langsam wieder vom Boden.

1

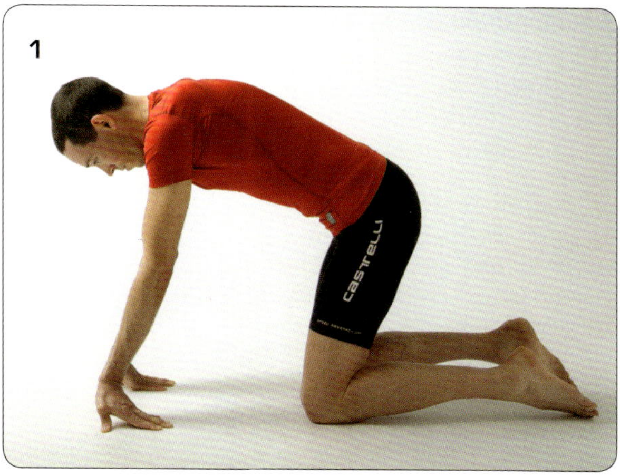

2

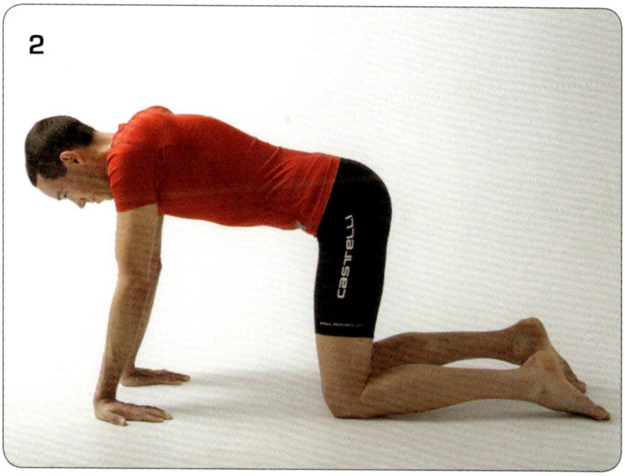

Handgelenksstrecker (kniend)

Bleiben Sie in kniender Position und machen Sie die gleiche Übung mit der Handrückseite. Drücken Sie den Handrücken schrittweise in Richtung Boden. Halten Sie die Position und lösen Sie anschließend die Hände wieder langsam vom Boden.

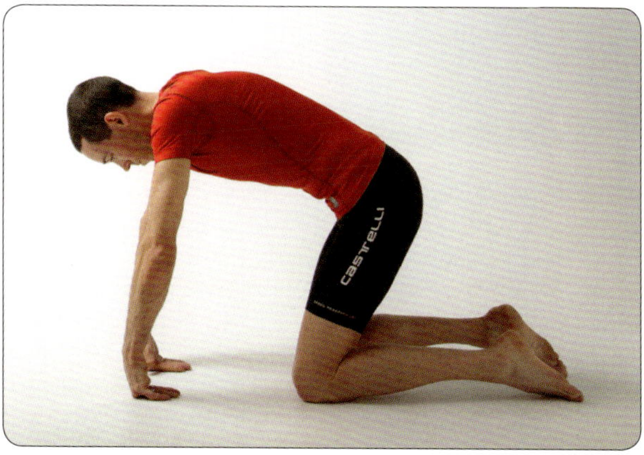

Beugerdehnung in Gebetshaltung
Bleiben Sie auf den Knien und führen Sie die Hände vor der Brust wie zum Gebet zusammen. Pressen Sie die Handflächen gegeneinander und lassen Sie die Hände langsam so weit absinken, dass die Ellbogen einen rechten Winkel beschreiben.

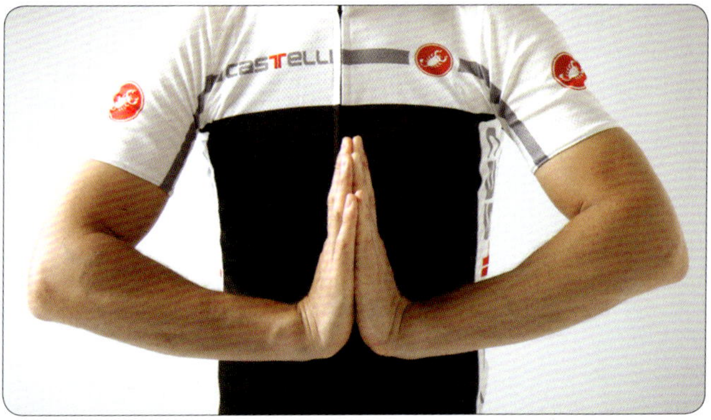

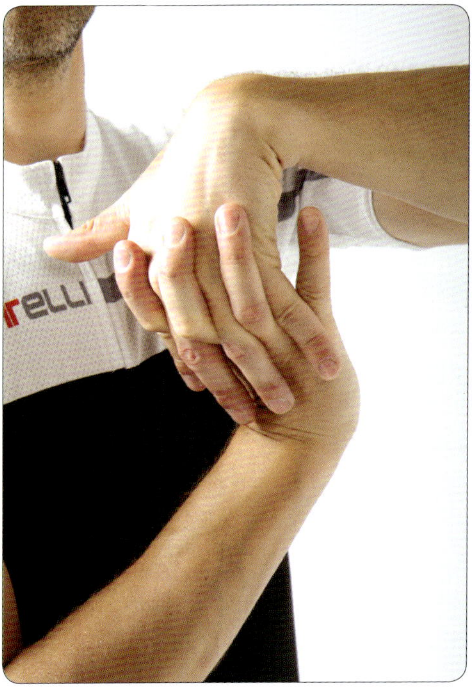

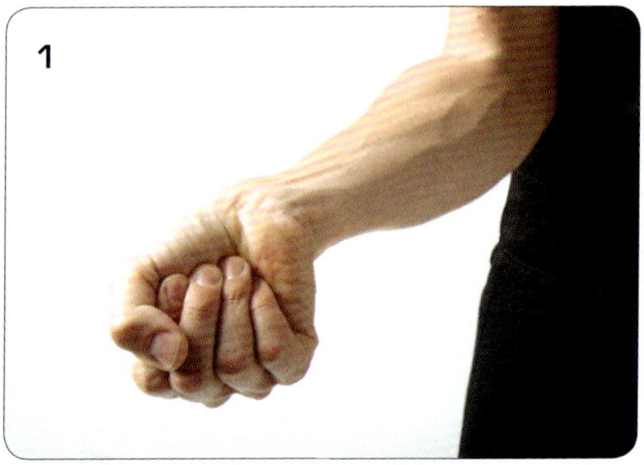

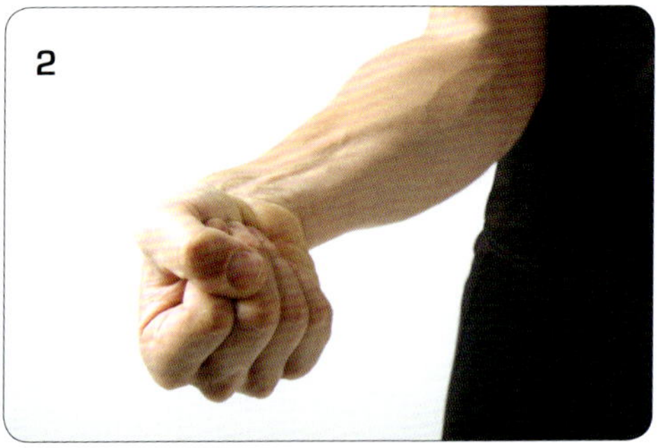

Strecker und Beuger-Kombination
Verschränken Sie die Finger so, dass die Handflächen zueinander zeigen. Halten Sie die Hände in Brusthöhe. Ziehen Sie die Hände unter Spannung, als wären die Finger aneinandergeklebt, etwas auseinander. Beugen und strecken Sie nun abwechselnd die Handgelenke unter Beibehaltung dieser Spannung.

Handgelenkskreisen
Ballen Sie die Hände zur Faust und drehen Sie sie langsam, um Verspannungen in den Handgelenken zu lösen. Diese Übung eignet sich meines Erachtens auch gut, um Verspannungen nach der Yogaübung Planke (siehe Seite 134) abzubauen.

Dehnen des gesamten Oberkörpers

Zum Schluss dieses Kapitels noch eine großartige Stellung für Radsportler mit wenig Zeit. Dieser tiefe Schulteröffner dehnt zugleich die Handgelenksbeuger und die Brustmuskeln und löst Verspannungen im Rücken. Aber Achtung: Die zweite Version ist intensiv und sollte mit Schulterverletzungen nicht gemacht werden.

Schritt 1

Strecken Sie im Sitzen die Beine aus. Die Zehen zeigen nach oben. Spannen Sie die Füße an und führen Sie die Arme nach hinten. Die Finger zeigen nach hinten. Je näher die Hände zusammen sind, desto tiefer wird die Dehnung von Brust- und Schultermuskeln. Pressen Sie die Hände auf den Boden und heben Sie die Brust leicht an. Ziehen Sie die Schulterblätter enger zusammen. Sehen Sie weiter geradeaus oder ziehen Sie das Kinn etwas ein, um den Nacken zu dehnen. Halten Sie diese Position fünf bis zehn langsame Atemzüge. Beenden Sie die Stellung langsam. Lassen Sie sich behutsam auf den Boden sinken und ziehen Sie die Beine an den Unterleib, um den unteren Rücken zu dehnen.

1

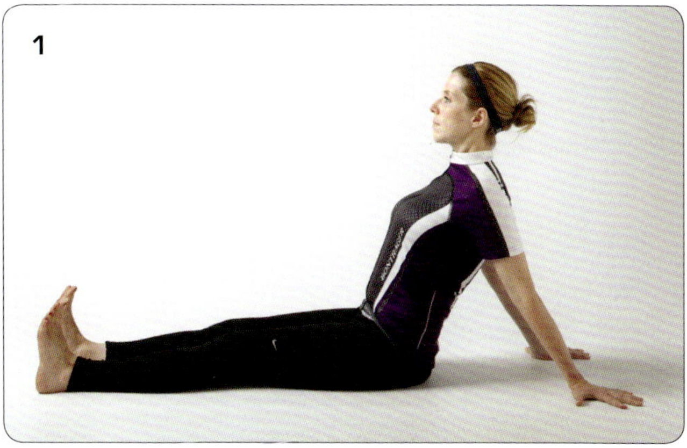

Schritt 2

Wiederholen Sie Schritt 1, aber wandern Sie diesmal mit den Händen so weit nach hinten, bis Sie eine intensive (aber angenehme) Dehnung in den Schultermuskeln erreicht haben. Ziehen Sie die Schulterblätter enger zusammen. Sehen Sie weiter geradeaus oder ziehen Sie das Kinn etwas ein. Halten Sie die Position fünf Atemzüge lang. Wiederholen Sie das Ganze und wandern Sie mit den Händen noch weiter nach hinten, oder beenden Sie die Übung langsam. Lassen Sie sich behutsam zurücksinken und lassen Sie die Schultern und Handgelenke kreisen.

2

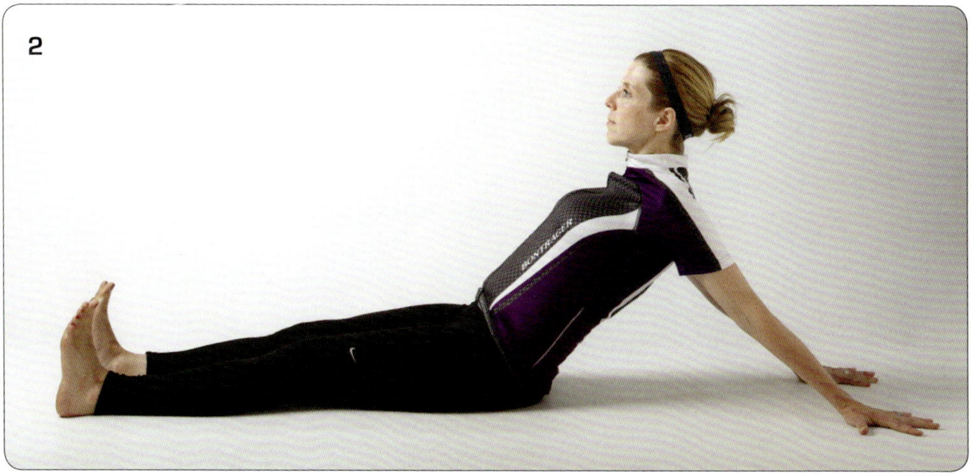

06

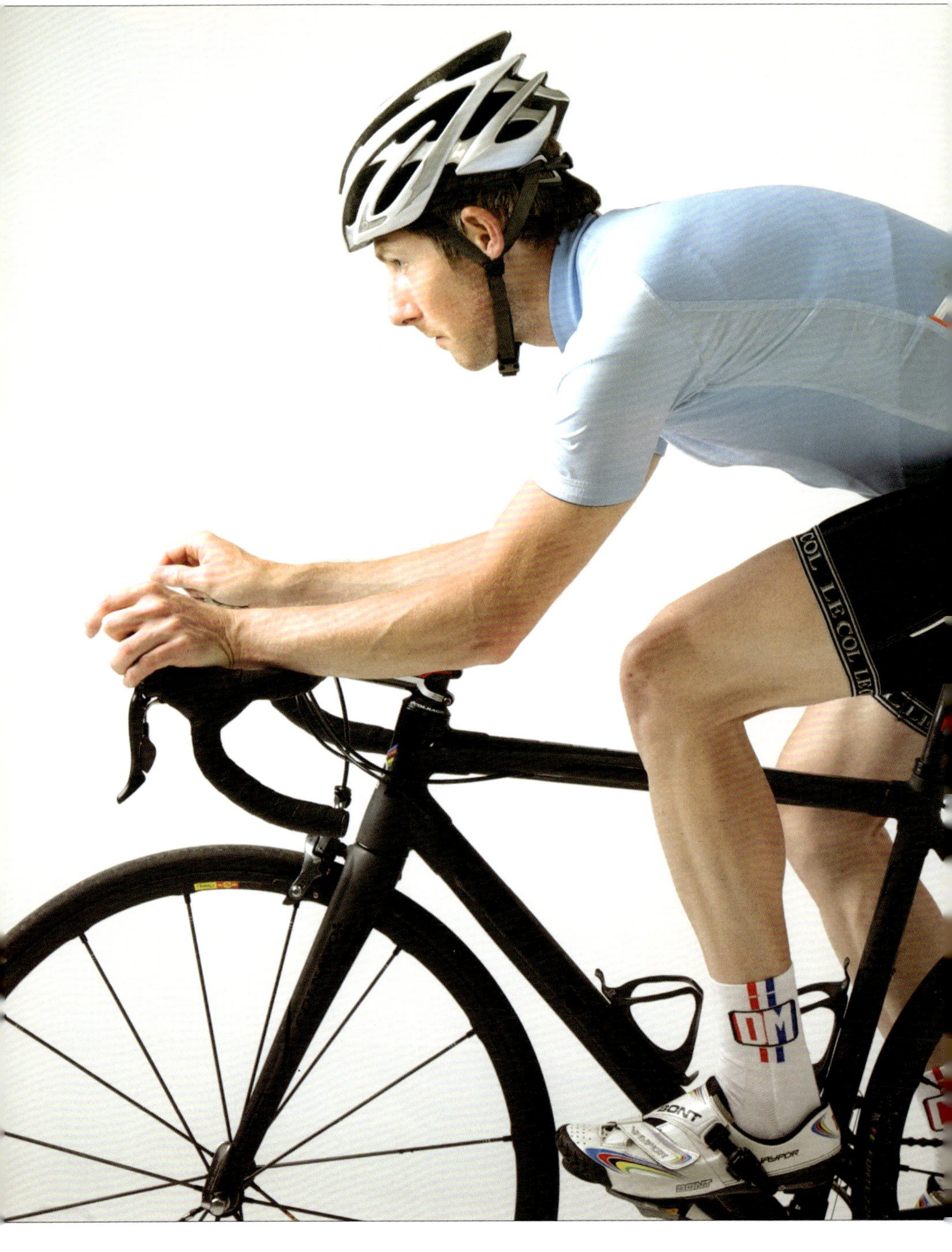

Der Rücken: Wohlauf und in Form

»Wer mich kennt, weiß vielleicht, dass ich viel Yoga mache. Keiner hat verstanden, warum ich so viel Zeit damit verbrachte, diese seltsamen Positionen einzunehmen. Nun, es geht darum, meine Form auf dem Rad zu verbessern. Heute sitze ich beispielsweise mit einem viel flacheren Rücken auf dem Rad als vor drei oder vier Jahren.«

Cadel Evans, Gewinner der Tour de France 2011

Mit Yoga kann man hervorragend typischen Rückenschmerzen vorbeugen. Wenn man Yoga regelmäßig praktiziert, wird man sich auf dem Rad wesentlich wohler fühlen und kann auch die Haltung auf dem Rad verbessern (mehr zum »flacheren Rücken« finden Sie in Kapitel 2).

Beim Straßenfahren ist eine aerodynamische Haltung zwar ideal, aber diese schnittige Körperhaltung verlangt dem Rücken viel ab. Wenn man die Wirbelsäule stundenlang gebeugt hält, macht sich das bemerkbar. Bei Radsportlern manifestiert sich das meist als dumpfer Schmerz irgendwo zwischen den Schulterblättern oder in dem wohlbekannten bohrenden Schmerz im unteren Rücken. Wenn nichts unternommen wird, kann dies aber auch zu ernsthafteren Problemen, beispielsweise einem Bandscheibenvorfall, führen.

Wenn Sie andauernd Rückenbeschwerden oder Rückenschmerzen haben, sollten Sie einen Sportphysiotherapeuten konsultieren. Er kann die genaue Ursache diagnostizieren und Sie entsprechend behandeln. Man sollte dies klugerweise tun, bevor man mit irgendeinem Rückentraining, ob im Sportstudio oder auf der Yogamatte, beginnt.

Der Weg zu einem schmerzfreien Rücken

Kräftigen und Dehnen für einen gesunden Rücken

Der Yogaweg zu einem gesunden und schmerzfreien Rücken beinhaltet zweierlei: Kräftigen und Dehnen. Gut trainierte Rückenmuskeln insbesondere im Bereich potenzieller Schwachstellen halten den Belastungen beim Radfahren besser stand.

So benötigt man insbesondere für die geduckte Radfahrhaltung sehr viel Kraft im oberen und im unteren Rücken. Die Übungssequenz zur aerodynamischen Haltung in Kapitel 8 (Seite 142) befasst sich in erster Linie damit, diese Region zu kräftigen, und stärkt zugleich auch die Streckmuskeln des Rückens.

Lassen Sie die Bauchmuskeln mitarbeiten

Wichtig dabei ist auch, dass die Last von starken Bauchmuskeln mitgetragen wird. Dadurch wird das Risiko von Rückenproblemen verringert. Wenn die Rückenmuskeln zwar sehr kräftig, aber die Bauchmuskeln schwach sind, besteht die Gefahr, dass die Wirbelsäule schief wird.

Eine kräftige Körpermitte stärkt den gesamten Rumpf, reduziert das Risiko von Rückenverletzungen und gibt Kraft für Anstiege oder Sprints. In Kapitel 8 finden Sie etliche Stellungen zur Kräftigung der Bauchmuskeln, von den tiefen quer verlaufenden Bauchmuskeln bis zu den stabilisierenden schrägen Bauchmuskeln.

Den Bewegungsspielraum des Rückens erhalten

Genauso wichtig wie die Kraft ist auch die Flexibilität. Die Wirbelsäule ist dazu ausgelegt, sich zu drehen, zur Seite zu biegen (Lateralflexion), nach vorn zu biegen (Flexion) und zurückzubiegen (Extension). Ein Durchschnittsmensch befindet sich die meiste Zeit in einer Flexionshaltung, vor allem dann, wenn er einer Schreibtischtätigkeit nachgeht oder viel Auto fährt. Selbst wenn man auf dem Sofa entspannt, ist der Rücken rund (es sei denn, man sitzt im Schneidersitz und geradem Rücken auf das Sofa!).

Kommen noch ein paar Stunden intensives Radfahren hinzu, dann wundert es nicht, dass Radsportler so häufig unter Rückenschmerzen leiden. Die Wirbelsäule befindet sich einfach unverhältnismäßig lange an einem Ende ihres Bewegungsbereiches. Die Bandscheiben werden komprimiert und die Muskeln und Bänder überlastet.

Bei einer gesunden Wirbelsäule kann man einige dieser Verspannungen mit behutsamen, leichten Rückbeugen lösen und verkürzte Muskeln wie z. B. die Brustmuskeln längen. Nehmen Sie dann noch andere Bewegungsabläufe wie die Lateralflexion (seitwärts beugen) oder Rotationen hinzu, um die gesamte Wirbelsäule beweglich zu halten.

Bei Rückenbeschwerden ist es nicht allein mit dem Dehnen der Rückenmuskeln getan, denn diese Probleme können auch von einer eingeschränkten Beweglichkeit der Hüften herrühren. Verspannte Hüftbeuger (und hintere Oberschenkelmuskeln) ziehen das Becken in eine hintere Kippung. Dadurch muss man den unteren Rücken noch mehr krümmen, um eine aerodynamische Haltung auf dem Rad einnehmen zu können. Häufig sind bei Beschwerden im unteren Rücken auch verspannte Gesäßmuskeln die Übeltäter. Übungen zur Flexibilität in diesen Bereichen finden Sie in Kapitel 4, oder Sie machen mit dem Sonnengruß für Radsportler in Kapitel 9 (Seite 156) alles in einem Aufwasch.

Viele Übungen für die Wirbelsäule erleichtern das tiefe Atmen, da sie Verspannungen im Rumpf lösen. Betrachten Sie die Übungen nicht als lästige Pflicht. Es tut richtig gut, wenn man nach einer Fahrt eine leichte Rückbeuge macht.

Verspannungen lösen nach einer Fahrt

Die folgenden Yogapositionen und Sequenzen dienen der Regeneration und lösen sanft Verspannungen besonders im unteren Rücken (oder Lendenbereich) und sind somit nach einer langen Fahrt ideal für müde Fahrer. Diese Übungen sind aber auch eine gute Grundlage für Rückbeugen, insbesondere wenn die Extension des Rückens ungewohnt ist.

Massage des unteren Rückens

Dies ist eine einfache Methode, Verspannungen im unteren Rücken zu lösen.

Legen Sie sich auf den Rücken, umarmen Sie die Beine und ziehen Sie sie an den Bauch. Lassen Sie den Kopf dabei auf dem Boden oder legen Sie ein Kissen oder einen Block darunter, falls er nach hinten kippt.

Schritt 1: Massieren Sie den unteren Rücken, indem Sie die Beine eng an den Bauch ziehen und sich seitlich hin und her schaukeln. Alternativ können Sie die geschlossenen Knie langsam im Kreis bewegen.

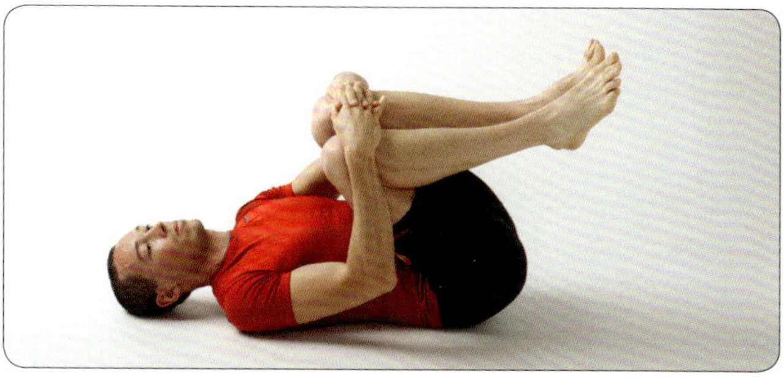

Schritt 2: Atmen Sie ein und bewegen Sie die Beine vom Bauch weg, bis die Arme gestreckt sind. Atmen Sie aus und ziehen Sie die Beine zum Bauch. Wiederholen Sie die Übung 5-mal.

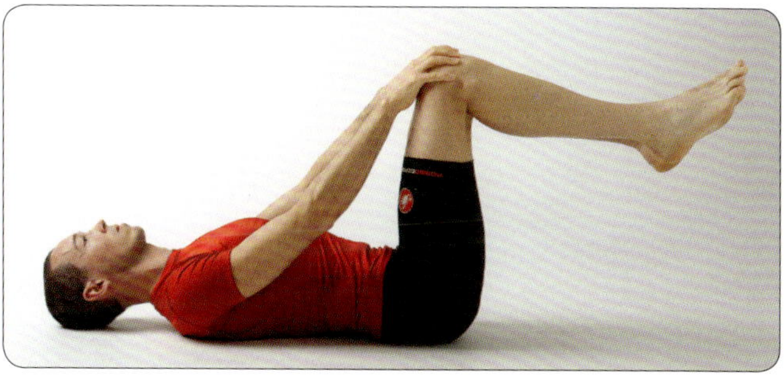

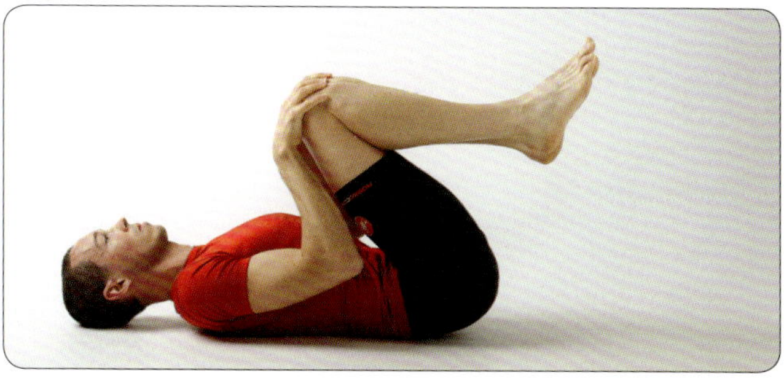

Verspannungen lösen nach einer Fahrt

Verspannungslöser

Diese Stellung lockert einen verspannten unteren Rücken und dehnt zugleich verspannte hintere Oberschenkel- und Gesäßmuskeln leicht. Legen Sie sich auf den Rücken und ziehen Sie das linke Bein an den Bauch. Legen Sie beide Hände auf das Knie und ziehen Sie das Bein noch näher, während Sie zugleich das gestreckte rechte Bein stärker auf den Boden pressen. Richten Sie die linke Fußspitze zur Decke. Wiederholen Sie die Übung mit dem anderen Bein.

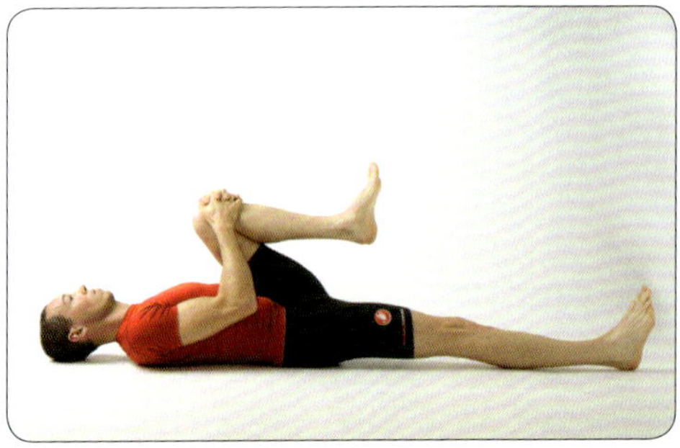

Ganzkörperdehnung

Lassen Sie sich auf den Boden sinken. Führen Sie die Arme im Bogen nach oben und strecken Sie sie nach hinten aus. Strecken Sie die Finger aus. Ziehen Sie die Zehen zum Körper oder schieben Sie die Fersen in die entgegengesetzte Richtung.

Dynamische Dehnung

Ausgangsposition: Die Arme liegen seitlich am Körper, die Handflächen zeigen nach unten. Führen Sie beim Einatmen beide Arme im Bogen nach oben und strecken Sie sie nach hinten aus. Entspannen Sie beim Ausatmen die Hände und führen Sie die Arme in die Ausgangsposition zurück. Synchronisieren Sie die Atmung und die Bewegung. Wiederholen Sie die Übung 5-mal.

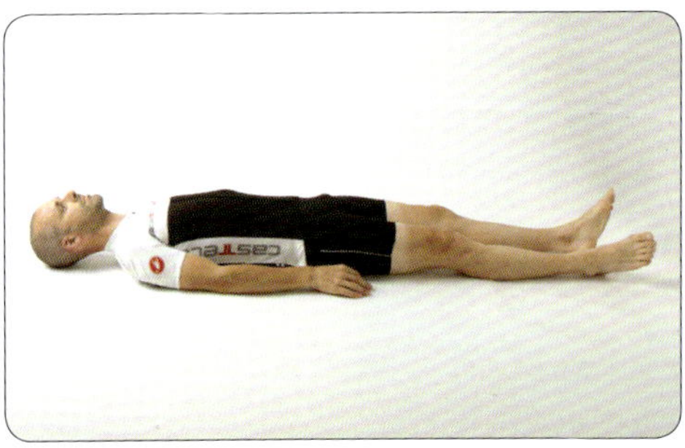

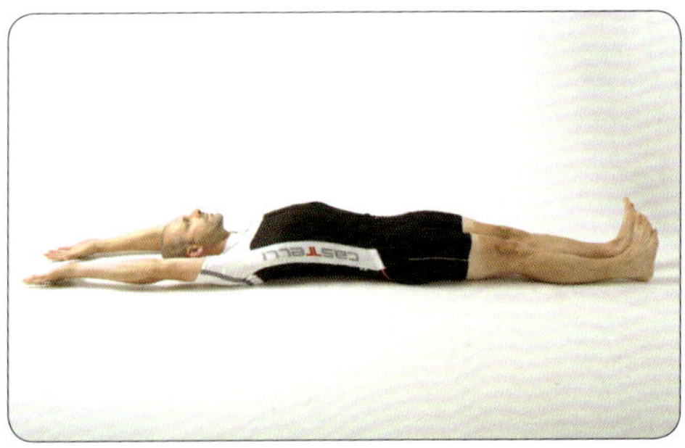

Seitliche Dehnung

Führen Sie beide Arme nach oben und nach hinten. Greifen Sie das linke Handgelenk mit der rechten Hand und ziehen Sie es nach rechts, sodass der Körper sich biegt. Legen Sie das linke Fußgelenk über das Rechte. Damit werden die äußere Hüfte und das Iliotibialband angesprochen. Kehren Sie in die Ausgangsposition zurück und wechseln Sie die Seite.

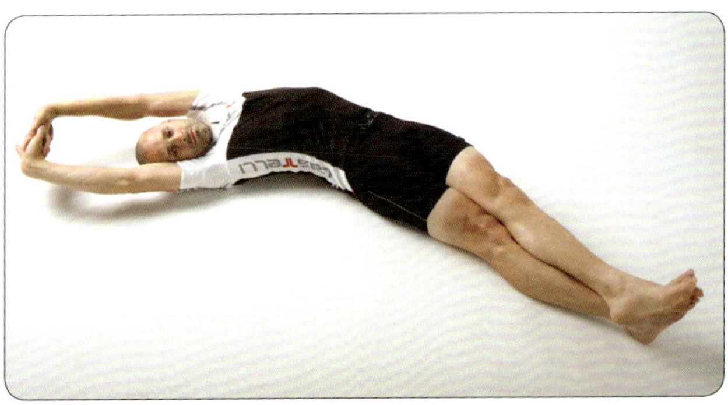

Stellung des Kindes

Bei der Stellung des Kindes wird der gesamte Rücken entspannt und damit sanft gedehnt. Die gestreckte Stellung des Kindes dehnt zusätzlich auch die Muskulatur im oberen Rücken und in den Schultern. Falls Sie schlecht knien können, führen Sie stattdessen die Massage des unteren Rückens aus (siehe Seite 91). Etwas leichter durchführbar und angenehmer wird die Stellung, wenn Sie ein Kissen zwischen Hüfte und Fersen legen (oder unter die Stirn, wenn Sie mit dem Kopf nicht auf den Boden kommen).

Einfache Stellung des Kindes

Setzen Sie sich im Knien auf die Fersen. Atmen Sie ein und beugen Sie sich beim Ausatmen nach vorn, bis Sie mit der Stirn den Boden berühren. Legen Sie die Hände mit nach oben gerichteten Handflächen locker seitlich neben sich. Atmen Sie tief durch die Nase und spüren Sie, wie die Muskeln im Rücken sich beim Einatmen ausdehnen und beim Ausatmen entspannen. Halten Sie die Position fünf bis zehn Atemzüge lang.

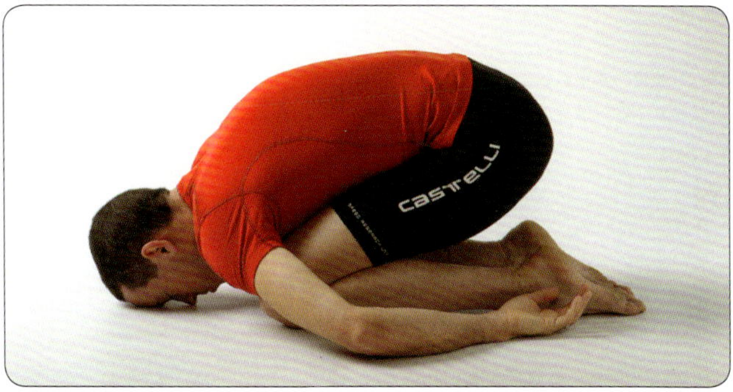

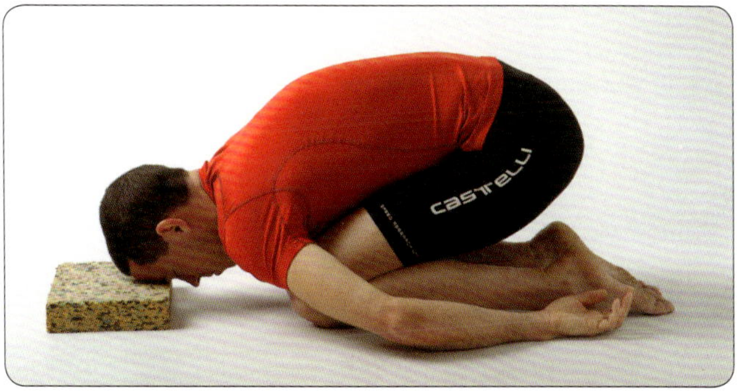

Gestreckte Stellung des Kindes

Hier wird die Entlastung des Rückens mit einer tiefen Schulterdehnung kombiniert. Strecken Sie die Arme nach vorn und schieben Sie die Finger langsam zur Oberkante der Yogamatte. Pressen Sie dann die Handflächen auf die Matte und ziehen Sie die Hüften zurück. Damit wird die Wirbelsäule gestreckt und dekomprimiert. Halten Sie die Position fünf bis zehn Atemzüge lang.

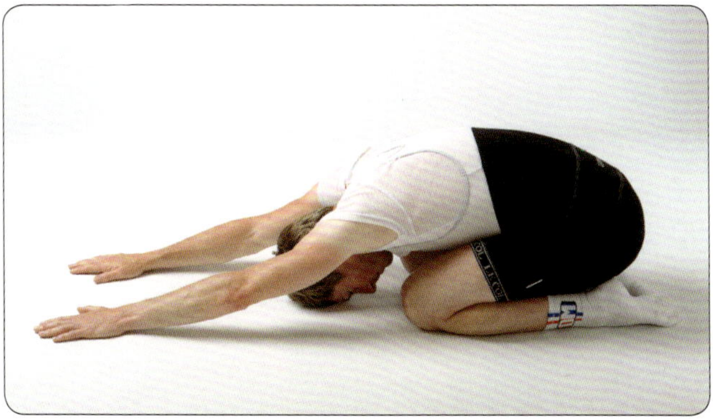

Verspannungen lösen nach einer Fahrt

Stellung des Kindes mit seitlicher Dehnung

Ausgangsposition ist die gestreckte Stellung des Kindes. Heben Sie den Kopf an und wandern Sie mit den Händen nach links. Sie sollten dabei schulterbreit auseinanderbleiben. Pressen Sie die Handflächen auf den Boden und lassen Sie den Kopf ruhen. Halten Sie die Position fünf bis zehn Atemzüge lang. Wiederholen Sie die Dehnung auf der anderen Seite.

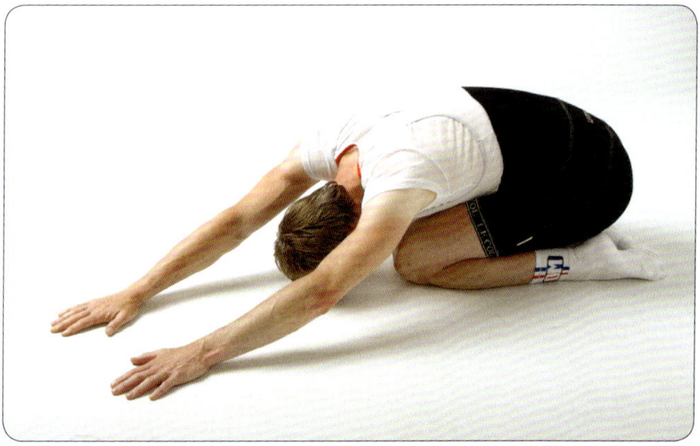

Gestreckte Stellung des Kindes mit Hüftdehnung

Spreizen Sie ausgehend von der gestreckten Stellung des Kindes die Oberschenkel, sodass die Knie an den Kanten der Yogamatte liegen. Damit dehnen Sie die Hüften und die Oberschenkel innen.

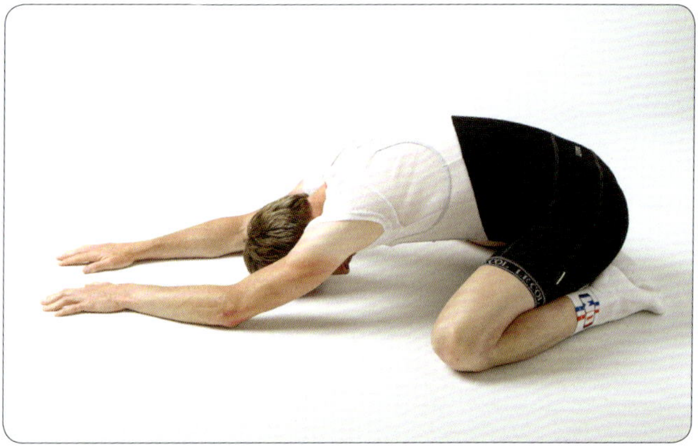

Version mit Stuhl

Bei Knieproblemen kann man den Rücken auch im Sitzen strecken. Setzen Sie sich aufrecht auf den Stuhl und stellen Sie die Füße hüftbreit auseinander. Ziehen Sie das Kinn an und machen Sie langsam den Rücken rund. Lassen Sie dabei die Arme schwer hängen, um die Schultermuskeln zu dehnen. Rollen Sie sich weiter zusammen, bis es nicht mehr tiefer geht. Schließen Sie dann die Augen und lassen Sie den gesamten Rücken erschlaffen. Halten Sie die Position fünf bis zehn Atemzüge lang. Richten Sie sich auf, indem Sie den Prozess umkehren. Heben Sie den Kopf zuletzt.

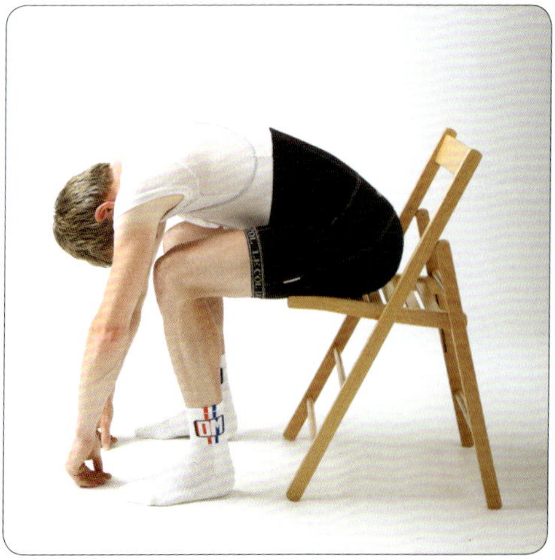

Halber Hund

Da diese Stellung sowohl die Wirbelsäule streckt und dekomprimiert als auch die Schulter- und Brustmuskeln dehnt, kommt sie den Bedürfnissen von Radsportlern entgegen. Sie kann allerdings unangenehm sein, insbesondere bei verspannten Rücken- oder Schultermuskeln. Beginnen Sie also ganz behutsam mit der Übung und beenden Sie sie ebenso behutsam.

Gehen Sie in den Vierfüßlerstand und senken Sie die Stirn in Richtung Boden. Die Hüften bleiben dabei oben, die Beine bilden einen rechten Winkel. Verschränken Sie die Arme und legen Sie die Stirn auf der oben liegenden Hand ab. Wenn Sie keine Beschwerden haben, strecken Sie nun die Arme parallel vor sich aus. Sie können die Dehnung noch vertiefen, wenn Sie die Finger weiter strecken, die Handflächen auf den Boden pressen und die Hüften nach hinten ziehen. Halten Sie die Position fünf Atemzüge lang und beenden Sie sie langsam.

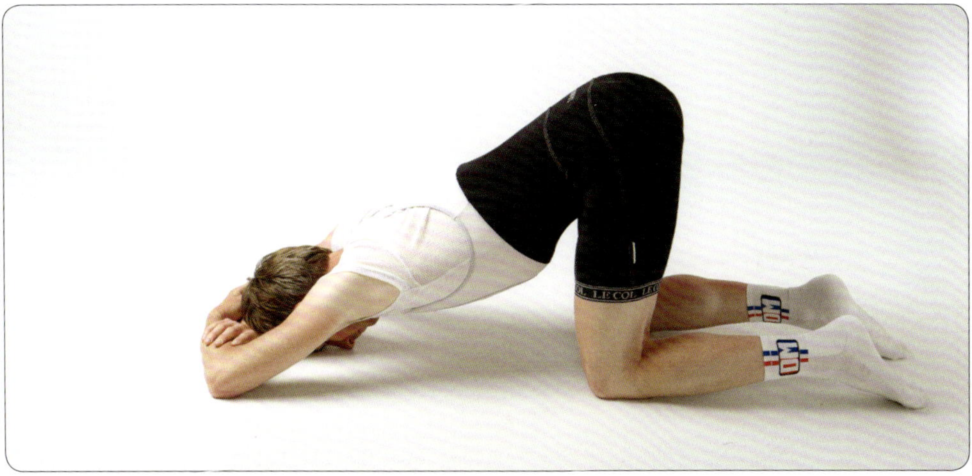

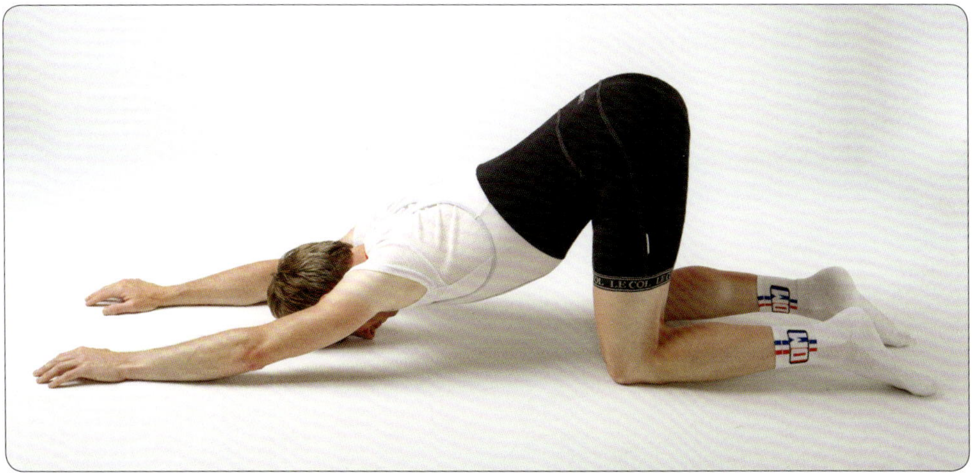

Einrollen (und aufrollen)

Bei dieser Übung werden das Gewicht der hängenden Arme und die Schwerkraft genutzt, um den Rücken Stück für Stück zu dehnen. Wenn Ihr Rücken gesund und kräftig ist, beugen Sie sich so weit hinunter, dass Sie mit den Fingerspitzen den Boden berühren. Sie können diese Übung etwas modifiziert auch im Sitzen ausführen (siehe Seite 94 – Stellung des Kindes, Version mit Stuhl). Bewegen Sie sich im Zeitlupentempo nach unten. Atmen Sie dabei langsam durch die Nase und halten Sie die Augen – wenn möglich – geschlossen.

Stellen Sie die Füße hüftbreit auseinander und lassen Sie die Arme entspannt an den Seiten hängen. Beugen Sie die Knie etwas, ziehen Sie den Bauch und das Steißbein ein. Neigen Sie den Kopf nach vorn und ziehen Sie das Kinn an. Beugen Sie nun den Rücken im Zeitlupentempo, sodass sich die Wirbelsäule Stück für Stück rundet. Lassen Sie die Arme frei hängen und beugen Sie sich so weit hinunter, bis Sie mit den Fingerspitzen den Boden berühren können. Wenn Sie sich auf den oberen Rücken konzentrieren wollen, halten Sie auf halber Strecke nach unten inne. Die Knie sind bei der ganzen Übung gebeugt. Gehen Sie nun entweder in die Hocke oder richten Sie sich wieder auf, indem Sie die Übung in umgekehrter Reihenfolge ausführen.

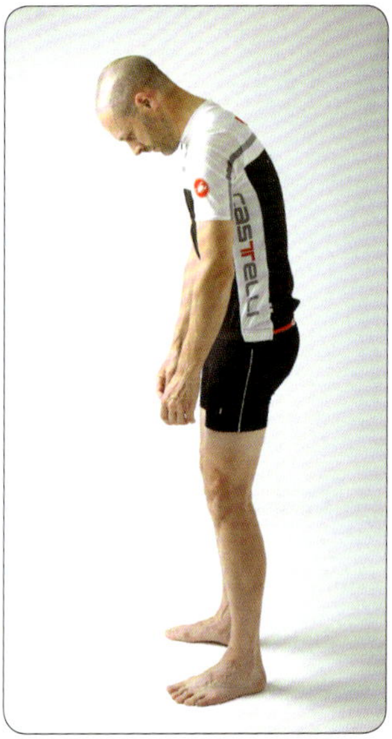

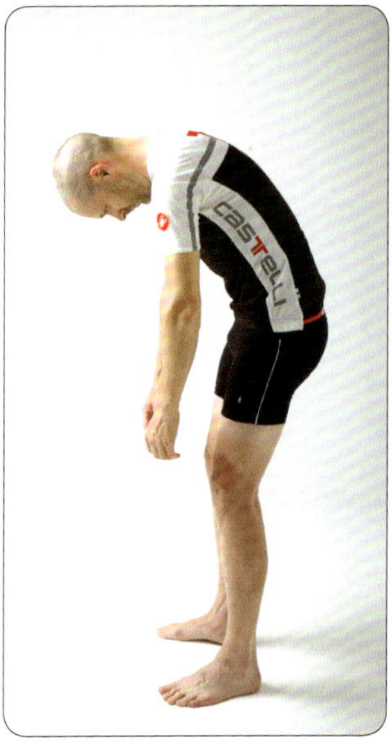

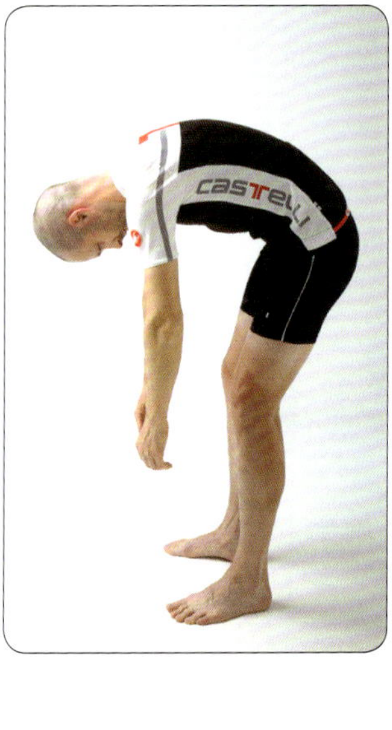

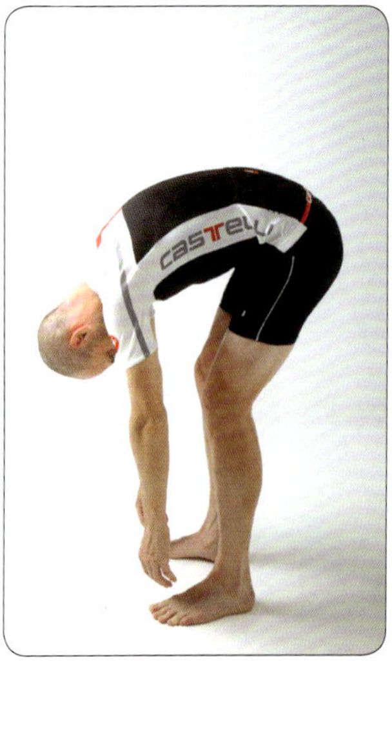

Dekomprimieren der Wirbelsäule

Bei den folgenden Übungen werden Türrahmen und Wand oder die Küchenarbeitsplatte benutzt, um die Wirbelsäule zu dekomprimieren und die Schultern nach einer langen Fahrt zu dehnen.

Am Türrahmen

Diese einfache Dekompressionsübung für die Wirbelsäule ist nach stundenlangem Radfahren in geduckter Haltung eine reine Wohltat für den Rücken. Diese Übung dehnt verspannte Rückenstrecker und vermindert den Druck auf die Bandscheiben. Vielleicht machen Sie nach einer Fahrt schon instinktiv diese Übung.

Halten Sie sich mit beiden Händen und gestreckten Armen oben an einem (stabilen) Türrahmen fest. Gehen Sie nun in die Knie, bis Sie spüren, dass sich die Muskeln in Armen, Schultern und Rücken dehnen. Wenn der Türrahmen nicht stabil genug ist, machen Sie die Übung an einer Klimmzugstange. Man ist leicht versucht, die Füße zu heben und sich hängen zu lassen. Allerdings wird die Wirbelsäule optimal gestreckt, wenn Sie mit gebeugten Knien so stehen bleiben, dass der Rücken gerade ist.

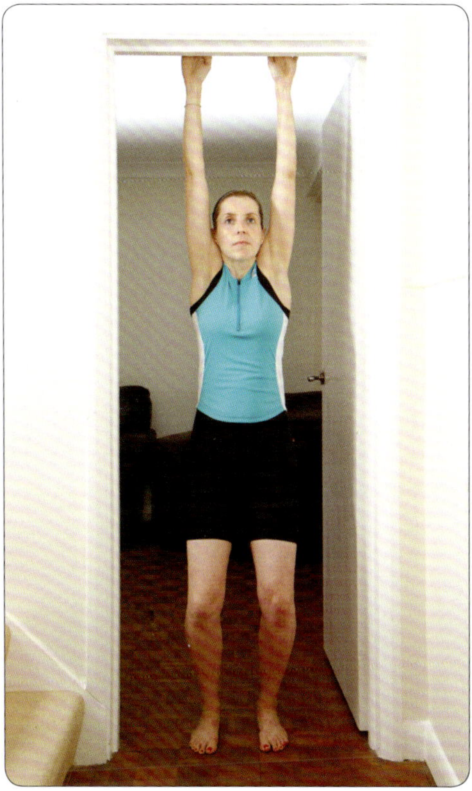

An der Küchenarbeitsplatte

Für Radsportler unter Zeitdruck ist diese Übung Gold wert, denn sie löst nicht nur Verspannungen im Rücken, sondern dehnt zugleich auch verspannte Brust- und Schultermuskeln. Arbeitsplatten haben die richtige Höhe für eine gute Dehnung, aber diese Übung kann man auch an einer Wand oder mit einem Stuhl machen. Legen Sie die Hände in schulterbreitem Abstand auf die Platte. Vergrößern Sie den Abstand etwas, wenn der obere Rücken besonders steif ist. Gehen Sie so weit zurück, dass der Körper einen rechten Winkel bildet. Stellen Sie die Füße hüftbreit auseinander. Bringen Sie den Kopf auf eine Linie mit dem Rumpf und ziehen Sie das Steißbein ein, damit der untere Rücken nicht durchhängt. Halten Sie diese Position 30 bis 40 Sekunden. Schwingen Sie die Hüften nach rechts und nach links, um tiefer in die Seiten des Rumpfes zu arbeiten. Beenden Sie die Übung langsam und vorsichtig und lassen Sie die Schultern ein paar Mal kreisen.

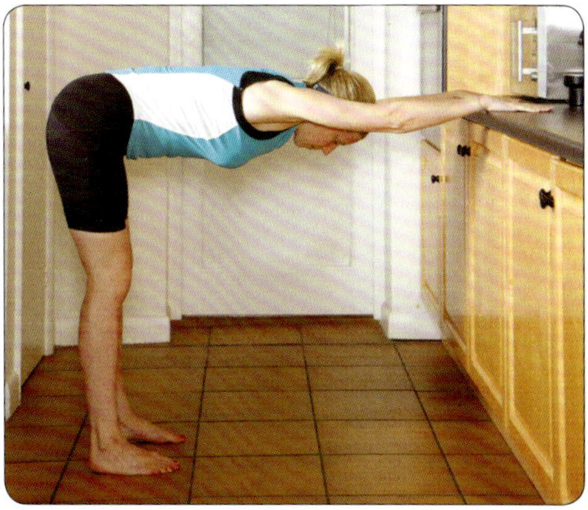

Rückbeugen

Wenn Sie bei dem Wort »Rückbeuge« an Schlangenmenschen oder olympische Turner denken, seien Sie unbesorgt. Die Stellungen in diesem Abschnitt sind nicht so kompliziert. Einfach gesagt: Die folgenden Rückbeugen dienen dazu, eine Wirbelsäule, die auf der Straße stundenlang gebeugt war, behutsam zu dehnen. Dadurch bleibt der Rücken geschmeidig und wohlauf und er ist weniger verletzungsanfällig. Und es tut gut.

Funktion der Rückbeugen

1. Sie lockern Verspannungen, besonders in den Streckmuskeln, die die Wirbelsäule in der Radfahrposition halten.
2. Sie dehnen verkürzte Brustmuskeln, die bei Radsportlern allmählich entstehen können, durch Öffnung des vorderen Körpers dehnen.
3. Sie ziehen die Schultern zurück, damit man keine Rundschultern bekommt und auch im Alltag eine gute Haltung hat.
4. Sie machen die Oberkörpermuskeln geschmeidiger machen, um die tiefe Atmung zu erleichtern. Dadurch kann der Brustkorb sich beim Fahren mehr weiten (siehe Kapitel 3).
5. Gelegentlich öffnen Sie andere vordere Körperbereiche, einschließlich der Hüftbeuger und des Quadrizeps. Zum Beispiel dehnt der »Bogen« (siehe Seite 103) die Brustmuskeln, Hüftbeuger und Quadrizeps und gleichzeitig zieht die Übung auch die Schultern zurück. Durch die Öffnung des gesamten vorderen Körpers wird die Fahrhaltung umgekehrt.

Rückbeuge im Stehen

Schieben Sie einen Yogablock oder auch ein Kissen zwischen die Oberschenkel. Drücken Sie den Block mit den Oberschenkeln zusammen. Die Beinmuskeln bleiben angespannt. Konzentrieren Sie sich nun auf den Rücken. Ziehen Sie das Steißbein ein, damit der untere Rücken gerader ist, und strecken Sie die Arme auf Schulterhöhe aus. Gehen Sie in eine sanfte Rückbeuge. Achten Sie darauf, dass Sie eine gleichmäßige Dehnung entlang der Wirbelsäule erreichen, nicht nur bei den etwas beweglicheren Wirbeln im unteren Rücken und Hals. Heben Sie das Kinn ein wenig und ziehen Sie die Arme zurück, um die Schultern und die Brust zu dehnen. Atmen Sie langsam durch die Nase und halten Sie die Position fünf bis zehn Atemzüge lang. Richten Sie sich schrittweise auf und gehen Sie in eine Gegenstellung. Machen Sie entweder eine sanfte Vorwärtsbeuge mit gebeugten Knien im Stehen oder gehen Sie in die Hocke.

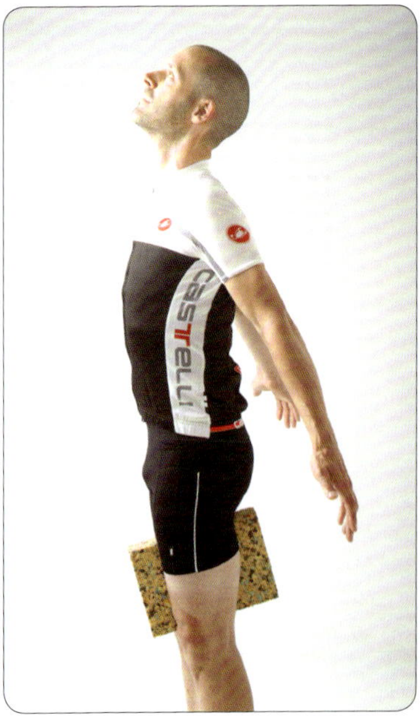

Sichere Rückbeuge

Es ist zwar wohltuend, die Wirbelsäule zu strecken, aber da wir viel Zeit in gebeugter Haltung verbringen, sollte man sich der Rückbeuge nur schrittweise nähern. Wenn Sie hauptsächlich Radsport betreiben oder einen Schreibtischjob haben und viel Auto fahren, dann ist Ihr Rücken wahrscheinlich steif. Das ist in Ordnung und normal. Wenn Sie länger andauernde oder hartnäckige Rückenschmerzen beim Radfahren oder im Sitzen und Stehen haben, konsultieren Sie einen Sportphysiotherapeuten, bevor Sie mit den Rückbeugen beginnen. Ansonsten lesen Sie die »Regeln« in dem Kasten unten und probieren Sie einige der folgenden Übungen aus.

Wie macht man eine Rückbeuge?

Halten Sie das Steißbein eingezogen: Damit wird der untere Rücken geschont.

Überstrecken Sie den unteren Rücken nicht: Im Lendenbereich sind die Bandscheiben dicker und der Rücken ist hier sehr flexibel. In der Brustregion oder im mittleren Rücken sind die Bandscheiben wesentlich dünner und sind außerdem an den Rippen befestigt, was die Beweglichkeit noch mehr beeinträchtigt. Damit die Rückbeuge gleichmäßig ist, sollten Sie sich auf den mittleren Rücken konzentrieren.

Lassen Sie den Kopf nicht zurückfallen: Ein Kopf wiegt durchschnittlich einige Kilogramm und der Hals ist ein empfindlicher Körperteil. Da Radsportler ohnehin schon den Hals ständig recken, ist eine weitere Dehnung nicht empfehlenswert. Es gibt sehr unterschiedliche Anweisungen für Rückbeugen. Ein gutes Prinzip ist es, den Hals lang und in einer Linie mit dem Rückgrat zu halten. So sollte beispielsweise der Kopf bei der Rückbeuge im Stehen nur leicht geneigt sein, statt gänzlich nach hinten zu fallen.

Lassen Sie den Atem fließen: Rückbeugen sind zunächst ungewohnt. Halten Sie nicht die Luft an, sondern atmen Sie durch die Nase. Lassen Sie die Luft langsam und sanft ein- und ausströmen. Damit wird das beruhigende parasympathische Nervensystem angeregt, und Sie können entspannen und der Streckung der Wirbelsäule ungehindert nachspüren.

Ausgleichsstellung: Lassen Sie auf eine Rückbeuge eine Vorwärtsbeuge folgen. Bei Yoga geht es immer um die Balance im Körper. Viele Rückbeugen hintereinander können zu Verspannungen im unteren Rücken führen, deshalb sollte einer Rückbeuge immer eine Vorwärtsbeuge folgen.

Rückbeugen in Bauchlage

Sphinx

Die Übung Sphinx eignet sich gut zum Eingewöhnen, da sie sanft ist und ein Feedback über Verspannungen in Brust und Bauch sowie im unteren Rücken gibt.

Legen Sie sich auf den Bauch. Die Arme bilden einen rechten Winkel. Die Unterarme liegen parallel und die Ellbogen sind direkt unter den Schultern. Die Arme sollten nicht belastet sein. Ziehen Sie jetzt das Steißbein ein, um den Druck auf den unteren Rücken zu verringern. Lassen Sie die Schulterblätter hinuntergleiten und heben Sie den Kopf leicht. Der Nacken bleibt dabei lang. Halten Sie diese Position fünf Atemzüge lang. Dann gehen Sie vorsichtig in den Vierfüßlerstand und machen den Rücken rund. Sinken Sie auf die Fersen zurück wie bei der Stellung des Kindes mit ausgestreckten Armen (siehe Seite 93).

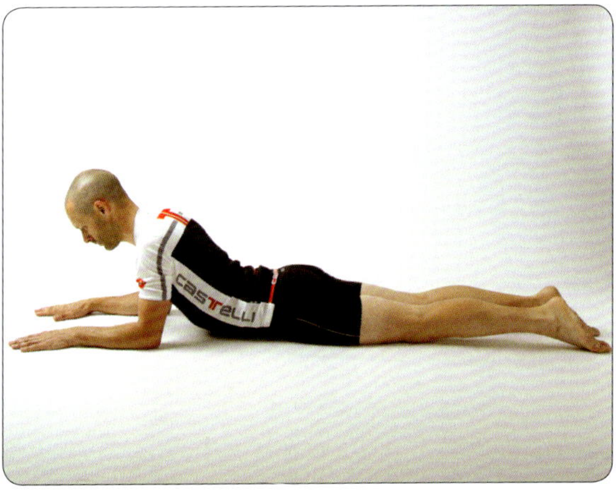

Kobra

Wenn die Rückbeuge Sphinx für Sie tief genug ist, bleiben Sie dabei. Mit der Kobra können Sie die Wirbelsäule etwas mehr strecken und zugleich die Arme kräftigen. Hier finden Sie drei Versionen: die Kraftkobra stärkt besonders den Rücken, die einfache Kobra dehnt den Rücken, die angreifende Kobra bietet die intensivste Wirbelsäulendehnung. Die letzten beiden Übungen kräftigen zugleich auch die Arme. Achten Sie genau auf den unteren Rücken. Wenn Beschwerden auftreten, führen Sie die Übung nicht weiter aus.

Kraftkobra: Schieben Sie die Hände unter die Schultern. Die Ellbogen sind dabei eng an den Körper gezogen. Heben Sie beim Einatmen den Oberkörper an. Benutzen Sie dafür nur die Rückenmuskeln und stützen Sie sich nicht auf die Hände (heben Sie zur Kontrolle die Hände zwei bis drei Zentimeter hoch). Halten Sie den Nacken lang und sehen Sie zum oberen Ende der Matte. Halten Sie diese Position fünf bis zehn langsame Atemzüge lang. Lassen Sie sich dann absinken. Gehen Sie vorsichtig in den Vierfüßlerstand und runden Sie den Rücken. Lassen Sie sich dann in die gestreckte Stellung des Kindes sinken.

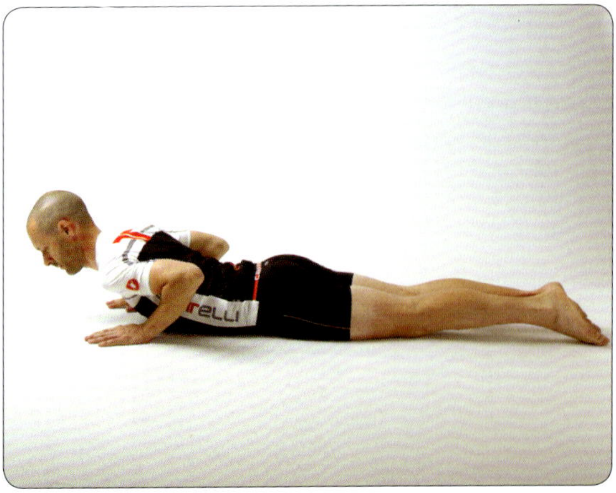

Einfache Kobra: Schieben Sie die Hände unter die Schultern. Die Ellbogen sind dabei eng an die Seite gezogen. Heben Sie wie zuvor beim Einatmen den Oberkörper, aber pressen Sie dieses Mal die Hände auf den Boden und kommen so ein paar Zentimeter höher. Ziehen Sie das Steißbein ein und schieben Sie die Schulterblätter nach unten. Halten Sie diese Position fünf Atemzüge lang und lassen Sie sich dann wieder sinken. Gehen Sie vorsichtig zunächst in den Vierfüßlerstand und dann in die gestreckte Stellung des Kindes.

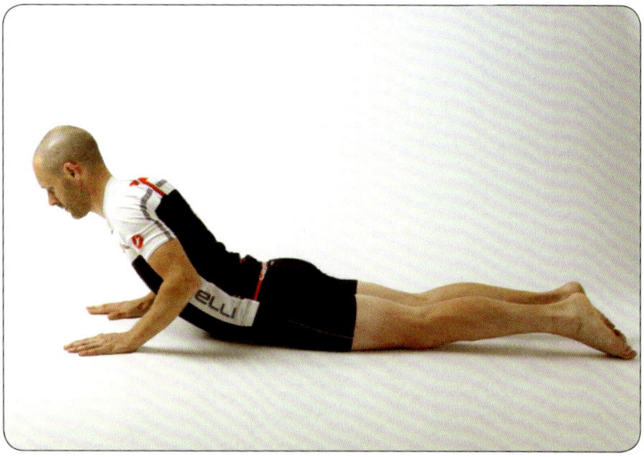

Angreifende Kobra: Wiederholen Sie die Kobra – aber nur, wenn Sie im unteren Rücken beschwerdefrei sind –, strecken Sie die Arme etwas mehr, um den Oberkörper höher zu heben. Halten Sie das Steißbein eingezogen, um die Belastung des unteren Rückens zu verringern. Halten Sie die Position drei bis fünf Atemzüge lang und lassen Sie sich dann wieder sinken. Gehen Sie vorsichtig zunächst in den Vierfüßlerstand und dann in die Stellung des Kindes. Legen Sie die Arme seitlich nach hinten neben sich und wiegen Sie sich von einer Stirnseite zur anderen.

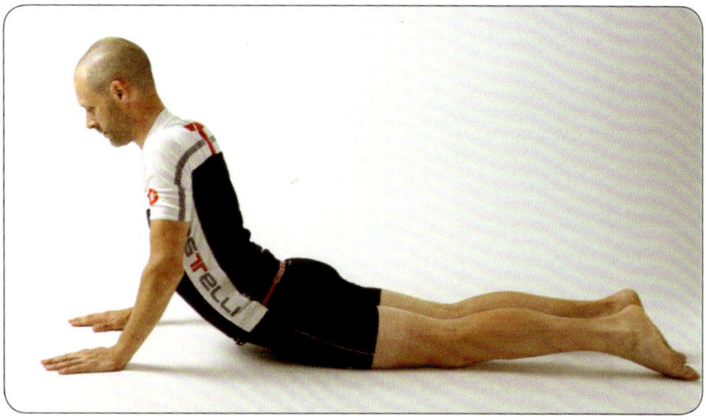

Schlange

Die Schlange ist ideal für Radsportler, denn sie stärkt die Rückenstrecker und öffnet zugleich Brust und Schultern. Wenn Sie zusätzlich die Beine anheben, werden auch die Gesäßmuskeln trainiert. Sie schaffen es nicht weit genug, um die Finger zu verschränken? Halten Sie die Arme parallel und spreizen Sie die Finger weit.

Legen Sie sich auf den Bauch. Setzen Sie die Stirn auf dem Boden ab und führen Sie die Arme zur Seite. Verschränken Sie die Finger und ziehen Sie die Schultern zurück. Heben Sie beim Einatmen den Oberkörper und halten Sie diese Position fünf Atemzüge lang. Achten Sie darauf, dass der Hals lang ist. Lassen Sie sich beim Ausatmen absinken. Wiederholen Sie die Übung noch einmal oder nehmen Sie die Stellung des Kindes ein.

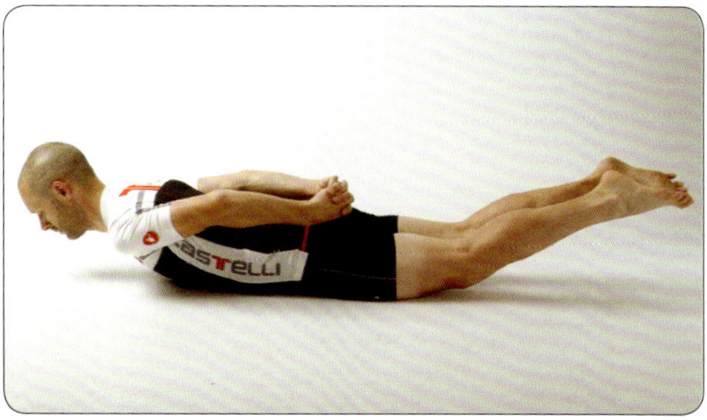

In fünf Schritten zur Bogenposition

Der Bogen ist für Radsportler sehr wichtig, denn er kehrt die gebeugte Haltung auf dem Rad vollständig in eine Dehnung um. Die Übung dehnt die gesamte Vorderseite des Körpers, einschließlich der Quadrizepse, Hüftbeuger und Schultermuskeln. Für den vollen Bogen muss man sich etwas aufwärmen. Führen Sie also die Schritte der Reihe nach aus. Halten Sie einen Gurt bereit (Yoga-Gurt oder alten Schlips).

Schritt 1: Schulter-Warm-up

Setzen Sie sich im Knien hin und lassen Sie die Schultern einige Male langsam kreisen. Legen Sie dann die Hände auf die Schultern und lassen Sie die Ellbogen kreisen. Verschränken Sie schließlich die Finger hinter sich und heben Sie die Arme hoch. Halten Sie dabei den Rücken gerade und atmen Sie langsam.

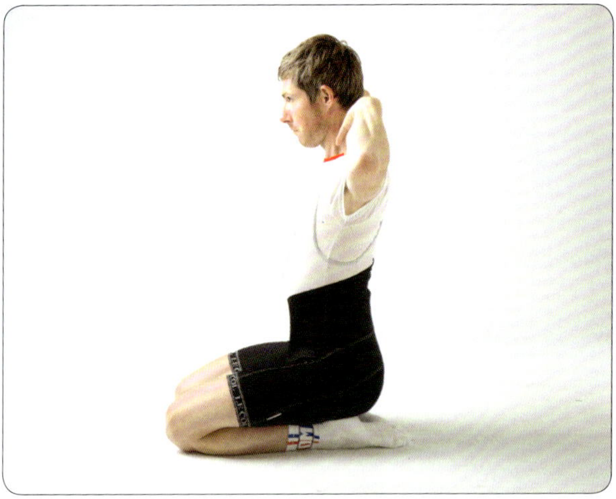

Schritt 2: Quadrizeps-Warm-up

Führen Sie im Knien die Hände hinter den Rücken, um die Schultern zu öffnen. Die Finger zeigen nach hinten. Heben Sie beim Einatmen die Hüften, um die Quadrizepse zu dehnen. Lassen Sie die Hüften beim Ausatmen wieder sinken. Wenn dies zu unangenehm ist, versuchen Sie es mit einem Bein in der knienden Position. Halten Sie die Position mit angezogenem Kinn statisch vier Atemzüge lang.

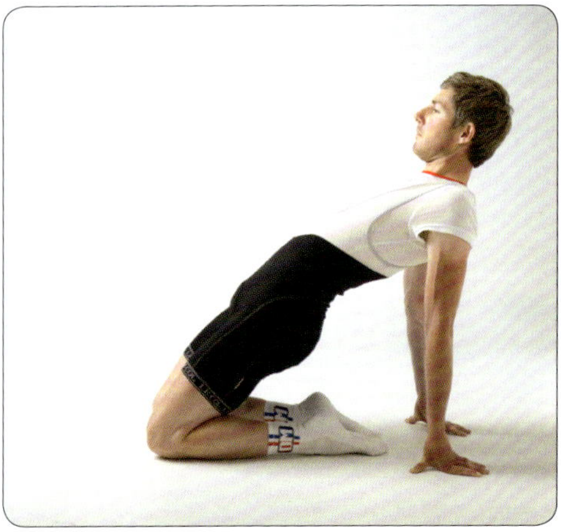

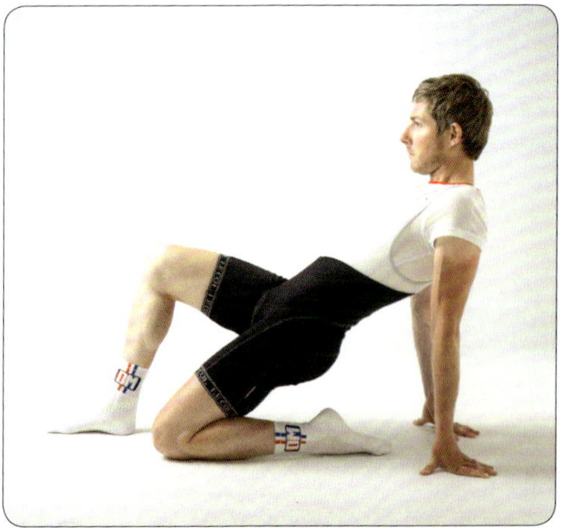

Schritt 3: Bogen ohne Gurt
Legen Sie sich auf den Bauch, die Arme an der Seite, die Handflächen zeigen nach unten. Winkeln Sie die Unterschenkel an, sodass die Beine einen rechten Winkel bilden. Heben Sie beim Einatmen den Oberkörper, die Oberschenkel bleiben dabei auf dem Boden. Spreizen Sie die Finger und machen Sie fünf Atemzüge. Gehen Sie wieder hinunter und nehmen Sie langsam die Stellung des Kindes ein.

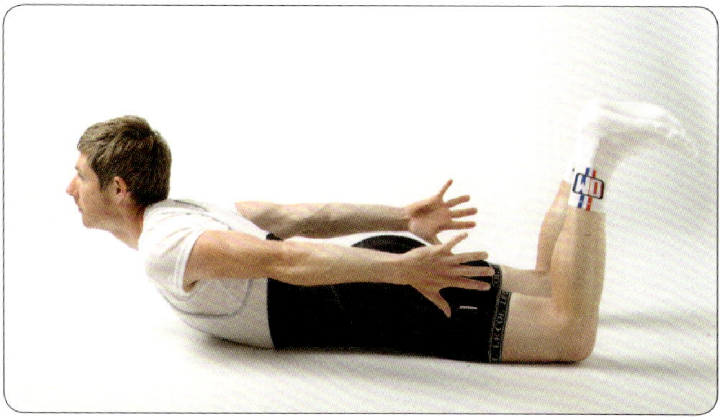

Schritt 4: Bogen mit Gurt
Schlingen Sie den Gurt um die Knöchel und kehren Sie in die Bauchlage zurück. Winkeln Sie beim Einatmen wieder die Unterschenkel an und heben Sie den Oberkörper an. Beugen Sie die Füße, um den Gurt in Position zu halten. Richten Sie sich beim Einatmen auf und wandern Sie mit den Händen den Gurt hinunter. Halten Sie die Position bis zu fünf Atemzüge lang. Das Steißbein ist dabei eingezogen und der Nacken lang.

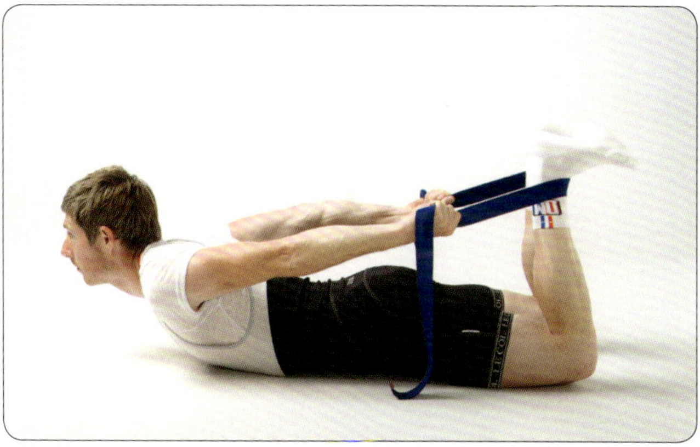

Schritt 5: Voller Bogen
Versuchen Sie dieses Mal die Knöchel zu greifen. Halten Sie die Knie zusammen – falls Sie die Füße nicht erreichen, üben Sie mit dem Gurt weiter. Halten Sie die Position bis zu fünf Atemzüge lang. Das Steißbein ist dabei eingezogen und der Nacken lang.

Nehmen Sie wahr, wie Ihr Oberkörper sich hebt, wenn die Lungen sich füllen, und absinkt, wenn sie sich leeren. Gehen Sie hinunter und nehmen Sie langsam die Stellung des Kindes ein.

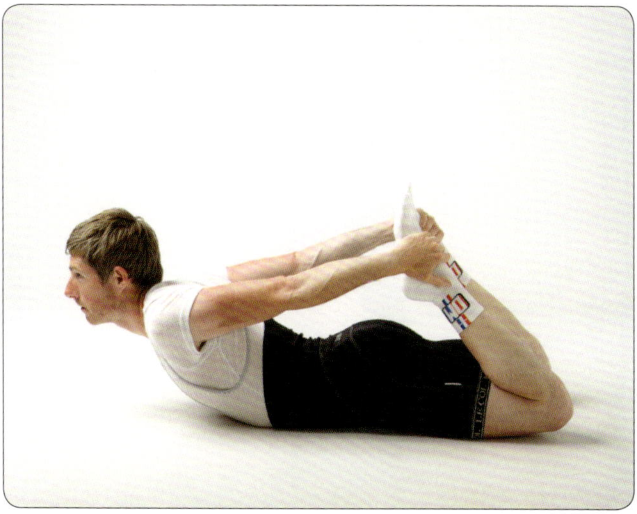

Seitbeugen

Seitbeugen haben zwei Vorteile: Sie dehnen und kräftigen die schrägen Bauchmuskeln seitlich an der Taille und sie lösen Verspannungen in Oberkörper, Taille und seitlich an der Hüfte. Die schrägen Bauch- und die seitlichen Hüftmuskeln haben eine Schlüsselposition beim Radfahren, da sie dem Oberkörper Ruhe und Stabilität geben. Alle Seitbeugen dehnen auch das Iliotibialband.

Seitbeuge im Stehen

Stellen Sie sich hin, die Füße hüftbreit auseinander. Verschränken Sie die Finger und wenden Sie die Handflächen zur Decke. Richten Sie sich beim Einatmen etwas auf, und neigen Sie sich beim Ausatmen zur rechten Seite. Versuchen Sie sich dabei nicht nach vorn oder hinten zu beugen. Halten Sie diese Position fünf Atemzüge lang. Dabei sind Bauch und Steißbein eingezogen. Kehren Sie zur Mitte zurück und neigen Sie sich beim Ausatmen zur linken Seite. Diese Übung kann auch im Sitzen durchgeführt werden.

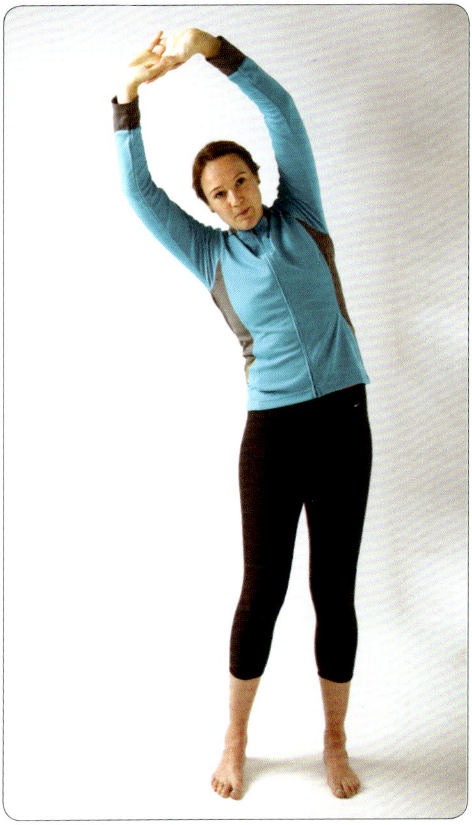

Dreieck

Das Dreieck ist eine seitliche Dehnung, die von den Knöcheln bis in die Fingerspitzen spürbar ist. Sie ist somit ein Gegenwicht zu der linearen Bewegung beim Radfahren. Die Dehnung schließt auch das Iliotibialband ein: ein dichtes Bindegewebsband am äußeren Oberschenkel, das von der monotonen Tretbewegung gereizt werden kann. Das folgende Dreieck im freien Stand verbessert das Gleichgewicht und stärkt die schrägen Bauchmuskeln. Alternativ können Sie auch mit dem Dreieck an einer Wand eine intensive Dehnung hervorrufen.

Stellen Sie sich mit gespreizten Beinen in die Mitte der Matte. Drehen Sie den hinteren Fuß 45 Grad nach innen. Der vordere Fuß zeigt gerade nach vorn. Spannen Sie die Beinmuskeln an. Führen Sie beim Einatmen beide Arme im Bogen bis auf Schulterhöhe nach oben. Beugen Sie sich beim Ausatmen nach vorn, als wollten Sie etwas greifen. Senken Sie dann die vordere Hand und lassen Sie sie leicht auf dem Oberschenkel ruhen. Heben Sie den hinteren Arm zur Decke. Spreizen Sie beim Verlassen der Position die Finger und spannen Sie die Bauchmuskeln an, damit das Gewicht nicht auf die untere Hand verlagert wird.

Intensiver wird diese Übung, wenn Sie die Beine weiter spreizen und den oberen Arm über das Ohr zum gestreckten Dreieck senken. Blicken Sie weiter geradeaus. Halten Sie die Position fünf bis zehn Atemzüge lang. Legen Sie zum Schluss die obere Hand auf die Hüfte, beugen Sie das vordere Knie und richten Sie sich langsam auf. Entspannen Sie die Arme und lassen Sie die Schultern kreisen. Wiederholen Sie die Übung auf der anderen Seite.

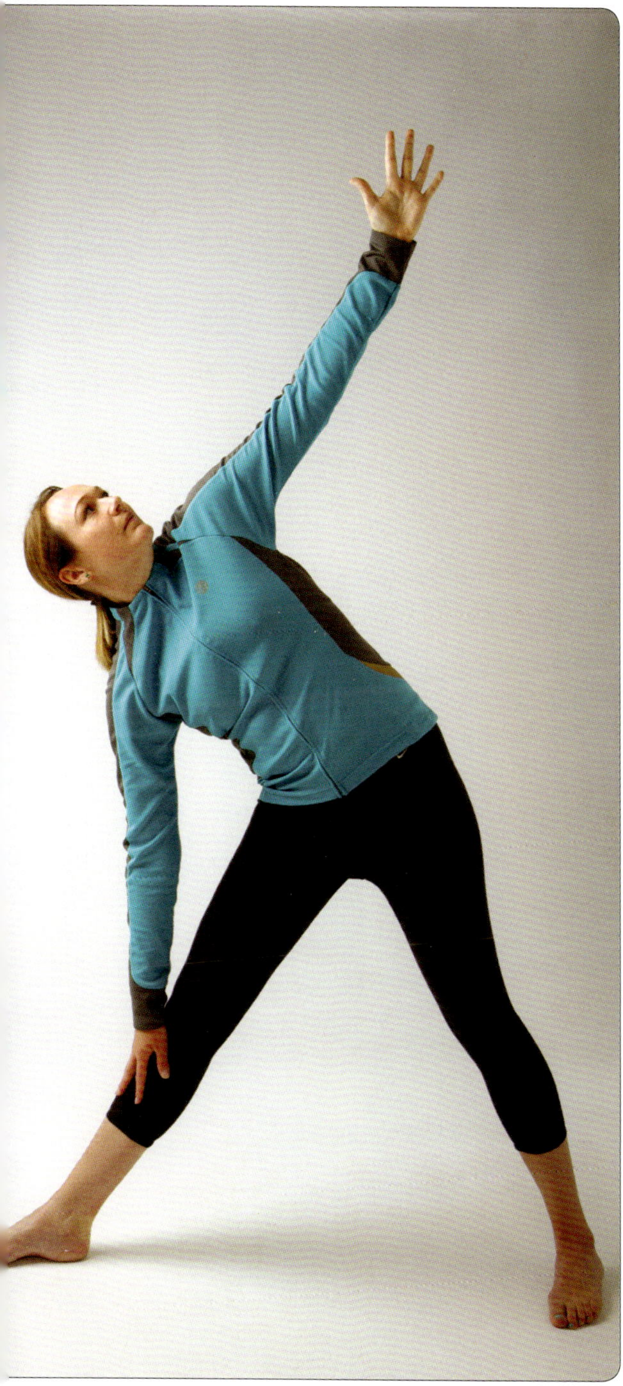

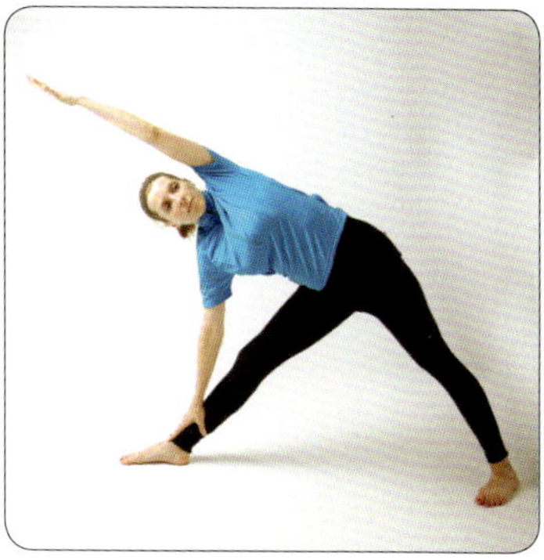

Gestrecktes Dreieck

Wand-Dreieck
Wiederholen Sie das Dreieck mit dem Rücken zur Wand, nah genug, um Gesäß, Schultern und Hinterkopf anzulehnen. Gleiten Sie beim Ausatmen wie zuvor in das Dreieck. Lehnen Sie sich aber diesmal an die Wand. Experimentieren Sie mit der Armposition. Nehmen Sie zuerst den Arm hoch und vielleicht hinüber zum Ohr. Halten Sie diese Position fünf bis zehn Atemzüge lang. Schließen Sie dabei die Augen und spüren Sie die Intensität der Dehnung. Verlassen Sie die Position langsam. Legen Sie die Hand auf die Hüfte und beugen Sie das vordere Bein, um sich aufzurichten. Entspannen Sie die Arme und lassen Sie die Schultern kreisen. Wiederholen Sie die Übung auf der anderen Seite.

Rotationen

Und zuletzt noch die Rotation. Im Gegensatz zu Golfern und Tennisspielern brauchen und wollen Radsportler sich nicht verdrehen. Aber diese Übungen sind nützlich, um Verspannungen im Oberkörper zu lösen, besonders in den schwer zu dehnenden mittleren Bereichen und der Brustregion. Die Drehungen im Sitzen und Liegen bieten als Bonus noch eine Dehnung des Gesäßmuskels sowie manchmal auch eine Dehnung des Musculus piriformis. Eine letzte Mahnung: Bei Beschwerden im unteren Rücken wählen Sie die sanften Übungen am Anfang – und seien Sie vorsichtig dabei. *Machen Sie keine Rotationen, wenn Sie einen diagnostizierten Bandscheibenvorfall haben.*

So wird die Rotation durchgeführt

1. **Strecken Sie zuerst die Wirbelsäule:** Eine zusammengepresste Wirbelsäule kann sich nicht richtig drehen. Strecken Sie die Wirbelsäule durch aufrechtes Stehen oder Sitzen mit geradem Rücken. Stellen Sie sich einen Faden vor, der Sie wie eine Marionette vom Scheitel her hochzieht.
2. **Arbeiten Sie mit der Atmung:** Atmen Sie beim Strecken tief ein und lassen Sie den Atem langsam ausströmen, wenn Sie sich drehen. Führen Sie dies beim Drehen selbst in kleinerem Maßstab fort: Richten Sie sich beim Einatmen auf und drehen Sie sich beim Ausatmen.
3. **Verwenden Sie Hilfsmittel:** Wenn die Hüften verspannt sind, können Sie sich nicht gut drehen. Machen Sie es sich bei Drehungen im Sitzen zunächst bequem. Setzen Sie sich auf die Kante eines Yogablocks oder eines Kissens. Dadurch wird auch die Wirbelsäule gerader und höher. Legen Sie im Liegen einen Block unter die Knie, falls diese über dem Boden schweben.
4. **Gleichmäßig rotieren:** Weil die Lendenwirbel mobiler sind, drehen sie sich leichter als die Brustwirbel. Das liegt daran, dass die Bandscheiben in der Brustregion dünner sind und der Brustkorb die Bewegung etwas einschränkt. Damit man die Rotationen auf der ganzen Länge der Wirbelsäule gleichmäßig durchführen kann, ist es sinnvoll, mit dem unteren Rücken zu beginnen. Die nächste Etappe ist dann die Brustwirbelsäule. Und die letzte Etappe sind dann die mobileren Halswirbel.

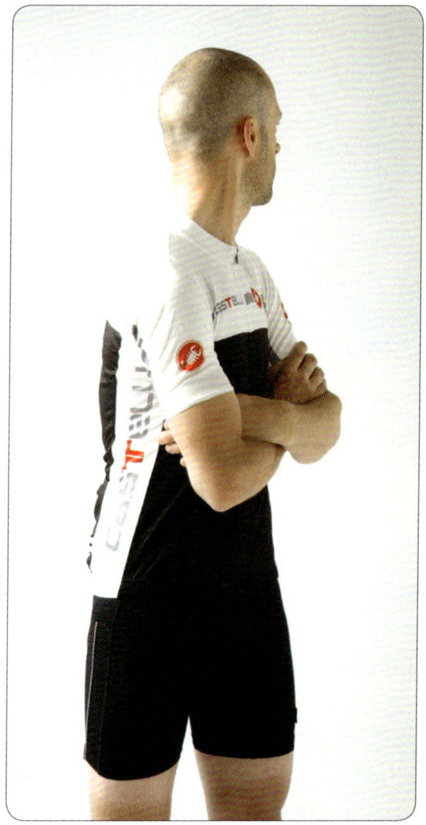

Drehung im Stehen

Ein einfacher Weg, den Bewegungsbereich beim Drehen zu vergrößern, ist eine Drehung im Stehen. Setzen Sie die Füße hüftbreit auseinander und verschränken Sie die Arme. Atmen Sie ein und drehen Sie sich beim Ausatmen nach links. Gehen Sie beim Einatmen wieder in die Mitte und drehen Sie sich dann zur rechten Seite.

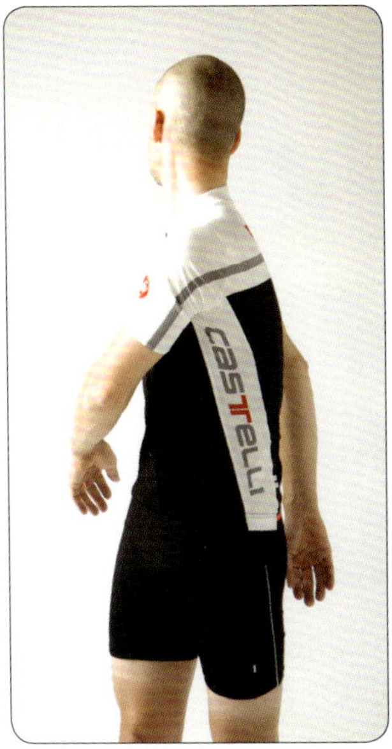

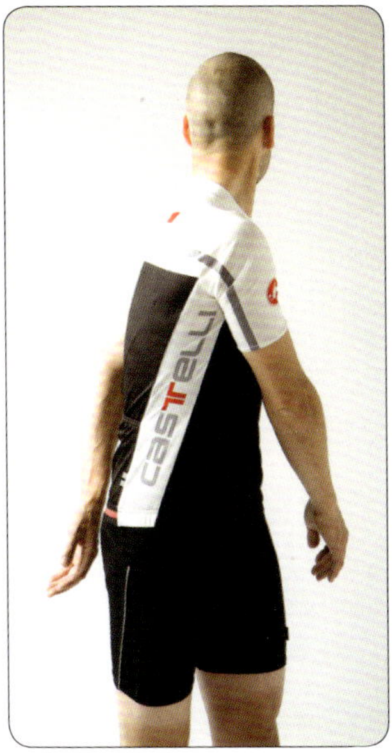

Verspannung lösen

Um nach der Fahrt Verspannungen im Oberkörper zu lösen, wiederholen Sie die Drehung im Stehen, aber lassen Sie die Arme entspannt frei schwingen, während Sie sich von Seite zu Seite drehen. Achten Sie darauf, dass die Knie leicht gebeugt sind. Führen Sie den Kopf beim Drehen mit dem Körper mit.

Drehung im Vierfüßlerstand

Beginnen Sie im Vierfüßlerstand und blicken Sie nach unten. Führen Sie beim Einatmen den rechten Arm in Richtung Decke, die Augen folgen der rechten Hand. Führen Sie beim Ausatmen den Arm zurück und machen Sie das Gleiche auf der linken Seite. Wiederholen Sie die Übung 4-mal auf jeder Seite und versuchen Sie sich jedes Mal etwas weiter zu drehen.

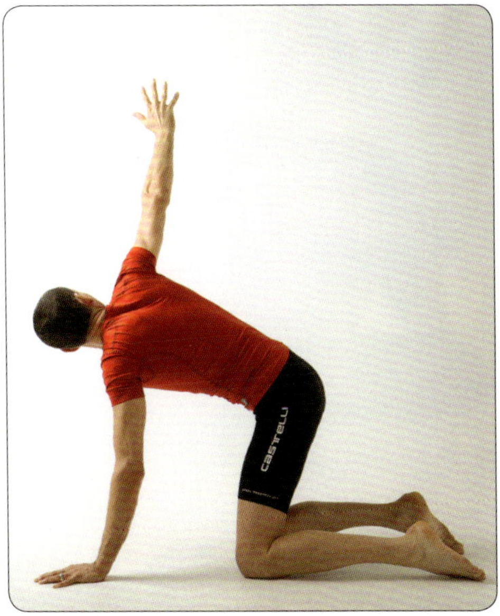

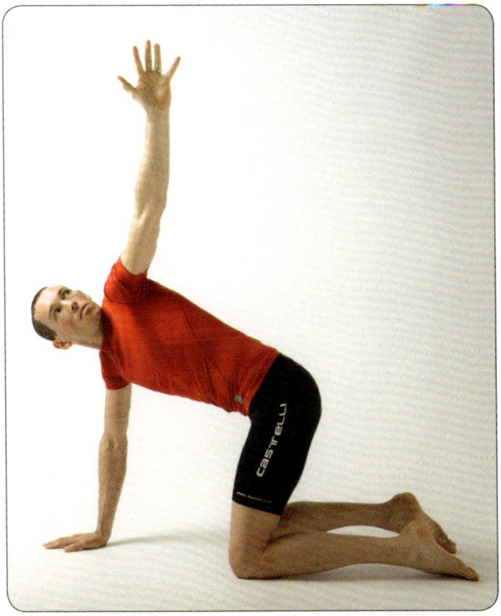

Drehung im Sitzen

Strecken Sie die Beine nach vorn. Setzen Sie sich auf den Rand eines Yogablocks oder Kissens, wenn es Ihnen schwerfällt, den Rücken gerade zu halten. Beugen Sie das linke Bein und setzen Sie den Fuß außen neben den rechten Oberschenkel. Halten Sie zunächst mit beiden Händen das linke Schienbein und lassen Sie die Wirbelsäule lang werden. Umfassen Sie dann mit dem rechten Arm den linken Oberschenkel und setzen Sie die linken Fingerspitzen hinter sich auf den Boden. Atmen Sie ein und führen Sie beim Ausatmen die Drehung nach links abschnittsweise durch: Lendenwirbelsäule, Brustwirbelsäule, Schultern und schließlich den Kopf. Halten Sie dann die Position fünf Atemzüge lang. Versuchen Sie, mit jedem Atemzug sich ein wenig weiter zu drehen. Blicken Sie wieder nach vorn und wiederholen Sie die Übung zur anderen Seite.

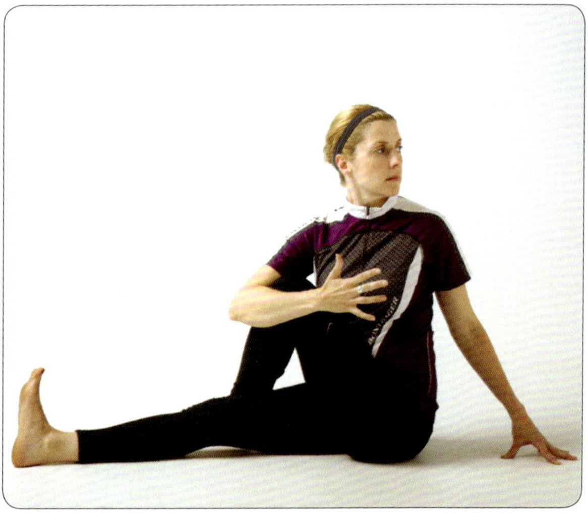

Fortgeschrittene Drehung im Sitzen

Diese Übung wirkt auf das Iliotibialband (ITB), den birnenförmigen Muskel (Piriformis) und auf die Rückenstrecker im Oberkörper. Gehen Sie in die Ausgangsposition, beugen Sie das linke Bein und setzen Sie den linken Fuß wie zuvor neben den rechten Oberschenkel. Jetzt lehnen Sie sich nach rechts und beugen das rechte Bein, sodass sich die rechte Ferse neben der linken Gesäßbacke befindet. Versuchen Sie die Hüften auf gleicher Höhe zu halten (legen Sie ein Kissen unter eine Hüfte, wenn sie tiefer liegt). Umfassen Sie mit dem rechten Arm den linken Oberschenkel und setzen Sie die linken Fingerspitzen auf den Boden hinter sich. Atmen Sie ein und drehen Sie sich beim Ausatmen nach links. Halten Sie die Position fünf Atemzüge lang. Gehen Sie wieder in die Ausgangsposition und wiederholen Sie die Übung auf der anderen Seite.

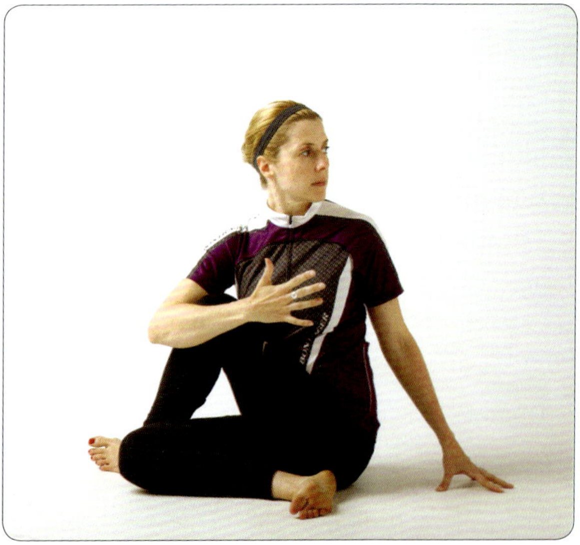

Drehungen im Liegen

Drehungen im Liegen können tiefe Entspannung oder eine anspruchsvolle Dehnung sein. Fangen Sie mit der sanftesten Drehung an, bei der die Beine gebeugt sind. Halten Sie aber einen Gurt parat, falls Sie Lust bekommen, die Übung mit gestreckten Beinen auszuführen. Eventuell brauchen Sie auch Blöcke oder Kissen unter den Knien.

Drehung im Liegen 1: Gebeugte Beine

Legen Sie sich auf den Rücken. Winkeln Sie die Beine an und setzen Sie die Füße hüftbreit voneinander entfernt auf. Breiten Sie die Arme auf Schulterhöhe aus, die Handflächen zeigen nach oben. Atmen Sie ein und senken Sie beim Ausatmen die Knie nach rechts auf den Boden. Legen Sie einen Block oder ein Kissen unter die Knie, falls sie nicht ganz herunterkommen. Drehen Sie den Kopf in die entgegengesetzte Richtung und entspannen Sie sich. Schließen Sie die Augen und bleiben Sie bis zu einer Minute in dieser Position. Stellen Sie dann die Beine wieder auf, umfassen Sie sie mit beiden Armen und ziehen Sie sie an den Bauch. Wiederholen Sie die Übung auf der anderen Seite.

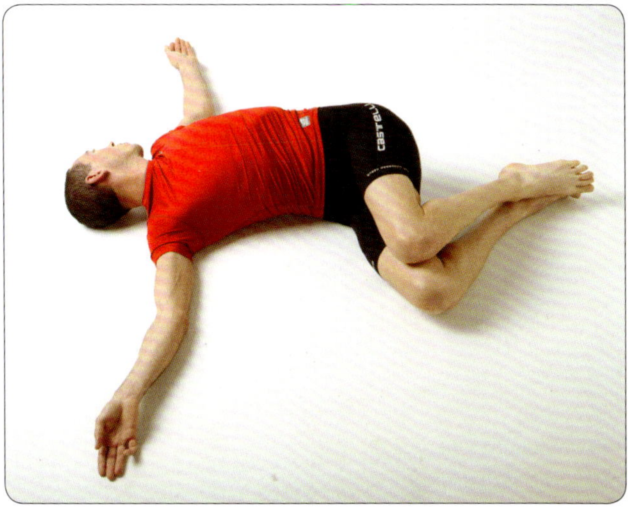

Drehung im Liegen 2: Gerade Beine

Halten Sie einen Gurt parat. Wiederholen Sie die Drehung im Liegen 1, aber versuchen Sie, die Beine zu strecken, sobald sie den Boden berühren. Wenn die hinteren Oberschenkelmuskeln verspannt sind, legen Sie den Gurt um beide Fußsohlen. Halten Sie beide Enden des Gurts in der rechten Hand und strecken Sie den linken Arm auf dem Fußboden aus. Drehen Sie den Kopf nach links und bleiben Sie bis zu einer Minute in der Position. Sie lösen dann zunächst den Gurt, ziehen den Bauch ein, beugen die Beine und kehren in die Ausgangsposition zurück. Wiederholen Sie die Übung auf der anderen Seite.

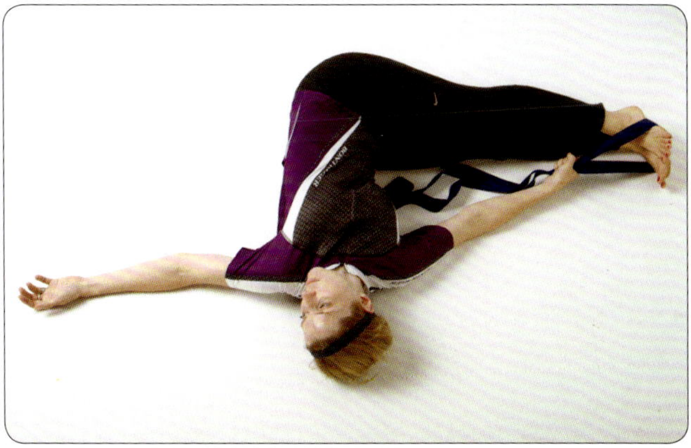

07

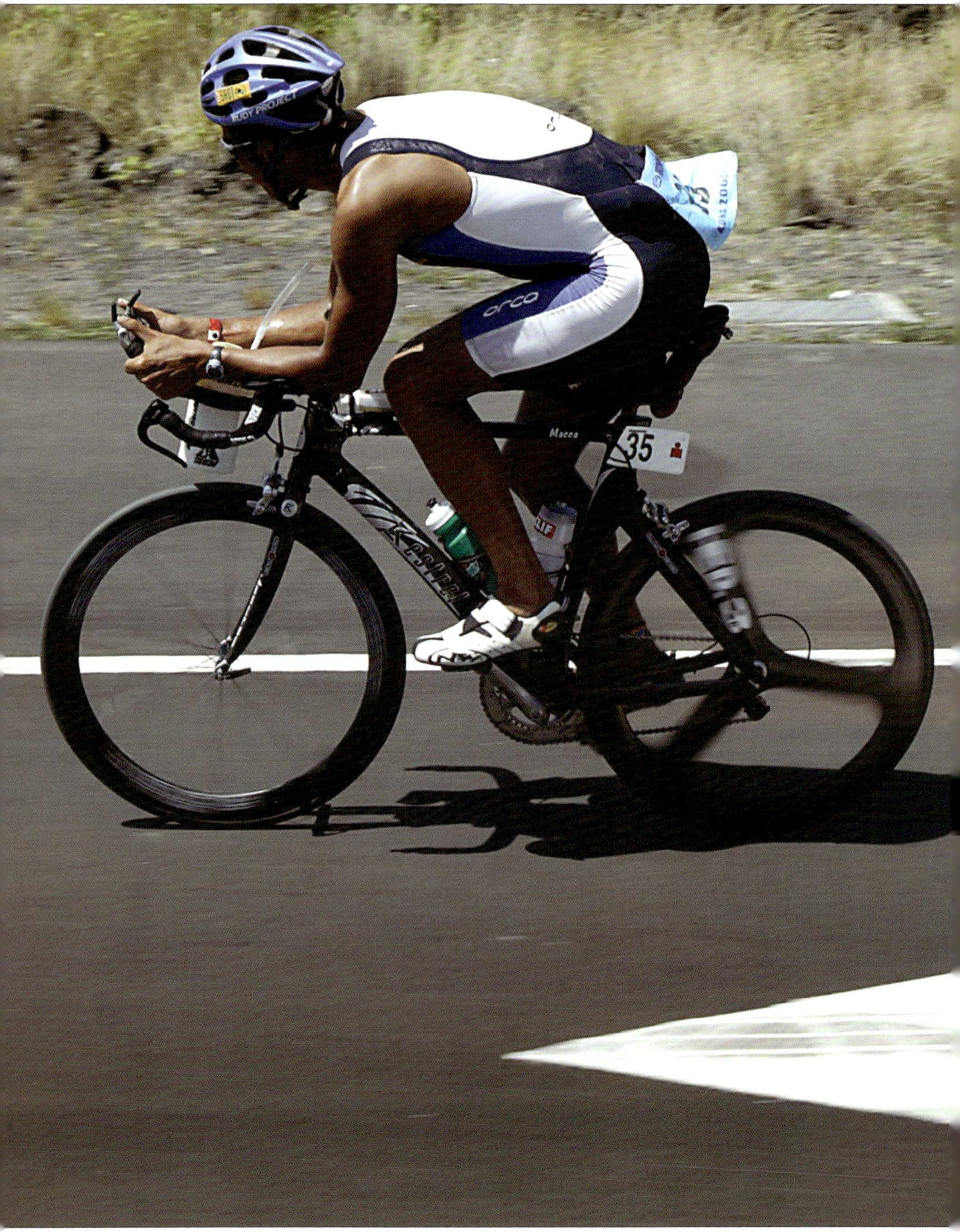

Power Yoga für Radsportler

»Ich finde es äußerst ausgleichend, wenn ich neben dem kardiovaskulären Training zusätzliche Übungen mache, die mir zu mehr Körperkontrolle und Koordination verhelfen. Zu lernen, wo der Körper verspannt, steif und weniger ansprechbar ist, kann einen sehr voranbringen. Yoga- und Fitness-Workouts sind ausgezeichnete Trainingsansätze, die Kraft, Balance und ein Bewusstsein für den eigenen Körper vermitteln, wie man es durch Schwimmen, Radfahren und Laufen allein nicht erreichen kann. Nichts macht einen kampfstärker, als diese Kontrolle über den eigenen Körper zu haben.«

Chris McCormack, zweimaliger Ironman World Champion

Yoga ist für Sportler attraktiv, da es die Flexibilität erhöht. Aber jeder, der schon einmal beim Halten von »Planke« oder »Krieger 1« gespürt hat, wie seine Muskeln zittern, wird bestätigen, dass Yoga auch Kraft aufbaut. Trotzdem nimmt die Muskelmasse nicht zu. Für Radsportler, die auf schlanke Muskelfasern Wert legen, um leichtgewichtig auf dem Fahrrad zu sitzen, ist Yoga eine großartige Kraftoption.

Nach der yogischen Theorie ist ein gesunder Körper sowohl stark als auch geschmeidig. Allerdings nicht so geschmeidig, dass die Gelenke geschädigt werden und die Muskeln ihre stabilisierende und aktive Rolle nicht erfüllen können; doch auch nicht so verfestigt, dass die Bandbreite der Bewegung verloren geht und Verletzungsgefahr besteht.

Radsportler benötigen einen flexiblen unteren Rücken, der mühelos eine aerodynamische Haltung einnehmen kann, der aber auch belastbar genug ist, diese Position für die erforderliche Zeit bequem zu halten. Auch die hintere Oberschenkelmuskulatur, die Quadrizepse und Waden sollten flexibel genug sein, um ein Maximum an Kraft auf die Pedale auszuüben.

Kraft ohne Masse

Leistungsstark, aber geschmeidig

Yogaübungen wirken auf zweierlei Weise. Jede Stellung in diesem Kapitel trainiert und dehnt den Körper gleichzeitig. So entstehen schlanke Muskeln. Während Fitnessgeräte meistens nur einzelne isolierte Muskelgruppen trainieren, kann eine einzige Yogaübung viele Gruppen gleichzeitig kräftigen. Und selbst wenn eine Übung in diesem Kapitel als »Kräftigung für die Quadrizepse« klassifiziert wird, kann ihre Wirkung sehr viel weitreichender sein.

So dehnt beispielsweise die »gestreckte Winkelhaltung« (Seite 121) die Muskeln einer ganzen Körperseite und löst dabei Verspannungen in den Hüften, besonders im Musculus gluteus medius, dem mittleren Gesäßmuskel. In Bezug auf den Kraftaufbau trainiert die gestreckte Winkelhaltung vor allem die schrägen und auch die seitlichen Bauchmuskeln, die für einen ruhigen Oberkörper auf dem Fahrrad verantwortlich sind. Aber auch der Quadrizeps und die hinteren Oberschenkelmuskeln des gebeugten Beins werden dabei gefordert.

So liegt der Schwerpunkt der Übungen in diesem Kapitel zwar auf dem Kraftaufbau in den Quadrizepsen und hinteren Oberschenkelmuskeln, grundsätzlich ist aber der ganze Körper beteiligt: Die Übungen bauen Kraft auf, sie dehnen und wirken – bei langsamer tiefer Nasenatmung – auch beruhigend auf den Geist.

Durch behutsames Ausführen der Drehungen, Rückbeugen, Seitbeugen und Ausfallschritte können Sie eine ausgeglichene Körperkraft aufbauen, die Sie stark für den Radsport macht. Und diese wird Ihnen auch ermöglichen, Fußball zu spielen, Laufen zu gehen oder am Schreibtisch zu sitzen, ohne dass Sie die verkürzten hinteren Oberschenkelmuskeln, die Hüften oder den Rücken verfluchen.

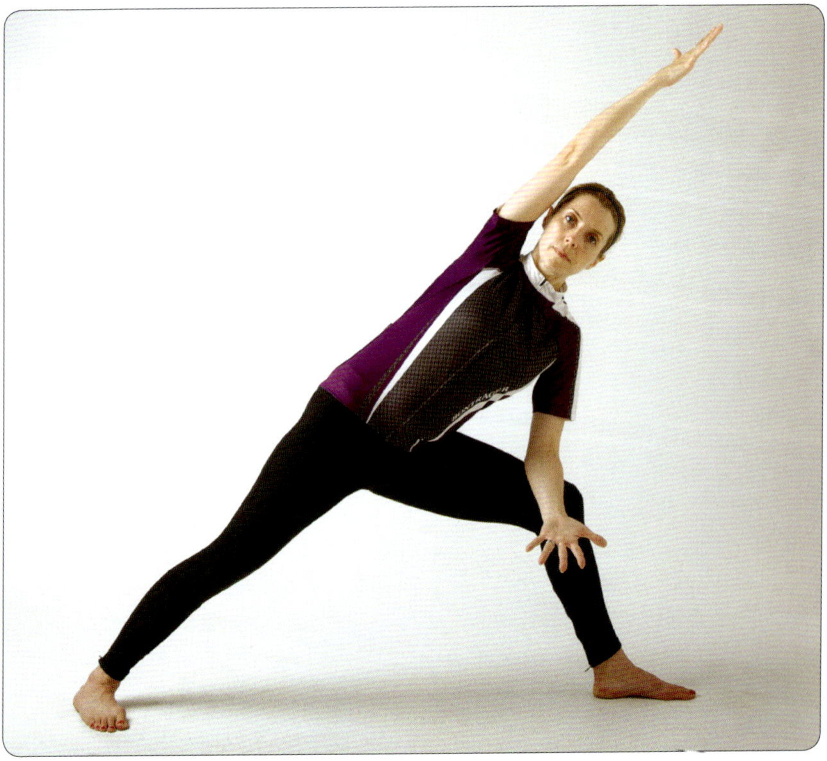

Dysbalancen korrigieren

Da der Radsport wegen seiner repetitiven, linearen Ausprägung zu muskulären Dysbalancen führen kann, ist in dieser Disziplin eine ausgewogene Kraft wichtig. Betrachten wir z. B. die Beine: Die meisten Radsportler haben (und brauchen) starke Quadrizepse, aber ihre hinteren Oberschenkel- und Innenschenkelmuskeln sind oft erheblich schwächer.

Das kann Probleme mit der Kniescheibe verursachen, die aus ihrer Führung gezogen wird. Die Stockstellung in diesem Kapitel kann hier Ausgleich schaffen, indem sie den inneren Quadrizeps, den Musculus vastus mediales, stärkt.

Da Radsportler nur in der Sagittalebene (Vorwärtsbewegung) trainieren, mangelt es ihnen häufig an lateraler Kraft. Darum enthält dieses Kapitel ebenfalls einen Abschnitt über Seitbeugen, die diese potenzielle Schwachstelle ansprechen.

Kraftaufbau im Unterschenkel

Ihre Unterschenkel, Knöchel und Füße werden in diesem Kapitel durch eine Reihe von Balanceübungen im Stehen gekräftigt. Diese Stellungen können auch zu einem besseren Gleichgewichtsgefühl auf dem Fahrrad verhelfen. Kombiniert man dies mit einer starken Körpermitte, so kann der Tritttechnik mehr Aufmerksamkeit gewidmet werden.

Balanceübungen müssen nicht kompliziert sein. Stellen Sie sich einfach auf die Fußballen. Das allein verbessert schon das Gleichgewicht und stärkt gleichzeitig die Wadenmuskeln.

Statische Kraft oder »schneller Flow«?

Muskelkraft wird auf zweierlei Weise aufgebaut, abhängig davon, ob Sie die Stellungen statisch halten oder sie innerhalb einer dynamischen, temporeichen Sequenz als »Flow« einüben.

Die erste Methode ist ein isometrisches Krafttraining, das die Muskellänge während der Kontraktion nicht verändert. Sie können eine Position fünf bis zehn Atemzüge lang halten, oder auch länger.

Wenn Sie den Körper dynamisch in eine und dann aus einer Position bewegen, bezeichnet man das als isotonisch. Während Sie sich durch die Sequenz bewegen, kontrahieren und entspannen sich die Muskeln abwechselnd. In sportlichem Zusammenhang betrachtet: Felsklettern und Gewehrschießen sind isometrisch, während Radfahren und Laufen isotonisch sind.

Beides sind wertvolle Wege, um Kraft aufzubauen. Stärker fließende Yogastile wie Ashtanga oder Power Yoga werden zunehmend populärer. Der Unterricht zieht wahrscheinlich Sportler an, die die anstrengenden Stellungen und das schnelle Tempo vorziehen, weil sie ihrem gewohnten kardiovaskulären Workout näher sind als das einfache statische Dehnen.

Die Übungssequenzen bestehen gewöhnlich aus den Kraft aufbauenden Stellungen, die in diesem Kapitel vorgestellt werden, so zum Beispiel Hund und Krieger. Kombiniert man diese beiden Übungen zu einer dynamischen Dehn- und Kraftsequenz, wird diese Sonnengruß genannt (genau beschrieben in Kapitel 9; siehe Seite 156).

Ein schnelles Tempo hat jedoch auch Nachteile. Verletzungen beim Yoga, besonders an der Rotatorenmanschette oder am unteren Rücken, sind nicht unbekannt. Auch kann beim Versuch, mit dem Rest der Gruppe mitzuhalten, die Präzision verloren gehen. Üben Sie darum die Stellungen in diesem Kapitel zunächst statisch, um eine korrekte Ausführung zu gewährleisten (was auch schwierig sein kann), und sobald Sie diese Hürde gemeistert haben, gehen Sie zu Kapitel 9 und wählen einen Kraft aufbauenden »Flow« aus oder Sie erfinden Ihren eigenen.

Mit ermüdeten Muskeln nach einer anstrengenden Fahrt sollten Sie diese Kraftsequenzen nicht in Angriff nehmen. Wählen Sie stattdessen einige Dehnungsübungen aus, die Sie nach der Fahrt verrichten können (siehe Kapitel 11).

Ein intensives Yogatraining sollten Sie am besten nur nach einer gemächlichen Fahrt oder an einem Tag ohne Rad betreiben. Für Wettkampfsportler wäre die Zeit außerhalb der Saison ideal, um ein- bis zweimal wöchentlich zu trainieren. Integrieren Sie einige Übungszeiten in Ihr normales Kraft- und Konditionstraining, um im Frühjahr wieder gelenkig und stark auf der Bildfläche zu erscheinen.

Die Quadrizeps-Kräftiger

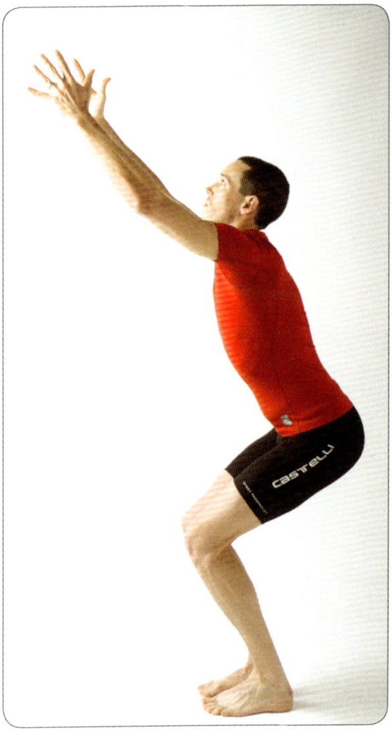

Stuhl

Der Sanskrit-Begriff für Stuhl bedeutet auch »machtvolle Stellung«. Nach nur wenigen Minuten werden Sie die Intensität dieser Übung in den Quadrizepsen spüren, aber auch in den hinteren Oberschenkel- und Gesäßmuskeln. Die Übung ist das Yoga-Äquivalent zu einer Beinpresse im Fitnesscenter. Experimentieren Sie mit den Armen: Bei schmerzenden Schultern nehmen Sie die Hände hinter den Kopf oder an die Hüften. Atmen Sie langsam durch die Nase, wie bei allen intensiven Positionen.

Übungsziel: Quadrizepse, hintere Oberschenkelmuskeln, Gesäßmuskeln und Trizeps. Dehnt die Wadenmuskeln. Plus für Radsportler: Quadrizepse und Gesäßmuskeln unterstützen den Pedaltritt abwärts.

Methode: Stellen Sie die Füße nebeneinander. Führen Sie beim Einatmen beide Arme im Bogen bis neben die Ohren oder verschränken Sie die Hände hinter dem Kopf. Gehen Sie beim Ausatmen in eine hohe Kniebeuge und ziehen Sie das Steißbein ein. Nach vorn blicken. Halten Sie die Position fünf bis zehn langsame Atemzüge lang.

Variation: Bei Knieverletzung und Schmerzen im oberen Rücken in hoher Kniebeuge bleiben, die Hände auf die Hüften legen.

Nächster Schritt: eine tiefere Kniebeuge.

Stuhl mit Block

Übungsziel: Adduktoren (Schenkelanzieher) und Musculus vastus mediales (innerer Quadrizepsmuskel).

Plus für Radsportler: Überbeanspruchung der äußeren Schenkel durch Radfahren kann eine muskuläre Dysbalance um das Kniegelenk herum verursachen. Schieben Sie einen Block zwischen die Schenkel, entweder in der Stuhlstellung oder mit rechtwinklig gebeugten Beinen, um diese Dysbalance auszugleichen. Lehnen Sie mit dem Rücken an der Wand. Statt eines Blocks können Sie auch einen kleinen Gymnastikball oder ein Kissen benutzen.

Methode: Beginnen Sie wie beim Stuhl. Pressen Sie aber dieses Mal einen Yogablock oder ein Kissen mit den inneren Schenkelmuskeln zusammen. Gehen Sie in die Stuhlstellung und halten Sie den Druck auf den Block fünf bis zehn langsame Atemzüge lang.

Variation: Bei Knieverletzung in eine höhere Kniebeuge gehen, die Hände auf den Hüften.

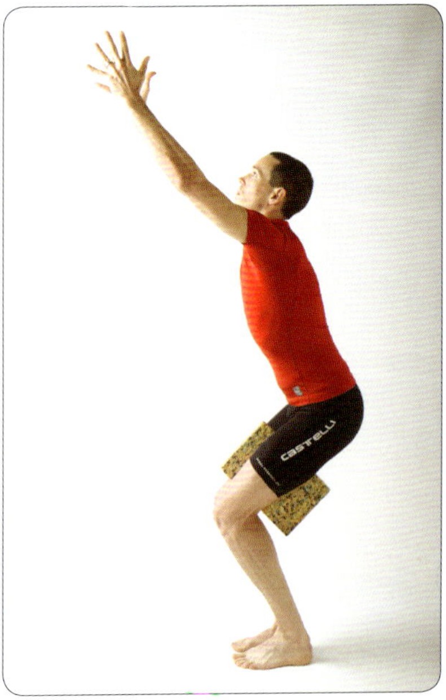

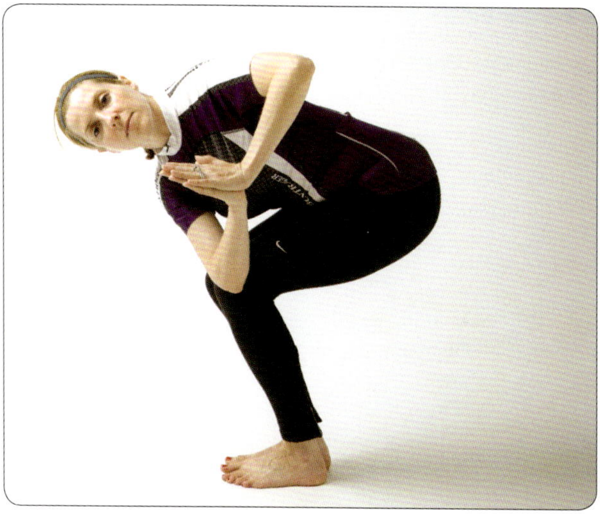

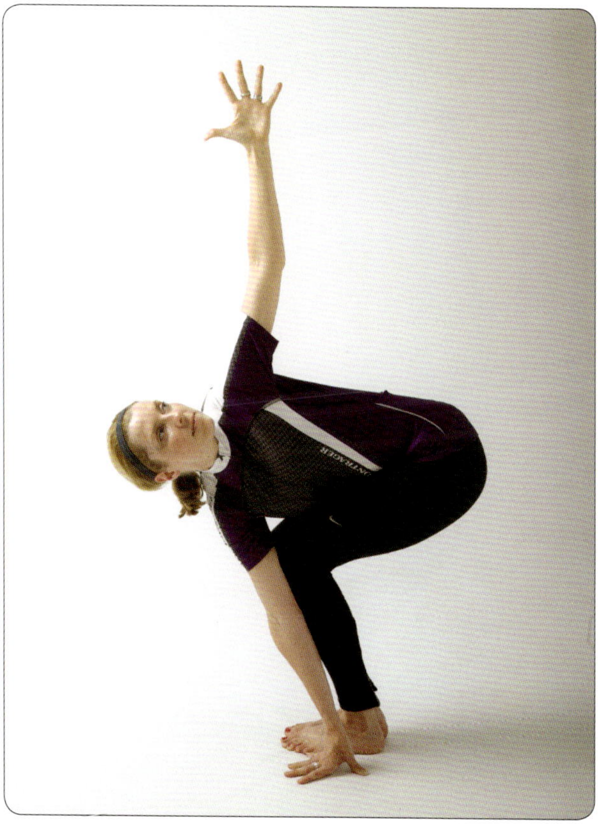

Stuhl mit Drehung
Übungsziel: Gesäßmuskeln, hintere Oberschenkelmuskeln und Quadrizepse. Dehnt den Rücken. Plus für Radsportler: Ähnlich wie beim Stuhl. Die Stuhl-Position mit Drehung löst aber auch Verspannungen in den für die Fahrhaltung zuständigen Rückenmuskeln.
Methode: Beginnen Sie wie beim Stuhl, aber führen Sie die Handflächen auf Brusthöhe zusammen. Gehen Sie beim Ausatmen in den Stuhl. Drehen Sie dann den Oberkörper nach links, die Knie bleiben, wo sie sind. Um die Position zu intensivieren, gehen Sie so weit in die Knie, bis Sie den rechten Ellbogen außen am linken Knie verankern können. Das wird Ihnen die Hebelwirkung geben, sich weiter zu drehen. Halten Sie die Position fünf Atemzüge lang und richten Sie sich dann langsam auf. Mit der anderen Seite wiederholen.
Variation: Bei Rücken- und Knieproblemen die Drehung in einer höheren Kniebeuge durchführen.
Nächster Schritt: Setzen Sie die rechten Fingerspitzen außen am linken Fuß auf den Boden und strecken Sie den linken Arm zur Decke, wenn Sie sich nach links drehen.

Die Ausfallschritte

Die folgenden Stellungen sind Variationen des Yogaausfallschritts Krieger 1. Der Name verrät schon: Hier wird es Ernst mit dem Kraftaufbau – Ihre Quadrizepse und Gesäßmuskeln werden gefordert. Wenn Sie die Stellung lange genug halten, werden auch die Hüftbeuger und hinteren Wadenmuskeln gedehnt.

Krieger 1

Übungsziel: Quadrizepse, hintere Oberschenkelmuskeln und Adduktoren des vorderen Beins. Dehnt die Hüftbeuger und die Wadenmuskeln des hinteren Beins.

Plus für Radsportler: Starke Quadrizepse und hintere Oberschenkelmuskeln erzeugen einen kraftvollen Pedaltritt und die explosive Kraft zum Beschleunigen. Die Stellung gibt den Wadenmuskeln ihre ursprüngliche Länge zurück.

Methode: Setzen Sie den linken Fuß einen Schritt zurück und drehen Sie ihn dabei leicht nach außen. Dann beugen Sie das vordere Knie, bis es sich hinter oder über dem Knöchel befindet. Legen Sie die Hände an die Hüften oder auf den vorderen Oberschenkel. Halten Sie diese Position fünf bis zehn Atemzüge lang. Drücken Sie dabei die hintere Ferse auf den Boden.

Variation: Bei Knieproblemen setzen Sie das hintere Bein weniger weit zurück und stellen Sie sicher, dass das Knie des vorderen Beins sich hinter oder über dem Knöchel befindet.

Nächster Schritt: Machen Sie einen größeren Rückwärtsschritt und beugen Sie sich weiter zurück. Die Arme führen Sie im Bogen nach oben zu einer V-Form.

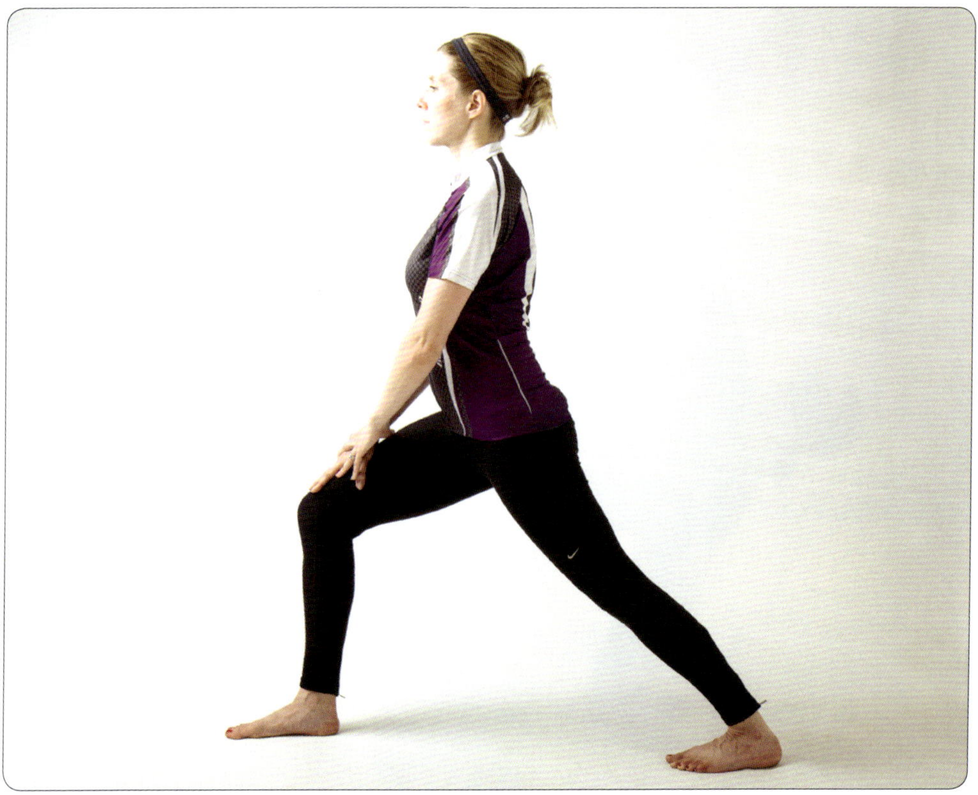

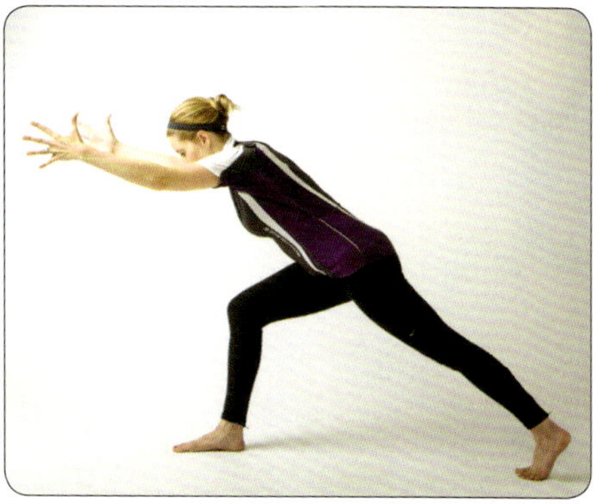

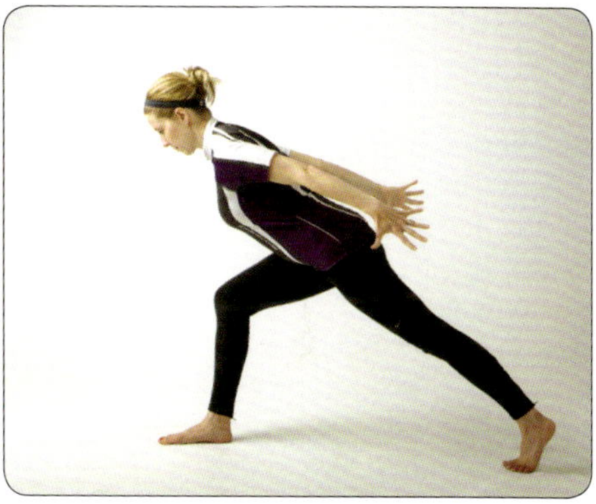

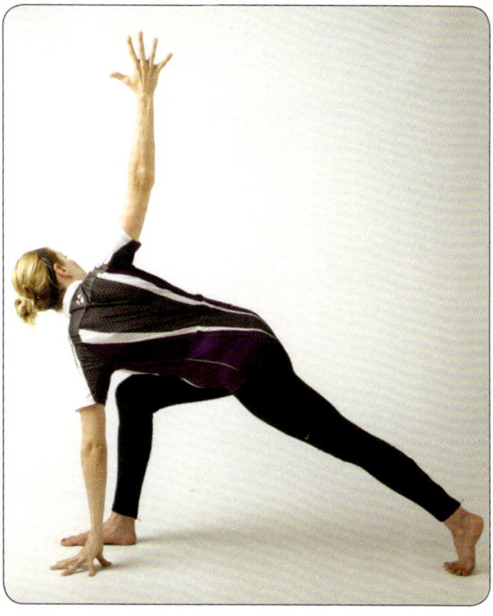

Geneigter Ausfallschritt

Übungsziel: Trainiert Quadrizepse und hintere Oberschenkelmuskeln. Dehnt den Hüftbeuger und Wadenmuskel des hinteren Beins sowie den Brustkorb (besonders wenn die Hände hinter dem Rücken verschränkt sind).

Plus für Radsportler: Wie bei Krieger 1, aber diese beiden geneigten Kriegerpositionen kräftigen nicht nur den oberen Rücken, sondern dehnen auch.

Methode: Setzen Sie den linken Fuß einen guten Schritt zurück. Richten Sie sich auf dem Ballen des hinteren Fußes auf und beugen Sie das vordere Knie, bis es sich hinter oder über dem Knöchel befindet. Den Oberkörper leicht über dem Bein halten. Jetzt gibt es zwei Optionen. Arme vorn: Ziehen Sie den Bauch ein und strecken Sie beide Arme parallel nach vorn aus. Die Finger spreizen. Diese Position fünf bis zehn Atemzüge lang halten. Arme hinten: Nehmen Sie die Arme hinter den Rücken und – wenn die Schultern mitmachen – verschränken Sie die Finger. Halten Sie diese Position weitere fünf bis zehn Atemzüge lang.

Variation: Bei Knieproblemen: Machen Sie einen höheren Ausfallschritt, um die Quadrizepse weniger zu fordern.

Nächster Schritt: Schieben Sie den hinteren Fuß weiter zurück, bis der vordere Oberschenkel parallel zum Boden ist.

Ausfallschritt mit Drehung

Übungsziel: Quadrizepse, hintere Oberschenkelmuskeln und Gesäßmuskeln.

Dehnungen: Hüftbeuger und Wade des hinteren Beins. Löst Verspannungen an Rücken, Oberkörper und Schultern.

Plus für Radsportler: Wie bei Krieger 1, verhilft aber durch Lösung von Verspannungen auch zu einem geschmeidigen Oberkörper, sodass eine tiefere Atmung während des Radfahrens ermöglicht wird.

Methode: Setzen Sie die Hände zu beiden Seiten des Fußes auf den Boden, wie bei einem hohen Ausfallschritt. Führen Sie beim Einatmen den rechten Arm im Bogen zur Decke und drehen Sie dabei den Kopf, um auf Ihre Hand zu blicken. Führen Sie beim Ausatmen den Arm zurück an die Seite. Wiederholen Sie die Übung mit dem anderen Arm und wechseln Sie dabei mit der Atmung von einer Seite zur anderen. Wiederholen Sie die Position 5-mal auf jeder Seite.

Variation: Müde Beine? Legen Sie das hintere Knie auf dem Boden ab und führen Sie eine tiefere Variante durch.

Rückbeuge mit Ausfallschritt

Keine Zeit zum Dehnen? Diese Rückbeuge ist zeitsparend. Sie dehnt die oberen Muskeln der Quadrizepse, Hüftbeuger, Brustmuskeln und Schultern. Wenn Sie den Kopf sanft in die Hände schieben, kräftigt sie auch die Nackenstrecker, und sie hilft Ihnen, die Balance zu halten.

Schritt 1

Ausgangsposition ist der Vierfüßlerstand. Setzen Sie den rechten Fuß nach vorn zwischen die Hände. Richten Sie sich auf dem Ballen des hinteren Fußes auf. Ziehen Sie den Bauch ein und richten Sie den Oberkörper auf, sodass er über den Hüften lagert. Legen Sie zuerst beide Hände auf die vorderen Oberschenkel und konzentrieren Sie sich auf die Beine. Es geht um eine tiefe (aber nicht schmerzhafte) Dehnung der oberen Muskeln des Quadrizeps und des oberen hinteren Schenkels. Um die Dehnung zu verstärken, sinken Sie tiefer in die Stellung, um sie zu verringern, richten Sie sich etwas auf. Ziehen Sie jetzt das Steißbein ein, um die Lendenwölbung zu verkleinern, und gehen Sie in eine sanfte Rückbeuge. Atmen Sie langsam durch die Nase. Wenn Sie sich unsicher fühlen, beenden Sie die Übung hier.

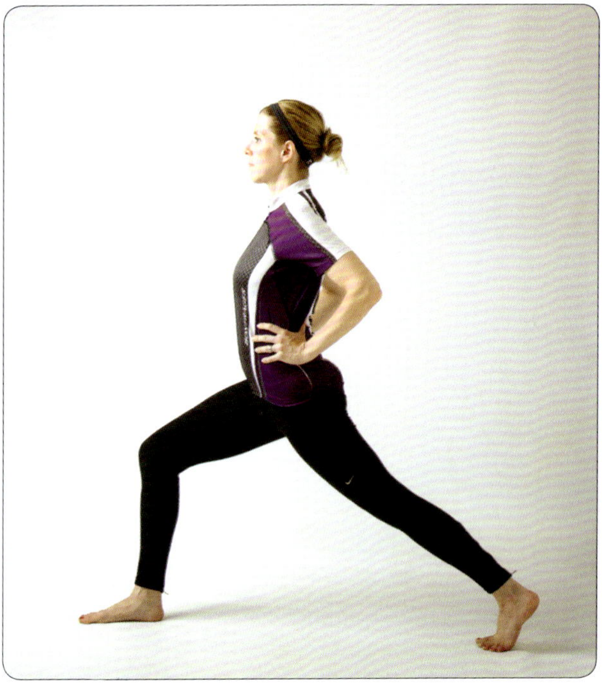

Schritt 2

Um diese Position zu intensivieren, führen Sie beide Arme im Bogen nach oben und verschränken Sie die Finger hinter dem Kopf. Versuchen Sie den Kopf entspannt in die Hände zu legen und die Schultern niedrig zu halten. Dehnen Sie jetzt die Brustmuskeln und Schultern durch Zurückziehen der Ellbogen – gerade aus der Sichtlinie. Halten Sie die Position fünf bis zehn Atemzüge lang. Beenden Sie diese Position behutsam und wiederholen Sie die Übung mit der anderen Seite. Sinken Sie am Ende der Übung in die Stellung des Kindes.

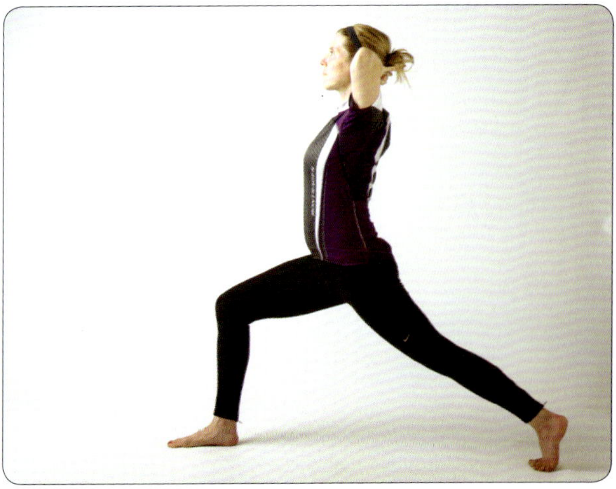

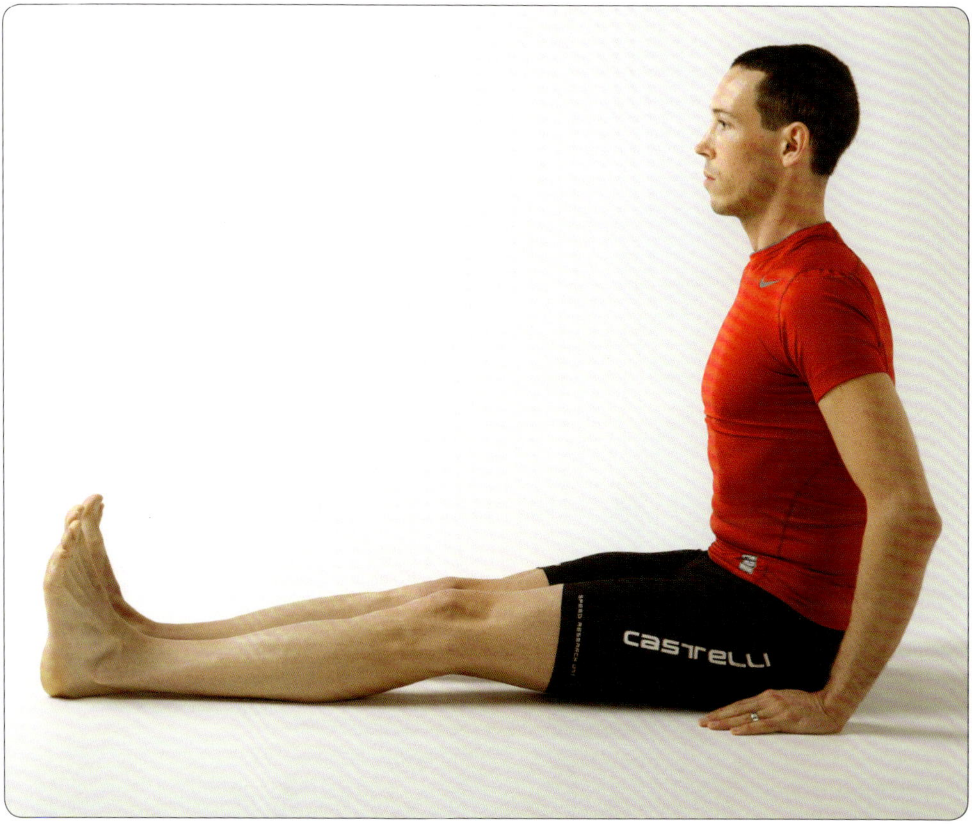

Kräftigen des inneren Schenkelmuskels im Sitzen

Übungsziel: Musculus vastus mediales und Rückenmuskeln. Dehnt die hinteren Oberschenkelmuskeln.

Plus für Radsportler: Radfahren beansprucht die äußeren Muskeln des Quadrizeps, wobei die medialen oder inneren Muskeln des Quadrizeps vergleichsweise schwach bleiben.
Diese Dysbalance kann zu Knieproblemen führen.

Methode: Setzen Sie sich mit nach vorn ausgestreckten, geschlossenen Beinen auf den Boden. Richten Sie den Rücken vom Scheitel her auf und drücken Sie die Handflächen leicht in den Boden. Um die inneren Muskeln des Quadrizeps zu aktivieren, pressen Sie die Knie in den Boden. Halten Sie diese Position zwanzig Sekunden lang bei gleichmäßiger Atmung. 4-mal wiederholen.

Die lateralen Kräftiger

Da Radsportler sich linear bewegen, können die für die seitliche oder laterale Bewegung zuständigen Hüft- und Beinmuskeln vernachlässigt sein. Diese Übungen für den lateralen Kraftaufbau trainieren die äußere und innere Schenkelmuskulatur und die Muskeln des seitlichen Oberkörpers, z. B. die schrägen Bauchmuskeln. Da die Positionen von einer Seite zur anderen wechseln, werden die Hüften gedehnt und Verspannungen gelöst, die sich durch einseitige Haltung der Oberschenkel beim Treten aufbauen.

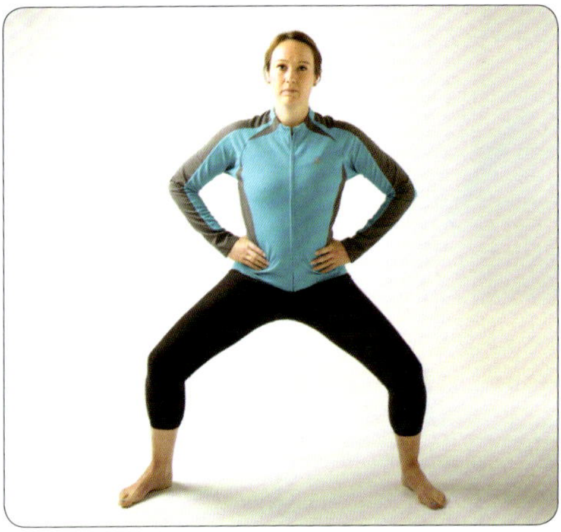

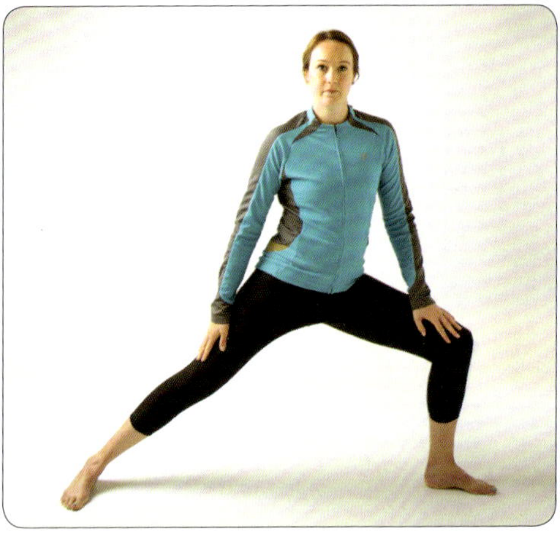

Pferd

Übungsziel: Gesäßmuskeln, innere und äußere Oberschenkel. Dehnt die Hüften und inneren Oberschenkel.
Plus für Radsportler: Kräftigt die Gesäßmuskeln. Hüftverspannungen werden gelöst.
Methode: Stellen Sie die Füße weit auseinander und drehen Sie die Zehen leicht nach außen. Die Hände liegen auf den Hüften. Ziehen Sie das Steißbein ein, sodass der Rücken gerader ist. Gehen Sie beim Ausatmen in eine hohe Hocke. Die Knie sind auf einer Linie mit dem zweiten Zeh. Lassen Sie die Knie nicht nach innen fallen. Halten Sie diese Position fünf bis zehn Atemzüge lang. Dann richten Sie sich auf und stellen die Füße nebeneinander.
Variation: Bei Knieproblemen: eine höhere Kniebeuge.
Nächster Schritt: Führen Sie die Handflächen zusammen. Gehen Sie bei jedem Ausatmen tiefer in die Knie, bis Sie nahe am Boden sind. Arbeiten Sie sich dann wieder hinauf zur Startposition.

Dynamischer Ausfallschritt zur Seite

Übungsziel: Kräftigt und dehnt die Adduktoren, die sich in den inneren Oberschenkeln befinden. Trainiert Quadrizeps, hintere Oberschenkelmuskeln und Gesäßmuskeln. Löst Hüftverspannungen.
Plus für Radsportler: Schwache innere Schenkelmuskeln in Kombination mit überentwickelten äußeren Muskeln des Quadrizeps können bei Radsportlern zu Knieproblemen führen. Dieser seitliche Ausfallschritt baut laterale Kraft auf, um die Unausgewogenheit auszugleichen.
Methode: Ausgangsposition ist das Pferd, aber stellen Sie die Füße weiter auseinander. Die Zehen bleiben leicht nach außen gedreht. Legen Sie die Hände auf den Oberschenkeln ab. Atmen Sie ein und verlagern Sie beim Ausatmen das Gewicht, um in den seitlichen Ausfallschritt zu gelangen.
Ausrichtung kontrollieren: Das Knie sollte bis über den zweiten und dritten Zeh gleiten. Beim Einatmen gehen Sie zurück in die Mitte und bewegen sich bei der nächsten Ausatmung zur anderen Seite. Wiederholen Sie die Position 5-mal auf jeder Seite.
Variation: Führen Sie bei Knieproblemen einen höheren Ausfallschritt durch.

Krieger 2

Übungsziel: Quadrizeps und hintere Oberschenkelmuskulatur des vorderen Beins. Dehnt die Hüftbeuger, Adduktoren und Wadenmuskeln des hinteren Beins.

Plus für Radsportler: Neben der Kräftigung des vorderen Beins verlagert Krieger 2 den Körper des Radsportlers auf eine laterale Ebene, sodass eine ausgeglichene Kräftigung erreicht wird.

Methode: Stellen Sie die Füße weit auseinander. Der linke Fuß soll 90 Grad nach außen zeigen und der rechte Fuß 45 Grad nach innen. Beugen Sie das vordere Bein und achten Sie darauf, dass das Knie sich hinter oder genau über dem Knöchel befindet. Um die Intensität zu steigern, lassen Sie den hinteren Fuß weiter zurückgleiten und sinken Sie tiefer. Während Ihr Oberkörper sich immer noch über den Hüften befindet, heben Sie beide Arme auf Schulterhöhe, die Handflächen zeigen nach unten. Stellen Sie sich vor, dass Sie von den Fingerspitzen in entgegengesetzte Richtungen gezogen werden. Halten Sie die Schultern entspannt und locker. Blicken Sie über die vordere Hand hinaus und halten Sie die Position fünf bis zehn tiefe Atemzüge lang.

Variation: Sinken Sie bei Knieproblemen nicht zu tief.

Nächster Schritt: Schieben Sie den hinteren Fuß weiter zurück, um in eine tiefere Stellung zu gehen, bis der vordere Oberschenkel parallel zum Boden ist.

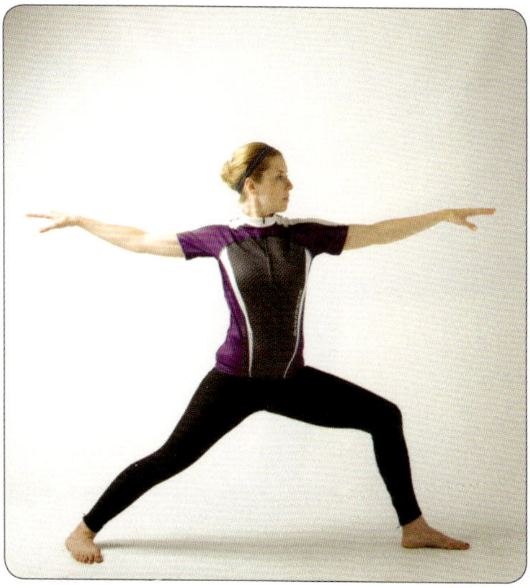

Gestreckte Winkelhaltung

Übungsziel: Quadrizeps und hintere Oberschenkelmuskulatur des vorderen Beins sowie die schrägen Bauchmuskeln. Dehnt die gesamte Körperseite.

Plus für Radsportler: Ausgewogenes Kraftverhältnis von hinteren Oberschenkelmuskeln und Quadrizeps fürs Pedalieren. Kräftigt die schrägen Bauchmuskeln, die den Oberkörper stabilisieren.

Methode: Ausgangsposition ist Krieger 2. Atmen Sie ein und beugen Sie beim Ausatmen das linke Bein und gehen Sie in eine Seitbeuge. Der linke Unterarm ruht auf dem vorderen Oberschenkel. Je weniger Gewicht auf Ihrem Oberschenkel liegt, umso härter müssen die schrägen Bauchmuskeln arbeiten. Führen Sie den rechten Arm im Bogen über Ihr rechtes Ohr, sodass eine gerade Linie von der hinteren Ferse bis zu den Fingerspitzen entsteht. Halten Sie die Position fünf Atemzüge lang.

Variation: Wählen Sie bei Knieproblemen eine höhere Version mit engerer Beinstellung. Wenn Ihr oberer Arm schmerzt, legen Sie die Hand auf die Hüfte.

Nächster Schritt: Um die Position zu intensivieren, führen Sie die linken Fingerspitzen außen neben den linken Fuß und aktivieren Sie den linken inneren Schenkel, indem Sie das Knie in den Ellbogen drücken, um die Beine zu stützen. Sehen Sie nach vorn oder nach oben. Verlassen Sie die Position langsam und wechseln Sie die Seiten.

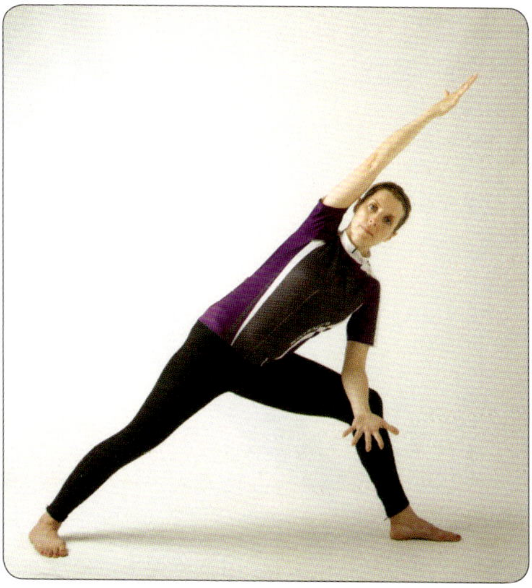

Umgekehrter Krieger

Übungsziel: Quadrizeps, hintere Oberschenkelmuskulatur und vorderes Bein. Dehnt Hüften und Oberkörper.

Plus für Radsportler: Der umgekehrte Krieger trainiert nicht nur Quadrizeps und inneren Oberschenkel des vorderen Beins, sondern hält auch die Oberkörpermuskeln geschmeidig. Muskuläre Verspannungen, die eine tiefe Atmung auf dem Rad beeinträchtigen, werden behutsam gelöst.

Methode: Ausgangsposition ist Krieger 2. Atmen Sie ein und führen Sie beim Ausatmen den vorderen Arm im Bogen nach oben zur Decke. Zugleich lassen Sie den hinteren Arm am hinteren Bein hinuntergleiten, als wollten Sie beim Tennis einen Aufschlag mit weit gespreizten Beinen machen. Drehen Sie die Handfläche der oberen Hand nach hinten und halten Sie die Position fünf Atemzüge lang. Verlassen Sie die Position langsam und wiederholen Sie die Übung auf der anderen Seite.

Variation: Die kombinierte Seit-/Rückbeuge des umgekehrten Kriegers kann den unteren Rücken komprimieren. Richten Sie sich auf und reduzieren Sie die Rückbeuge.

Nächster Schritt: Verbreitern Sie den Stand, indem Sie den hinteren Fuß zurückschieben, bis der vordere Oberschenkel parallel zum Boden verläuft.

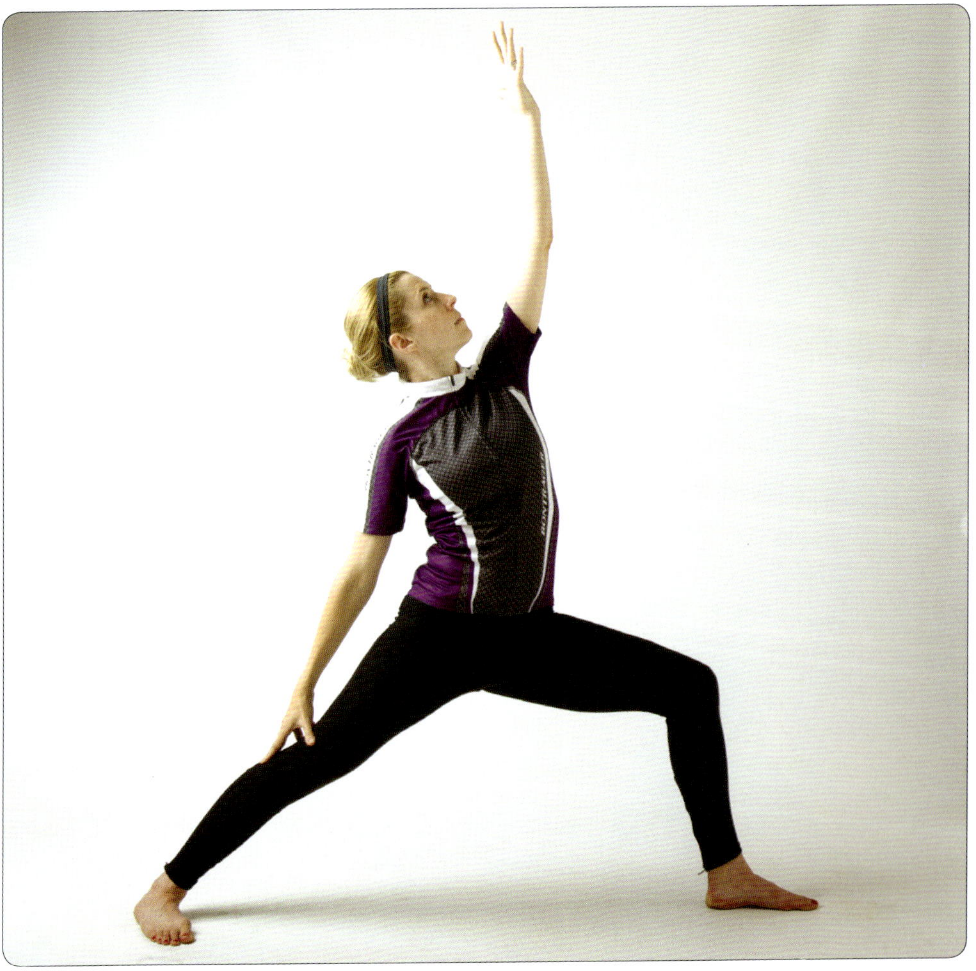

Fuß- und Knöchelkräftiger

Diese einfachen Balanceübungen im Stehen verbessern Ihr Gleichgewichtsgefühl und stärken außerdem Füße und Knöchel, indem sie die Muskeln zwingen, schnell zu kontrahieren und sich zu öffnen. So erreichen Sie, dass der ganze Körper ins Gleichgewicht kommt.

Wadenheben

Übungsziel: Waden-, Knöchel- und Fußmuskulatur.
Plus für Radsportler: Eine einfache Übung, die die Balance verbessert und die Waden (Musculus gastrocnemius und Musculus soleus) trainiert. Die Waden liefern die Kraft für jede Pedalumdrehung.
Methode: Stellen Sie die Füße hüftbreit auseinander, die Arme sind an der Seite. Blicken Sie nach vorn und richten Sie sich beim Einatmen auf den Zehen auf. Versuchen Sie, nicht zu schwanken. Atmen Sie aus und gehen Sie wieder auf den ganzen Fuß hinunter.
Nächster Schritt: Während Sie sich auf die Zehen erheben, führen Sie beide Arme über den Kopf. Senken Sie die Arme, während Sie die Fersen auf den Boden bringen. Oder halten Sie die Position fünf Atemzüge lang.

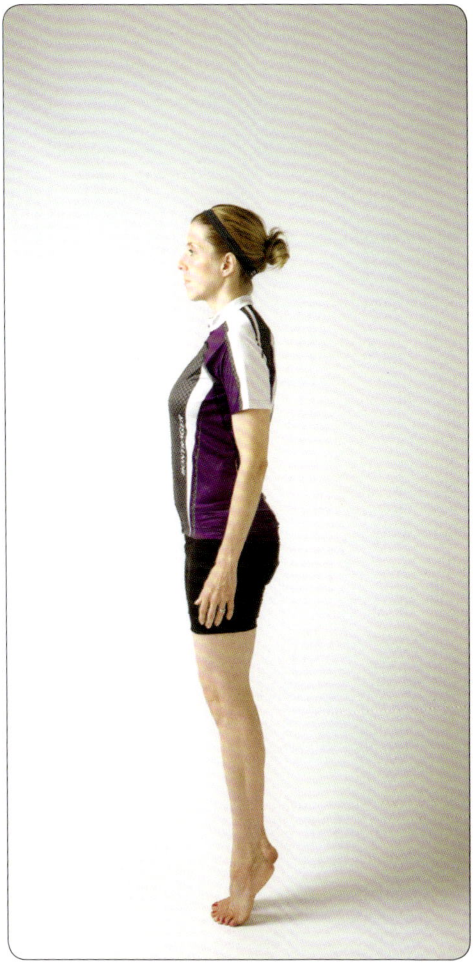

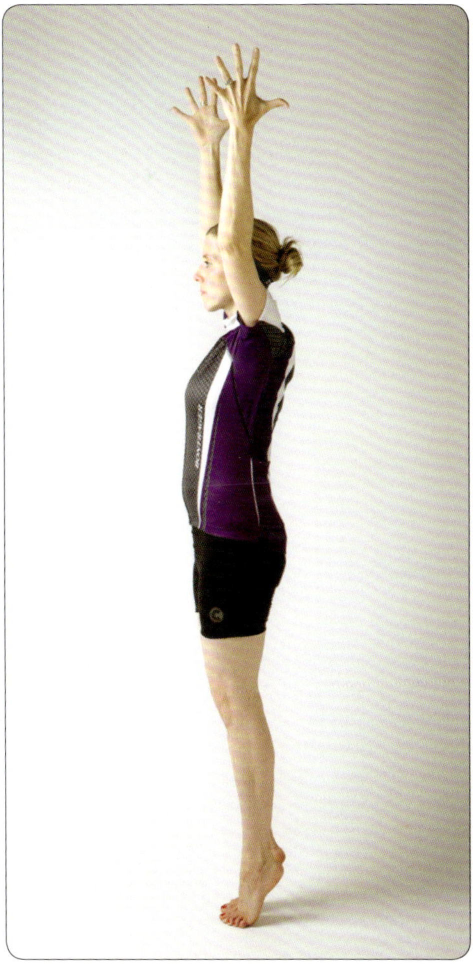

Balancesequenz für Radsportler

Sich in Zeitlupe von einer Balanceübung zur nächsten zu bewegen, trainiert die Körpermitte und die Hüftstabilisatoren, kräftigt Füße und Knöchel und verlangt eine gute geistige Konzentration. Diese Serie von Balancesequenzen wirkt auch auf die Hüftbeuger (Musculus iliopsoas: die Muskulatur im oberen Bereich der Oberschenkel, die das Bein hebt, während Sie in die Pedale treten). Diese Muskeln sollten beim Radfahren geschmeidig und stark sein.

1 Hüftbeugerkräftiger

Stellen Sie die Füße im Hüftabstand auseinander und nehmen Sie die Hände an die Hüften oder wie Flügel auf Schulterhöhe. Sie heben die Zehen des rechten Fußes, spreizen sie weit und senken sie wieder, um Ihre Basis zu erweitern. Jetzt verlagern Sie das Gewicht auf den rechten Fuß. Halten Sie die Hüften waagerecht, während Sie langsam den linken Fuß heben. Das Bein so gerade wie möglich halten und die Zehen zur Decke strecken.

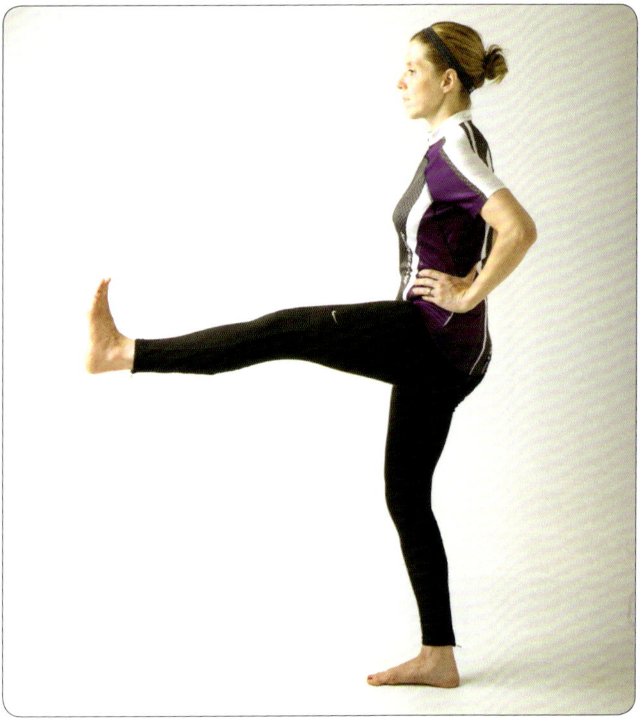

2 Flugzeug

Neigen Sie sich langsam vornüber, um den Übergang zum Flugzeug herzustellen. Die ausgestreckten Arme sind auf Schulterhöhe. Das linke Bein nach hinten ausstrecken, wobei die Zehen nach unten zeigen. Versuchen Sie, das Bein in einer Linie mit dem Oberkörper auszurichten.

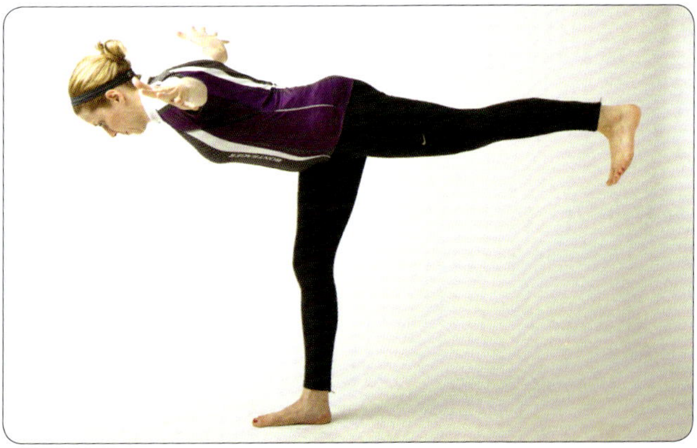

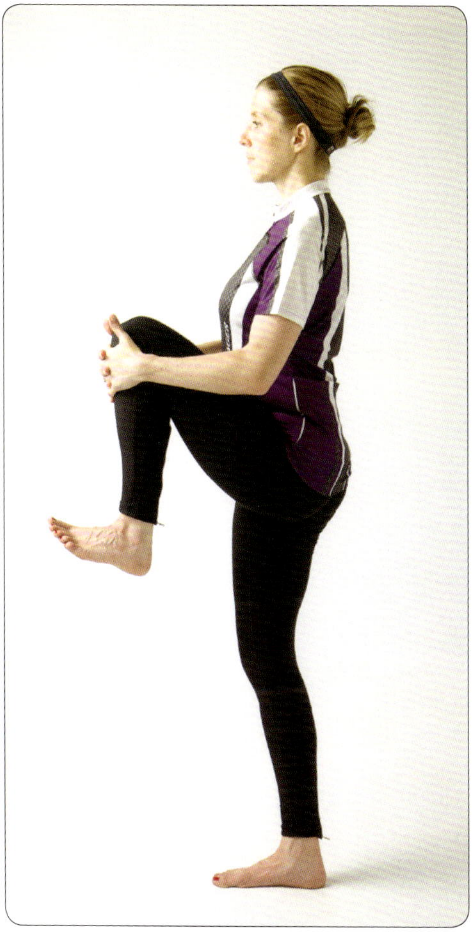

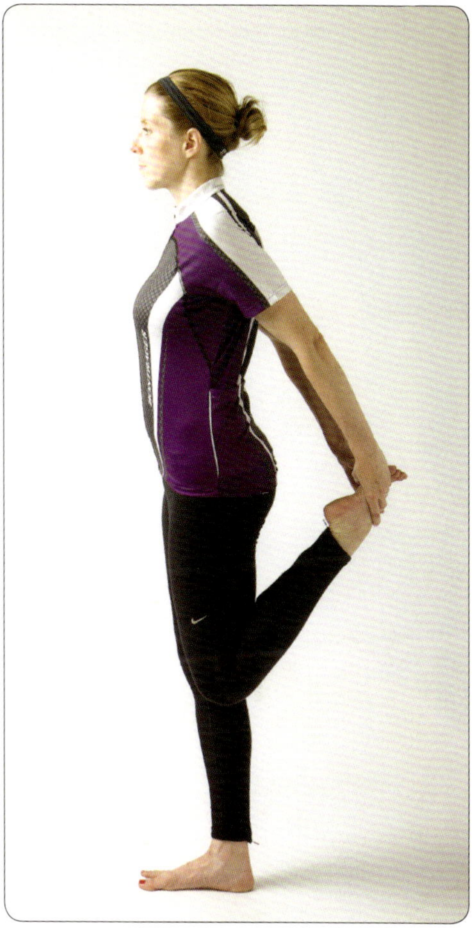

3 Beinumarmung in Balance

Richten Sie sich langsam auf, umfassen Sie das linke Bein und ziehen Sie es an den Bauch. Um wirklich Ihren Gleichgewichtssinn zu testen, ziehen Sie das Kinn an, lassen Sie den Kopf sinken und runden Sie leicht den Rücken.

4 Quadrizepsdehnung für Radsportler

Die linke Hand am linken Schienbein bis zum Knöchel abwärtsgleiten lassen und das Bein in eine Quadrizepsdehnung im Stehen ziehen. Das Steißbein einziehen und – wenn der Quadrizeps es erlaubt – die Knie nebeneinander positionieren. Führen Sie die rechte Hand ebenfalls zum hinteren Fuß, um Brust und Schultern zu öffnen. Weiterhin nach vorn blicken und das Kinn leicht anziehen.

08

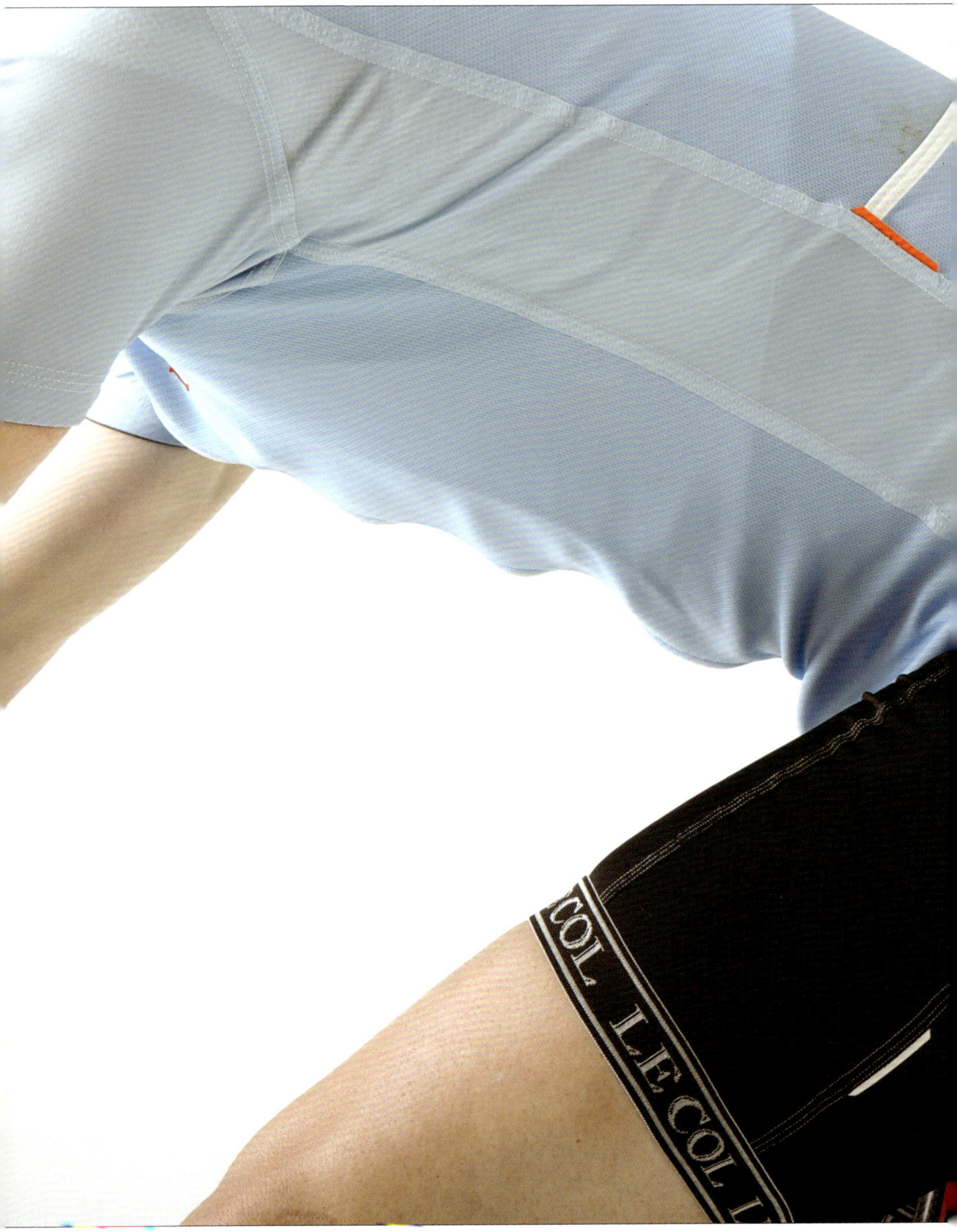

Die Körpermitte des Radsportlers

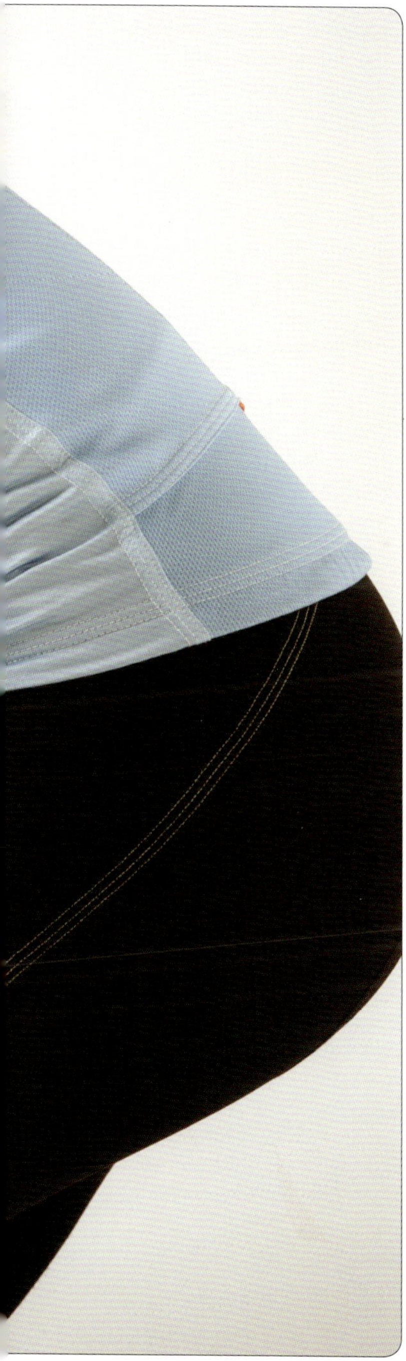

»Die meisten Radsportler legen ihren Trainingsschwerpunkt auf eine repetitive lineare Pedalbewegung, während sie die unterstützende Struktur der Körpermitte vernachlässigen, wo viel von ihrer Kraft und Koordination zentriert ist. Durch konsequentes Yoga- und Pilates-Training habe ich bei Radsportlern eine Steigerung der funktionellen Kraft erlebt, die sich in bessere Leistungen beim Anstieg (im Sitzen und Stehen) umsetzen lässt und die zu weniger Hals-, Schulter- und Rückenbeschwerden führt.«

Thomas Chapple, US-Radsporttrainer

Viele Übungen, die Radsportler zur Kräftigung der Körpermitte verwenden, wie »Planke«, »Heuschrecke« und »Brücke«, stammen aus dem Yoga. Sie sind funktionell, einfach und ortsungebunden, da sie nur das Körpergewicht als Widerstand benutzen: Hanteln, Gymnastikbälle oder teure Mitgliedschaften in Fitnesscentern sind nicht notwendig.

Wählen Sie aus jedem Abschnitt dieses Kapitels eine statische Stellung für die Körpermitte oder verbinden Sie Übungen zu einer Kraftsequenz für die Körpermitte wie in Kapitel 9. So werden Sie jede Muskelgruppe ansprechen, die ein Radsportler braucht, um die optimale Körpermitte-Kraft aufzubauen.

Die Funktion der Körpermitte für Radsportler

Verstehen Sie unter »Körpermitte« die »Bauchmuskeln«? Viele Übungen konzentrieren sich in der Tat auf die verschiedenen Schichten der Bauchmuskeln. Aber in diesem Kapitel werden auch die oft vernachlässigten Gesäß- und Rückenmuskeln behandelt. Diese Rumpfmuskeln arbeiten zusammen, um den Oberkörper über der Lenkstange abzustützen, während die Beine eine geschmeidige und gleichmäßige Pedalbewegung durchführen.

Sechs Gründe für eine Kräftigung der Körpermitte

1 **Ruhiger Oberkörper:** Die Bauchmuskeln, besonders die inneren und äußeren schrägen Bauchmuskeln (Musculus obliquus externus abdominis sowie Musculus obliquus internus abdominis), die sich seitlich an der Taille befinden, stabilisieren den Oberkörper, indem sie Energie raubende Seitenbewegungen minimieren. Dies verhilft Radsportlern zur begehrten Ruhe des Oberkörpers.

2 **Kraftaufbau für Anstiege und Sprints:** Die korsettartigen queren Bauchmuskeln (Musculus transversus abdominis (TVA)) »schienen« die Bauchwand und stützen den Oberkörper über der Lenkstange. Ein Training dieser Muskeln bringt die Extraportion Kraft und Stabilität, um beim Anstieg aus dem Sattel zu gehen.

3 **Das Beibehalten der korrekten Haltung:** Starke Bauchmuskeln sind auch wichtig für die richtige Haltung beim Fahren (siehe »Die optimale Haltung auf dem Rad« in Kapitel 2, Seite 28). Ohne diese Stütze sackt der Körper bei Müdigkeit zusammen und Schultern sowie unterer Rücken werden überlastet.

4 **Ausgeglichene Rückenkraft:** Bei ernsthaften Radsportlern sind die Rückenmuskeln stark ausgebildet, denn diese bleiben während der gesamten Fahrt angespannt. Das funktioniert auch gut, allerdings nicht bei Radsportlern, deren Bauchmuskeln bedeutend schwächer sind – ein bekanntes Szenario, da Radfahren zwar Bauchmuskelstärke verlangt, sie aber nicht aufbaut.

5 **Vermeiden von Rückenproblemen:** Ein Ungleichgewicht in der Kraft von Rücken- und Bauchmuskeln kann zu einer Unzahl von Rückenproblemen führen – von belanglosen Kreuzschmerzen bis zu ernsthafteren Leiden wie einem Bandscheibenvorfall – da die Wirbelsäule allmählich aus ihrer Ausrichtung gezogen wird. Die Yogastellungen in diesem Kapitel können derartige Dysbalancen beheben.

6 **Osteoporose vorbeugen:** Viele Stellungen für die Körpermitte in diesem Kapitel, die verlangen, dass das eigene Körpergewicht getragen wird, wie die Planke, erhalten auch die Knochendichte und verhindern damit Osteoporose (wörtlich »poröse Knochen«). Die Gelenke eines Radsportlers werden nicht in gleichem Maße durch den Bodenkontakt beansprucht wie die eines Läufers. Wenn also Radfahren Ihr einziger Sport ist, sollten Sie einige Belastungsübungen in Ihr Kraft- und Konditionsprogramm einbauen, um im späteren Leben Probleme zu vermeiden.

Das Nachahmen von Radfahrbewegungen

Wo immer möglich, wurden in diesem Kapitel klassische Yogastellungen an die Radfahrhaltung angepasst, um so eine gezielte Kräftigung zu erreichen. Zum Beispiel enthält der Abschnitt über die Brücke eine Variation namens Radsportler-Brücke. In dieser Übung wird abwechselnd ein Fuß angehoben, um die während der Tretbewegung benötigte Stabilität in der Körpermitte und den Hüften zu fördern. In der Radsportler-Planke werden die Knie abwechselnd an den Bauch gezogen, um die inneren Muskeln der Körpermitte und der Schulter- und Armmuskulatur herauszufordern.

Viele Positionen, wie Planke, Krähe und Radfahr-Crunch, wirken nicht nur auf die Bauchmuskeln, sondern auch auf Arm-, Schulter- und obere Rückenmuskulatur. So ergeben sich großartige Nebeneffekte für Radsportler, die gleichzeitig auch ihren Oberkörper kräftigen wollen.

Die Körpermitte des Radsportlers

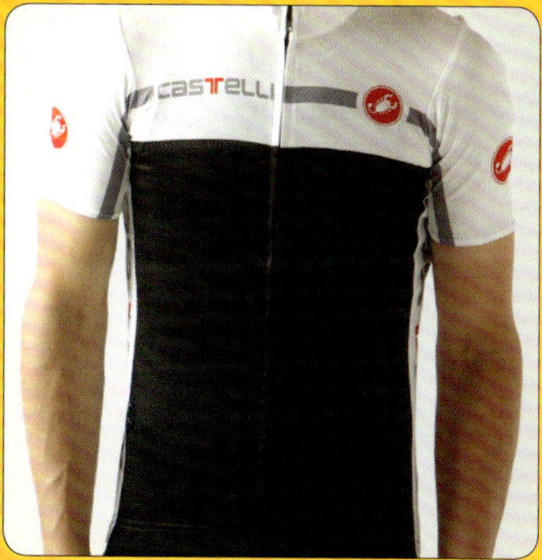

- **Die Bauchmuskeln** enthalten die tiefe korsettähnliche Schicht der queren Bauchmuskeln (TVA), die geraden »Sixpack« Bauchmuskeln (Musculus rectus abdominis) und die zwei Schichten der schrägen Bauchmuskeln seitlich an der Taille. Sie erfüllen verschiedene Funktionen für den Radsportler. Zum Beispiel unterstützen die geraden Bauchmuskeln das aufrechte Sitzen im Sattel und das Powern beim Anstieg. Die geraden Bauchmuskeln sind Übungsziel der Stellung Boot. Die Planke bearbeitet die TVAs, die wesentlich für Haltung und Stabilität sind. Die schrägen Bauchmuskeln reduzieren schließlich die unerwünschten Seitenbewegungen und schaffen einen ruhigen Oberkörper. Belastbare schräge Bauchmuskeln werden durch die Seitenplanke und die Drehung im Liegen gebildet.
- **Die Gesäßmuskeln** kräftigen und stabilisieren die Beine. Die Stellungen, die auf den Hauptgesäßmuskel, Musculus gluteus maximus, wirken, sind einfache Brücke, Gesäßplanke und besonders die Radsportler-Brücke, eine Sequenz, die die Gesäßmuskeln zur Arbeit im Alleingang zwingt, genau wie beim Pedaltritt. Der kleinere Gesäßmuskel, Musculus gluteus medius, an der seitlichen Hüfte wird oft übersehen, hat aber eine Schlüsselrolle, denn er stabilisiert den Oberschenkelknochen. So wird die gesamte Bewegung auf eine Sagittal- oder Vorwärtsebene gelenkt. Trainieren Sie die Seitenplanke für den Musculus gluteus medius mit einem erhobenen oberen Bein.
- **Die Rückenmuskeln** eines Radsportlers sind höchstwahrscheinlich schon allein durch die Haltung auf dem Rad stark. In diesem Kapitel sind nur eine Handvoll Yogastellungen für den Rücken enthalten. Sie befassen sich hauptsächlich mit Schwachstellen wie dem unteren Rücken und den Schulterblättern. Die meisten, so wie die Heuschrecken-Serie, können in ihrer Doppelrolle als Rückbeugen Verspannungen in den Rückenstreckern lösen. Die Heuschrecke ist ebenfalls für den Kraftaufbau um die Schulterblätter (scapulae) geeignet, besonders mit verschiedenen Armpositionen. Dieser Bereich muss stark sein, um dem Körper die aerodynamische Haltung zu ermöglichen. Sehen Sie sich die Übungssequenz zur aerodynamischen Haltung an, wenn das Ihre Schwachstelle ist.

Die Körpermitte einschalten

Die folgenden Sequenzen legen den Schwerpunkt auf die tiefen Schichten der queren Bauchmuskeln. Diese Muskeln haben vielleicht nicht den Glamour des sichtbaren Sixpacks, sind aber die Basis einer starken Körpermitte. Der quere Bauchmuskel arbeitet wie ein Korsett, das den unteren Rücken schützt und die Haltung erhält. Die sanfteren Warm-ups sind ein guter Start, wenn die Körpermitte schwach und der Rücken verletzt ist, kurbeln die Bauchmuskeln aber auch an, bevor die härtere Arbeit beginnt.

Beckenkippung

Übungsziel: Quere Bauchmuskeln.
Plus für Radsportler: Mit der Beckenkippung kann man leicht die tiefen queren Bauchmuskeln ansprechen und die übrigen Bauchmuskeln für härtere Arbeit »einschalten«. Diese Übung ist auch bei Kreuzschmerzen hilfreich.
Methode: Legen Sie sich auf den Rücken. Beugen Sie die Beine und setzen Sie die Füße hüftbreit voneinander auf den Boden. Heben Sie beim Einatmen den Nabel zur Decke. Die Hüften bleiben dabei am Boden, sodass ein Zwischenraum unter der Lendenwirbelsäule entsteht. Senken Sie beim Ausatmen den Bauch, sodass der untere Rücken flach auf dem Boden liegt. Wiederholen Sie die Übung 5-mal. Zum Beenden umarmen Sie die Beine und ziehen Sie sie an den Bauch.

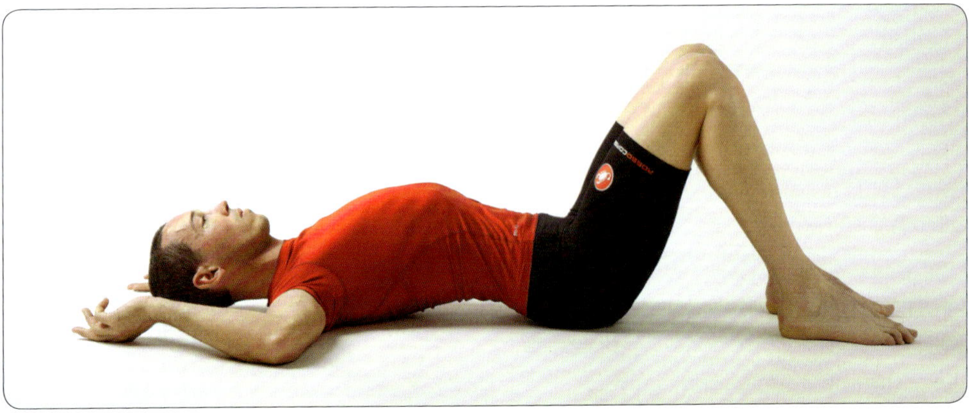

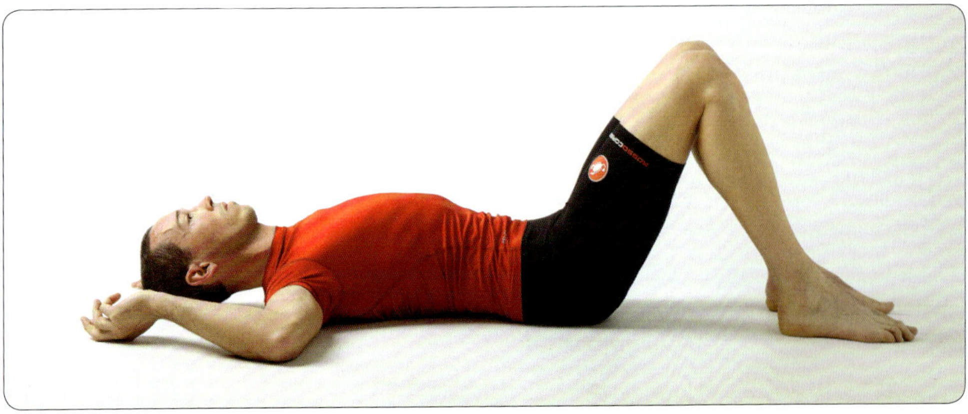

Beckenkippung auf dem Fahrrad

Diese Übung kann auf behutsame Weise auf dem Fahrrad durchgeführt werden, um die TVA oder queren Bauchmuskeln zu kräftigen und einen flacheren Rücken zu erhalten. Sie löst auch Verspannungen im unteren Rücken und ist angenehm nach stundenlangem Radfahren. Halten Sie an der Ampel an. Lassen Sie den Rücken leicht hohl werden und kippen Sie das Becken vor, dann machen Sie den unteren Rücken rund und ziehen das Becken an, während Sie die tiefen Bauchmuskeln anspannen. Beim Ausatmen lockern.

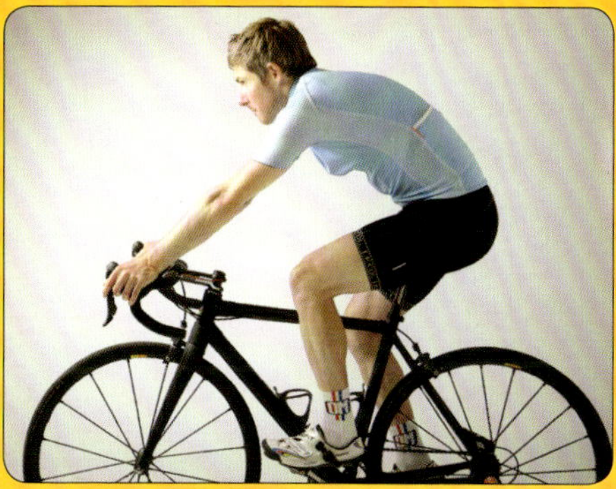

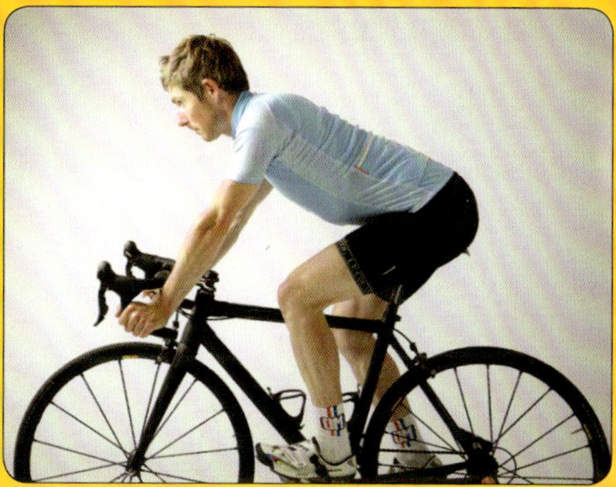

Katze
Übungsziel: Die queren Bauchmuskeln. Dehnt die gesamte Rücken- und Schultermuskulatur.
Plus für Radsportler: Die Katze ist ein Kleinod für Radsportler und löst nach einer Fahrt Spannungen in der gesamten Rücken-, Schulter- und Halsmuskulatur und spricht die tiefe Körpermitte an.
Methode: Ausgangsposition ist der Vierfüßlerstand. Beim Einatmen Kopf und Hüften leicht heben. Der mittlere Rücken sollte gesenkt sein. Beim Ausatmen den Rücken rund machen, dabei das Kinn an- und das Steißbein einziehen. Den mittleren Rücken an die Decke schieben und den Bauch einziehen. Halten Sie die Position eine Sekunde lang und wiederholen Sie sie 4-mal.
Variation: Heben Sie bei Verspannungen im Nacken die Hüften an, belassen Sie den Kopf aber in einer Linie mit dem Rücken.

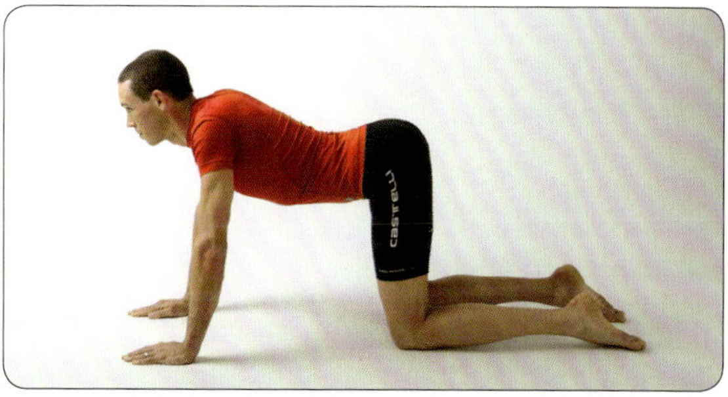

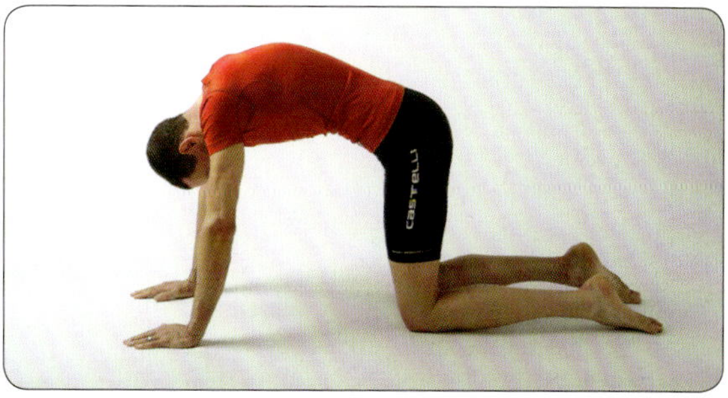

Tisch

Übungsziel: Die queren Bauchmuskeln, Gesäßmuskeln und hintere Oberschenkelmuskeln.
Plus für Radsportler: Diese Übung hilft, die Körpermitte zu stabilisieren, während Sie die Glieder bewegen. Die Übung verbessert das Gleichgewicht.
Methode: Ausgangsposition ist der Vierfüßlerstand. Halten Sie den Kopf auf einer Höhe mit dem Oberkörper, während Sie nach unten blicken. Den Bauch anziehen. Kommen Sie in eine diagonale Dehnung, indem Sie langsam das linke Bein auf Hüfthöhe und den rechten Arm bis auf Schulterhöhe heben. Halten Sie die Position fünf langsame Atemzüge lang und wechseln Sie dann die Seite.

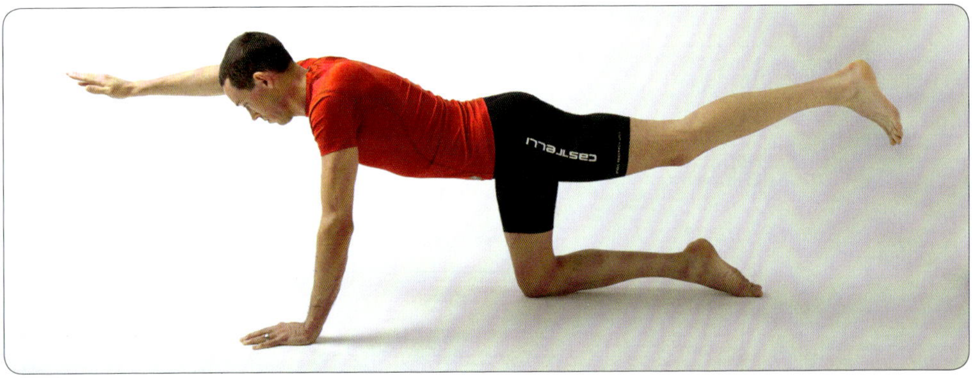

Tisch für Fortgeschrittene

Übungsziel: Die queren Bauchmuskeln, Gesäßmuskeln und hinteren Oberschenkelmuskeln. Dehnt die Nackenstrecker.
Plus für Radsportler: Diese dynamische Variation sorgt für Balance und Koordination auf dem Rad, während die tiefen Bauchmuskeln trainiert werden.
Methode: Ausgangsposition ist die Stellung Tisch. Atmen Sie ein. Machen Sie beim Ausatmen den Rücken rund. Winkeln Sie das linke Bein an und ziehen Sie es an den Bauch. Gleichzeitig beugen Sie den rechten Arm, führen die rechte Hand zum Scheitel und ziehen den Kopf ebenfalls zum Bauch. Versuchen Sie, den Ellbogen mit dem Knie in Kontakt zu bringen. Richten Sie sich beim nächsten Einatmen wieder in die Stellung Tisch auf. 4-mal wiederholen, dabei von einer Seite zur anderen wechseln.

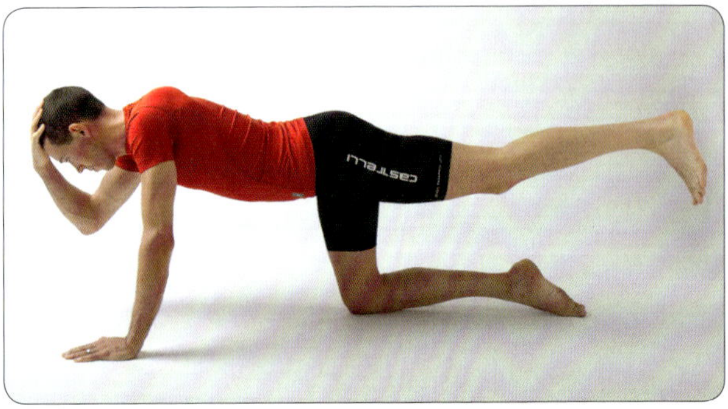

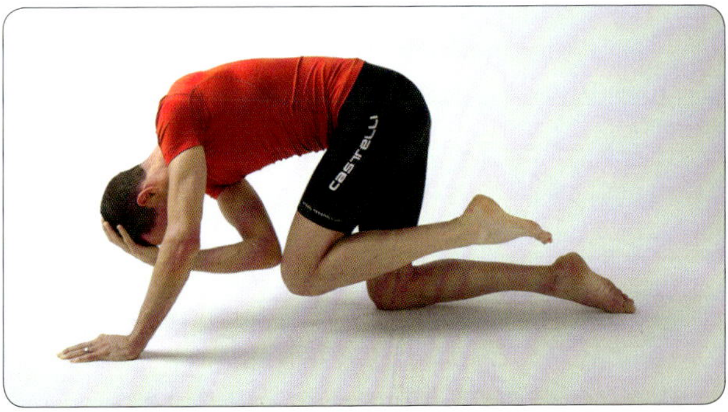

Plankenserie

Die Planke bietet für Radsportler eine großartige Kräftigung der gesamten Körpermitte und hat den zusätzlichen Vorteil, Arme und Schultern zu trainieren. Sie wirkt auf den Musculus rectus abdominis, den geraden Bauchmuskel und die TVA, die queren Bauchmuskeln, während die »Seitenversionen« die stabilisierenden schrägen Bauchmuskeln trainieren. Bei der »niedrigen Planke«, bei der die Arme im rechten Winkel sind, werden die Arme intensiver trainiert, allerdings wird dabei noch zusätzlich Gewicht auf die Handgelenke verlagert, die vielleicht nach vielen Stunden auf dem Rad ohnehin schon sehr beansprucht sind. Insbesondere wenn Sie am Karpaltunnelsyndrom oder an Ulnarisparese (»Radfahrerlähmung«) leiden, wählen Sie eine Variante wie die Unterarmplanke, die die Handgelenke nicht beansprucht.

Schließlich setzen Radsportler, anders als Läufer, ihre Gelenke sehr wenig unter Stress. Mit der Zeit kann dieser Mangel an Stress zu schwächeren Knochen und einem Osteoporoserisiko führen. Belastungsübungen wie Planke erhalten die Knochendichte.

Regeln: Planke

1. Den Körper in einer Linie vom Kopf bis zu den Fersen halten. Es ist besser, die Knie abzulegen und den Bauch einzuziehen und an dieser Ausrichtung festzuhalten, als im unteren Rücken durchzuhängen oder die Hüften anzuheben.
2. Spannen Sie die Beinmuskeln an und schieben Sie die Fersen weg, damit die unteren Gliedmaßen die Belastung mittragen.
3. Haben Sie eine Handgelenkverletzung oder ein Karpaltunnelsyndrom? Machen Sie die Unterarmplanke.
4. Blicken Sie nach unten, nicht nach vorn, aber lassen Sie nicht den Kopf sinken. Er sollte die Linie der Wirbelsäule weiterführen.
5. Halten Sie die Position fünf bis zehn langsame Atemzüge durch die Nase.
6. Lassen Sie der Stellung Planke die gestreckte Stellung des Kindes folgen (siehe unten), indem Sie die Knie aufsetzen und sich langsam auf die Fersen setzen. Damit dehnen Sie die Schultern und den unteren Rücken. Ballen Sie die Hände zu Fäusten und lassen Sie sie kreisen.

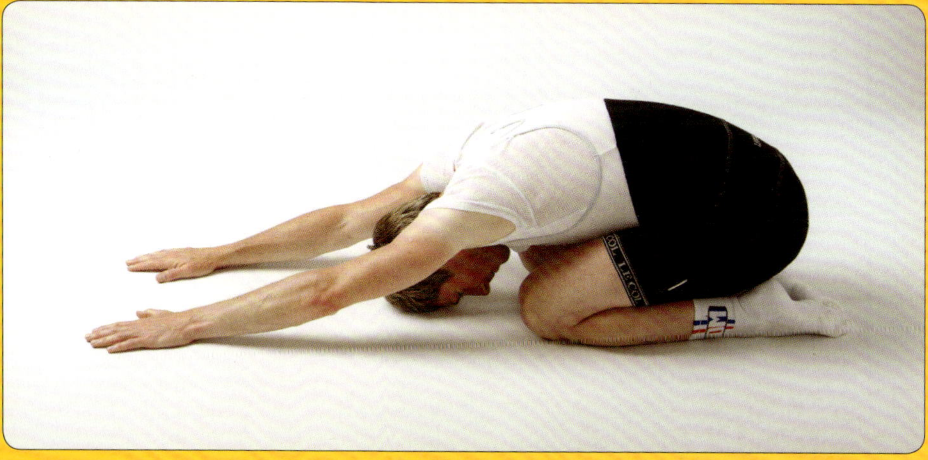

Plankenserie

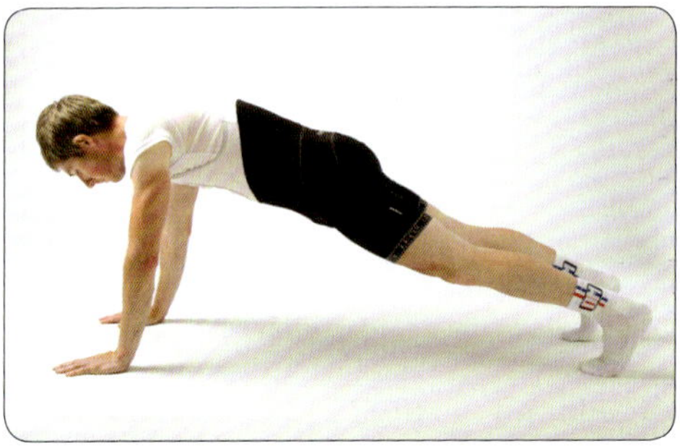

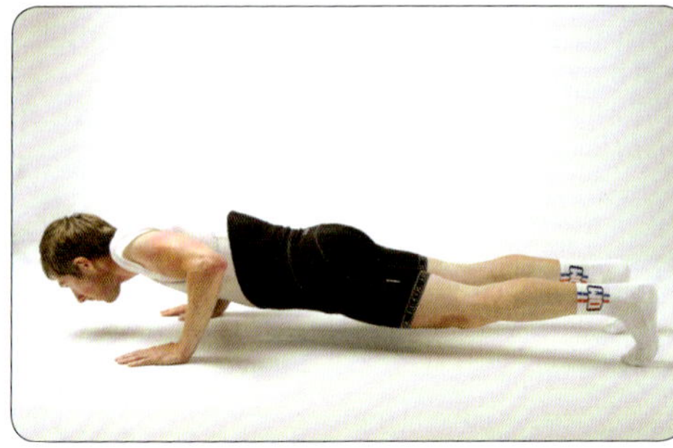

Hohe Planke

Übungsziel: Quere Bauchmuskeln, gerade Bauchmuskeln, Arm- und Schultermuskeln.
Plus für Radsportler: Schafft eine starke, stabile Mitte während des Radfahrens und fördert Arm- und Schulterkraft.
Methode: Heben Sie aus dem Vierfüßlerstand, wobei die Handgelenke unter den Schultern positioniert sind, die Knie vom Boden. Schieben Sie die Fersen nach hinten und spannen Sie die Beinmuskeln an, um die Belastung zu teilen. Blicken Sie zu Boden und halten Sie die Position fünf bis zehn langsame Atemzüge lang.
Variation: Bei schwacher Körpermitte: Die Knie senken, aber Kopf, Rücken und Hüften in einer Linie halten. Der Bauch bleibt eingezogen.
Bei Handgelenkproblemen: Wählen Sie die Unterarmplanke.

Niedrige Planke

Übungsziel: Körpermitte und Armmuskeln, besonders Trizeps.
Plus für Radsportler: Die anspruchsvolle rechtwinklige Armposition ahmt den gebeugten Armwinkel einer flachen Sprintposition oder der aerodynamischen Haltung nach.
Methode: Ausgangsposition ist die hohe Planke. Beugen Sie die Arme, bis der Ellbogen auf einer Linie mit dem Oberkörper ist. Diese Position fünf bis zehn Atemzüge lang halten.
Variation: Die Knie sinken lassen, bis die Armkraft zunimmt.

Unterarmplanke

Übungsziel: Körpermitte, obere Rücken-, Schulter- und Oberarmmuskeln.
Plus für Radsportler: Unterarmplanke ist eine sehr gute Wahl, da sie ohne Druck auf die Handgelenke die Radfahrhaltung nachempfindet. Verschränken Sie die Finger, wenn die Arme enger beieinander sein sollen, um die Oberkörperstellung zu imitieren, wenn man Aerolenker benutzt.
Methode: Auf die Unterarme stützen, die Ellbogen unter den Schultern lagern. Die Hände zu Fäusten schließen und die Unterarme parallel halten, oder die Hände verschränken. Heben Sie die Knie vom Boden und halten Sie die Position fünf bis zehn Atemzüge lang.

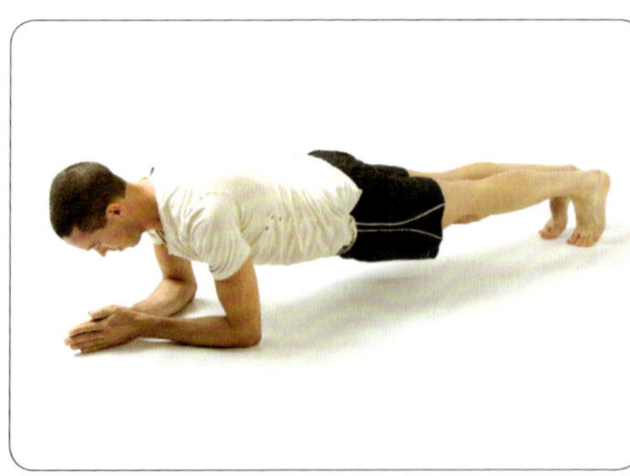

Variation: Die Knie auf den Boden sinken lassen, aber Kopf, Rücken und Hüften in einer Linie halten. Der Bauch ist eingezogen.

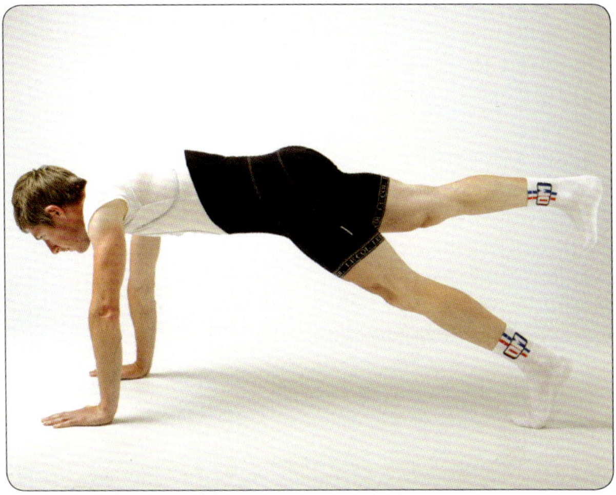

Gesäßplanke

Übungsziel: Körpermitte, Armmuskeln und Musculus gluteus maximus (großer Gesäßmuskel).

Plus für Radsportler: Die Gesäßmuskeln geben Kraft beim Abwärtstritt und stabilisieren die Beine.

Methode: Ausgangsposition ist die hohe Planke. Abwechselnd ein Bein heben und senken. Die Beine bleiben gerade. Bewegen Sie sich langsam, dabei halten Sie die Hüften auf gleicher Höhe. Wiederholen Sie die Übung 5-mal auf jeder Seite.

Variation: Heben Sie die Beine im Vierfüßlerstand an. Machen Sie dann mit Unterarmplanke weiter, um den Handgelenken das Gewicht zu ersparen.

Unterarmseitenplanke

Übungsziel: Die schrägen Bauchmuskeln (Musculus obliquus abdominis).

Plus für Radsportler: Starke schräge Bauchmuskeln reduzieren die Seitwärtsbewegung auf dem Rad, während der Musculus gluteus medius (mittlerer Gesäßmuskel) die Beine stabilisiert.

Methode: Drehen Sie sich auf die Seite und legen Sie die Füße übereinander. Den Ellbogen unter der Schulter lagern und die Finger spreizen. Die Hüften anheben und den oberen Arm ausgestreckt auf die Seite legen, um das Gewicht zu vergrößern. Weiterhin nach vorn blicken. Halten Sie die Position fünf bis zehn langsame Atemzüge lang. Alternativ die Hüften beim Einatmen anheben und beim Ausatmen senken. Die Hüften so pulsieren zu lassen, trainiert die unteren schrägen Bauchmuskeln. Wechseln Sie die Seite.

Variation: Bei schwacher Körpermitte: Führen Sie die Übung durch, während die Knie auf dem Boden ruhen. Beugen Sie die Beine in eine 90-Grad-Position und bringen Sie die Knie in eine Linie mit dem Oberkörper. Heben Sie die Hüften an.

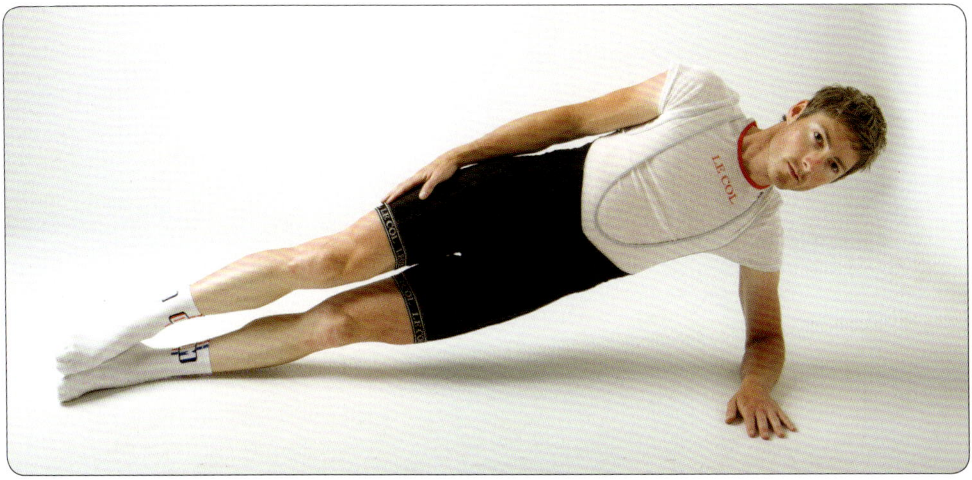

Mittlerer Gesäßmuskel-Seitenplanke

Übungsziel: Mittlerer Gesäßmuskel (Musculus gluteus medius) am seitlichen Gesäß.
Plus für Radsportler: Dieser kleinere und weniger bekannte Gesäßmuskel stabilisiert die Oberschenkelknochen, sodass die Rotation vermindert wird.
Methode: Ausgangsposition ist die Unterarmseitenplanke. Beim Einatmen das obere Bein heben. Halten Sie diese Position fünf langsame Atemzüge lang. Alternativ dazu können Sie das Bein heben und senken. Synchronisieren Sie die Bewegung mit der Atmung, beim Einatmen anheben, beim Ausatmen ablegen.
Variation: Legen Sie sich auf die Seite. Lagern Sie die Beine aufeinander wie bei der Seitenplanke. Heben und senken Sie das obere Bein.

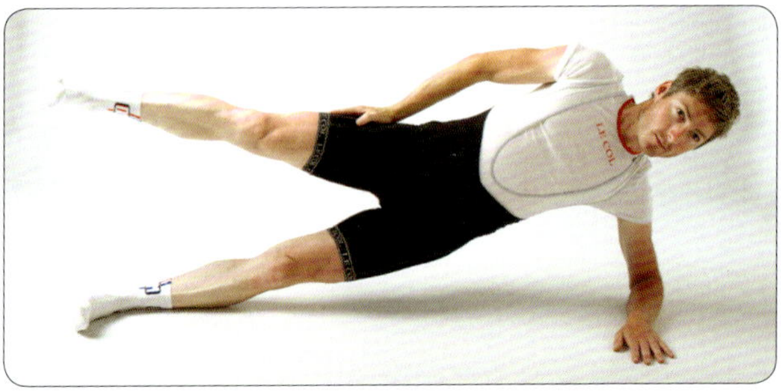

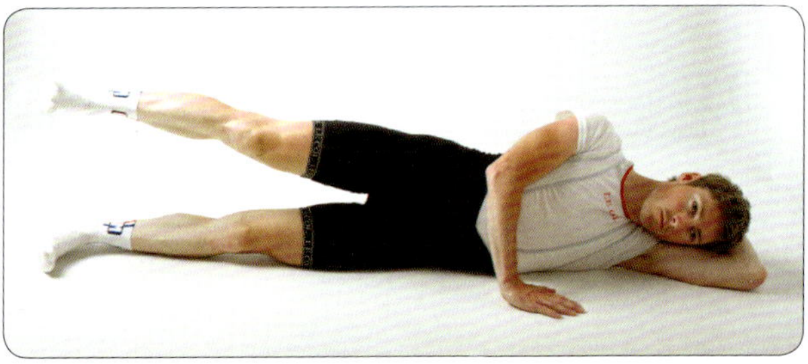

Radsportler-Planke

Übungsziel: Bauch- und Armmuskeln. Dehnt die Rücken- und Halsmuskulatur.
Plus für Radsportler: Radsportler-Planke imitiert die Sprint-/aerodynamische Haltung, um gezielt Bauchmuskelkraft aufzubauen. Die Übung lockert ebenfalls Verspannungen in der Rückenmuskulatur und bei den Nackenstreckern.
Methode: Ausgangsposition bei der Einatmung ist die hohe Planke. Beim Ausatmen machen Sie den Rücken rund, ziehen das Kinn an und führen das rechte Knie zur Nase. Halten Sie eine Sekunde lang und ziehen Sie den Bauch ein. Dann kommen Sie beim Einatmen langsam zurück in die Planke und setzen den rechten Fuß ab. Wiederholen Sie die Übung auf der linken Seite und bewegen Sie sich weiter von einer Seite zur anderen, synchronisieren Sie die Bewegungen mit dem Atem. 5-mal auf jeder Seite wiederholen.

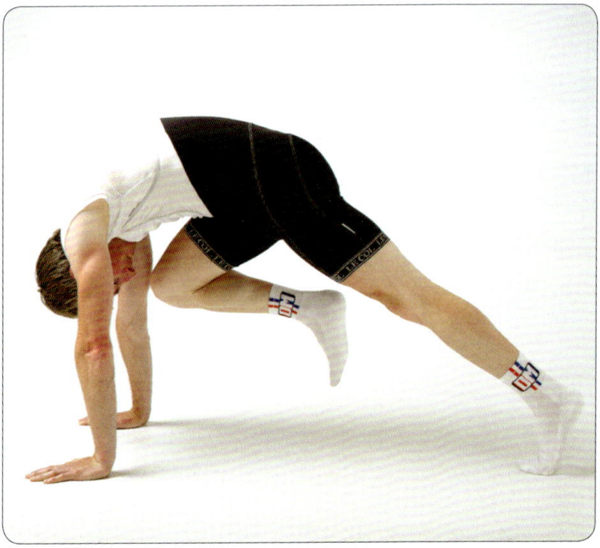

Variation: Führen Sie eine sanftere Version im Vierfüßlerstand durch.
Variation für die schrägen Bauchmuskeln: Führen Sie das Knie an die Außenseite des Ellbogens. Für eine Sekunde so halten und dann zur Planke zurückkehren.

Verschiedene Techniken für die Körpermitte

Radfahr-Crunch
Übungsziel: Quere Bauchmuskeln, gerade Bauchmuskeln, Schulter- und Armmuskulatur.
Plus für Radsportler: Diese intensive Position, die aus einer knienden Stellung entwickelt wurde und von Yoga Sports Science® gelehrt wird, baut spezifische Kraft für Radsportler auf.
Methode: Lassen Sie sich auf die Knie nieder und setzen Sie die Hände neben die Knie. Drücken Sie die Hände auf den Boden und machen Sie den Rücken rund. Den Kopf locker hängen lassen. Heben Sie jetzt die Knie, sodass Sie nur noch auf den Oberseiten der Zehen ruhen. Halten Sie diese Position fünf Atemzüge lang.
Variation: Bei Knieproblemen: Entscheiden Sie sich für einen traditionellen «Crunch«. Legen Sie sich auf den Rücken und rollen Sie die angewinkelten Beine an den Bauch.
Nächster Schritt: Heben Sie die Knie höher an, indem Sie die Füße weiter vom Boden lösen, sodass Sie nur leicht auf den Zehen ruhen. Dann »pulsieren« Sie in dieser Position, indem Sie die Knie beim Einatmen weiter an den Bauch drücken, beim Ausatmen senken.

1

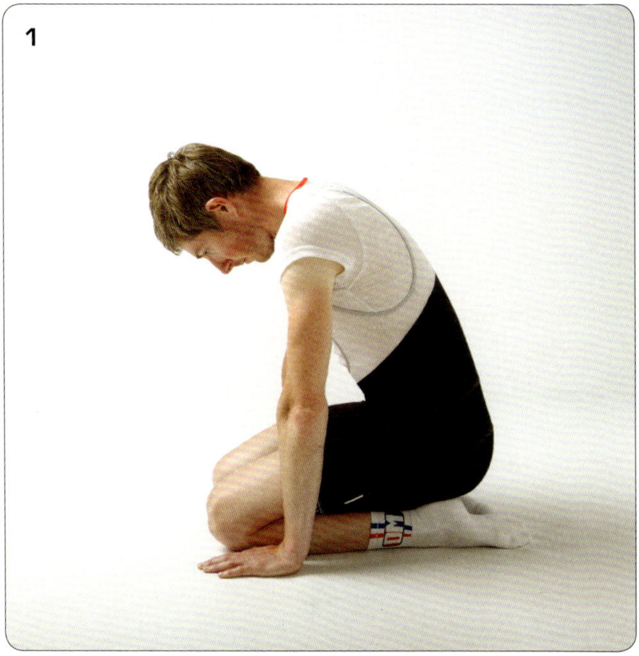

2

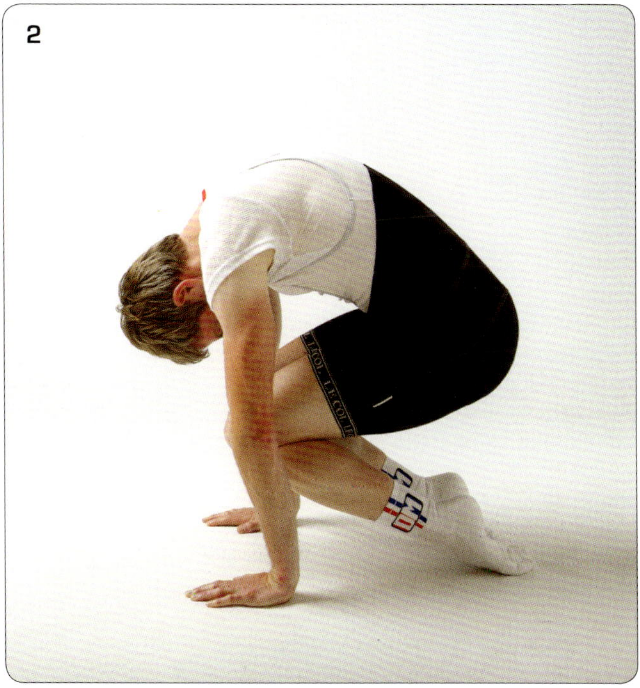

Umgekehrte Planke

Übungsziel: Die obere Armmuskulatur (Delta- und Trizepsmuskeln), hintere Gesäßmuskeln und hintere Oberschenkelmuskeln. Dehnt die Vorderseite des Körpers.

Plus für Radsportler: Diese Stellung ist halb Kraft- und halb Dehnübung. Sie ist keine Übung für die Bauchmuskeln, aber eine großartige Umkehrstellung zur Planke. Sie kehrt auch die Fahrhaltung mit rundem Rücken um und bietet eine willkommene Dehnung für den vorderen Körper, einschließlich Schultern, Brustkorb und Hüften. Der Schwerpunkt der Übung liegt auf der hinteren Oberschenkelmuskulatur, die überstrapazierten Quadrizepse sind unbeteiligt. Die Übung sorgt für eine ausgeglichene Beinkraft.

Methode: Setzen Sie sich mit ausgestreckten Beinen hin. Nehmen Sie die Hände nach hinten und drücken Sie sie in den Boden. Die Finger zeigen dabei vom Körper weg. Jetzt heben Sie die Hüften auf eine Linie mit dem Oberkörper und drücken die Fußsohlen in den Boden. Das Kinn einziehen und nach oben blicken oder den Kopf heben und nach vorn sehen. Legen Sie nicht den Kopf zurück. Halten Sie die Position bis zu fünf Atemzüge lang, dann sinken Sie langsam wieder auf den Boden. Ballen Sie jetzt die Hände zu Fäusten und lassen Sie sie kreisen.

Variation: Meiden Sie diese Position bei Handgelenksverletzung.

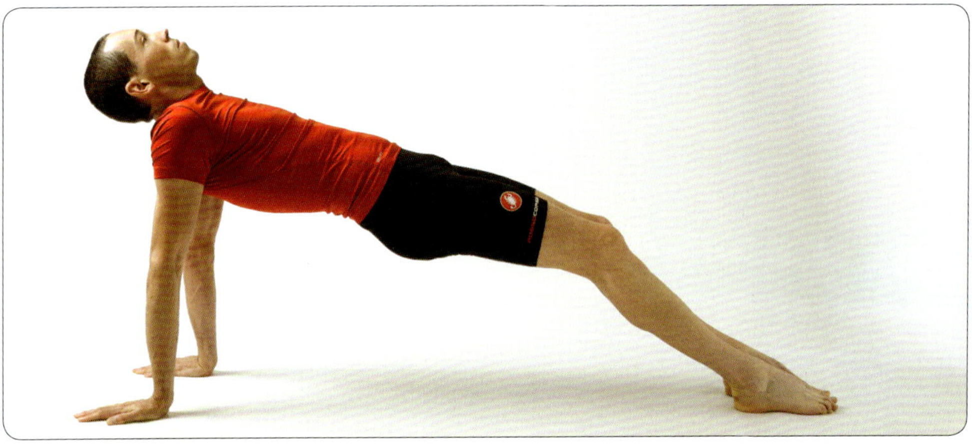

Boot, Krähe und Rollen

Boot

Das Boot wird als Bauchübung eingestuft und trainiert die geraden Bauchmuskeln (M. rectus abdominis), aber die Übung fordert auch die Hüftbeuger heraus. Die Beugemuskeln (einschließlich großer Lendenmuskel, M. psoas) und Darmbeinmuskel (M. Illiacus) heben das Bein jedes Mal, wenn Sie in die Pedale treten. Aber wenn Ihnen die Beine schon vom Radfahren wehtun, wählen Sie die Planke als Alternative; oder probieren Sie die modifizierte Version mit den Füßen auf dem Boden. Gehen Sie in den Ausfallschritt (siehe Seite 56), um danach die Hüftbeuger zu dehnen.

Übungsziel: Die geraden Bauchmuskeln (M. rectus abdominis), Muskulatur des unteren Rückens, Hüftbeuger, Quadrizepse, hintere Oberschenkelmuskulatur und Halsmuskeln.

Plus für Radsportler: Die Übung schafft eine solide, stabile Körpermitte und trainiert ebenfalls die Hüftbeuger. Das Boot verbessert auch die Balance.

Methode: Sitzen Sie mit den Füßen hüftbreit auseinander auf dem Boden. Beim Einatmen heben Sie beide Füße. Dabei halten Sie die Beine angewinkelt. Richten Sie den Brustkorb auf (S.139), um nicht hintenüber zu fallen. Die Arme parallel halten und die Finger spreizen. Sehen Sie nach vorn und halten Sie die Position fünf bis zehn langsame tiefe Atemzüge lang.

Variation: Wenn die Hüftbeuger vom Radfahren schmerzen, vermeiden Sie diese Position, oder lassen Sie die Füße auf dem Boden und lehnen Sie sich zurück. Der Brustkorb bleibt aufgerichtet.
Nächster Schritt: Strecken Sie die Beine (dazu braucht man geschmeidige hintere Oberschenkelmuskeln!), aber nur, wenn der Rücken dabei nicht rund wird. Oder strecken Sie jeweils ein Bein aus. Die Arme parallel zu den Ohren hochführen.

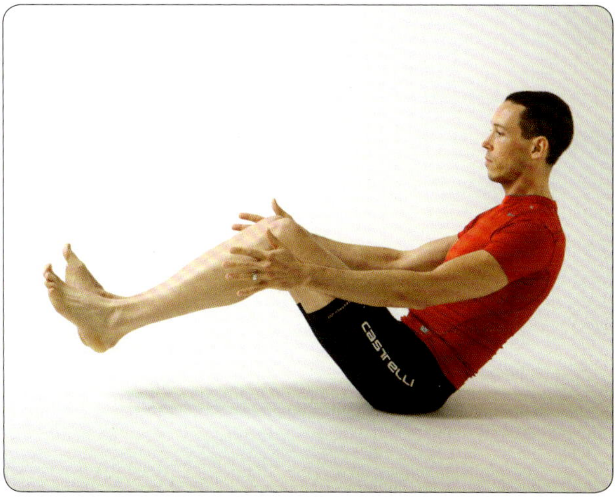

Drehendes Boot

Übungsziel: Schräge Bauchmuskeln, gerade Bauchmuskeln (Musculus rectus abdominis) und Hüftbeuger.
Plus für Radsportler: Die schrägen Bauchmuskeln halten beim Radfahren den Körper »ruhig«, während starke, geschmeidige Hüftbeuger den jeweiligen Oberschenkel heben.
Methode: Führen Sie »das drehende Boot« mit hinter dem Kopf verschränkten Händen durch. Einatmen. Beim Ausatmen den Oberkörper nach rechts drehen und die Knie nach links bewegen. Beim Einatmen zurück in die Mitte kommen. Ausatmen und den Oberkörper nach links drehen und die Knie nach rechts bewegen. Den Brustkorb weiterhin aufrecht halten. Wiederholen Sie die Übung 5-mal auf jeder Seite.
Variation: Wenn die Hüftbeuger schon vom Radfahren schmerzen, diese Position meiden, oder die Füße auf dem Boden halten, zurücklehnen und drehen. Den Brustkorb aufrecht halten.
Nächster Schritt: Wiederholen Sie, aber mit hinter dem Kopf verschränkten Händen.

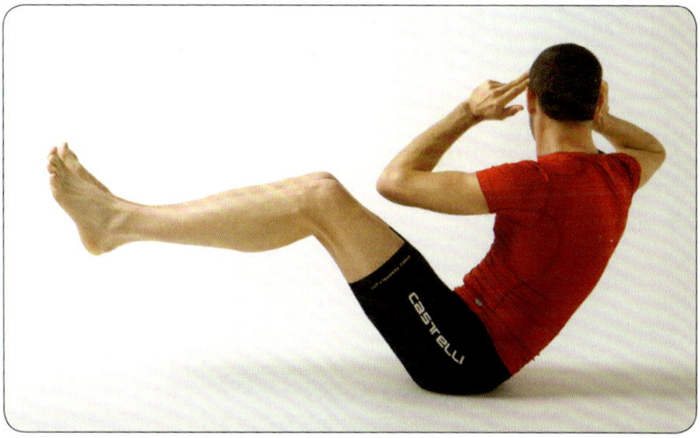

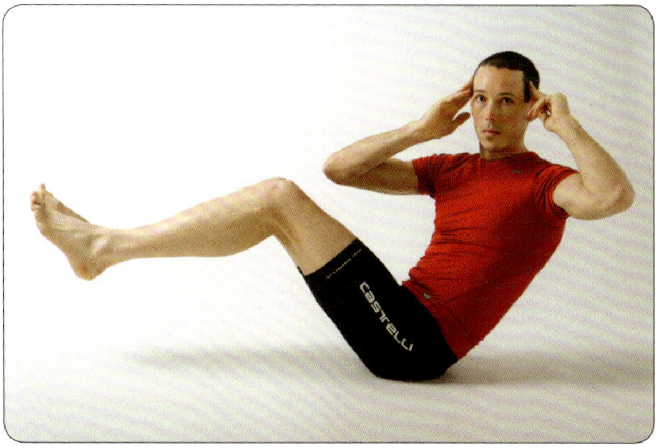

Krähe

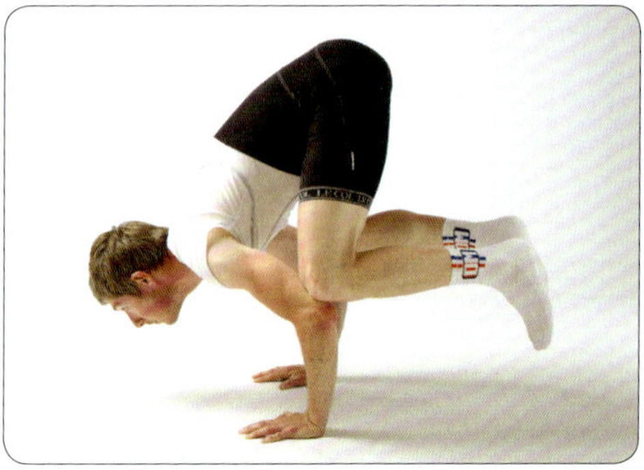

Übungsziel: Bauch- und Armmuskeln. Verbessert das Gleichgewicht. Guter Partytrick!
Plus für Radsportler: Die Krähe ahmt die Haltung beim Radfahren nach und stärkt die Muskeln, die den Oberkörper über der Lenkstange halten. Die Körpermitte stabilisiert den Oberkörper, so wie es auch auf dem Rad sein sollte.
Methode: Für die Krähe brauchen Sie Übung, aber lassen Sie sich nicht entmutigen, wenn Sie die ersten Male nicht abheben, denn gerade die Vorbereitung für diese Balanceübung trainiert die Körpermitte. Gehen Sie in die Hocke und auf die Fußballen, die Arme zwischen den Knien. Setzen Sie die Handflächen schulterbreit voneinander entfernt auf den Boden. Den Bauch einziehen und hoch auf die Zehen kommen, den Rücken runden und Gewicht in die Hände geben. Heben Sie den Kopf und blicken Sie auf. Achten Sie darauf, dass Sie sich nicht zu weit nach vorn neigen. Wenn Sie bereit sind, drücken Sie die Knie in die Oberarme und heben die Zehen langsam vom Boden. Halten Sie die Position fünf Atemzüge lang und kommen Sie dann wieder herunter. Schließen Sie die Hände zu Fäusten und lassen Sie sie kreisen.
Variation: Bei Handgelenk-Verletzung: Diese Position vermeiden.
Nächster Schritt: Mit der Zeit können Sie damit spielen, ein Bein nach hinten auszustrecken.

Abrollen (und Aufrollen)

Manchmal ist eine langsamere Übung noch anstrengender, wie man hier beim Abrollen sieht. Diese Kräftigung der Bauchmuskeln eignet sich auch gut, um beim Yoga vom Sitzen zum Liegen zu kommen, ohne eine Übung zu unterbrechen.
Übungsziel: Die geraden Bauchmuskeln (Musculus rectus abdominis).
Plus für Radsportler: Starke Bauchmuskeln, die man den vom Radfahren gut trainierten Rückenmuskeln entgegensetzen kann.
Methode: Sitzen Sie mit ausgestreckten Beinen, die Zehen zeigen zur Decke. Strecken Sie die Arme nach vorn und verschränken Sie die Finger.

1

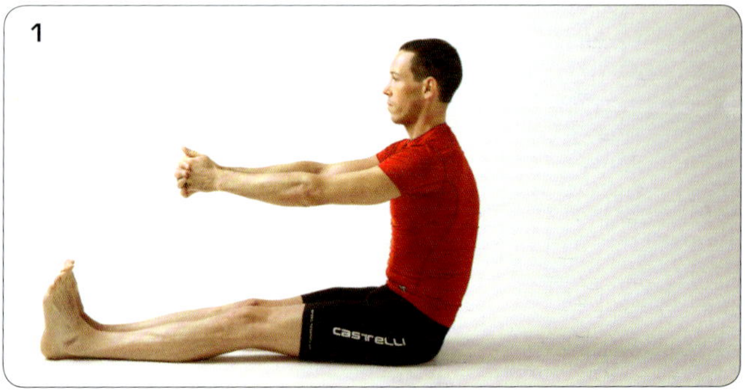

2

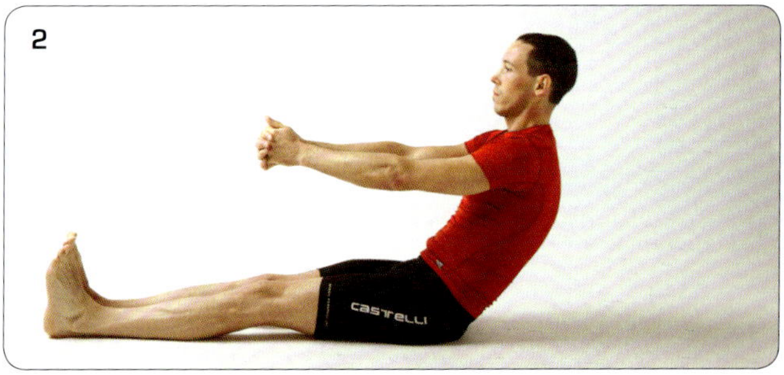

Das Kinn anziehen und Wirbel für Wirbel bis zum Liegen abrollen. Dabei durch die Nase atmen. Bemühen Sie sich um ein geschmeidiges gleichmäßiges Absinken. Sobald Sie unten sind, den Prozess umkehren und genauso langsam zum Sitzen aufrollen. Wiederholen Sie die Übung zehn Mal und widerstehen Sie dem Bedürfnis sich zu beeilen.

3

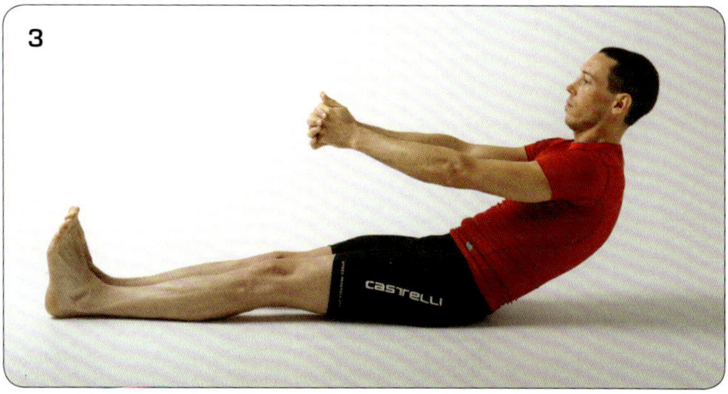

Heuschrecke

Die Heuschrecke ist eine großartige »Alles in einem«-Stellung, da sie die gesamte Körperrückseite kräftigt, einschließlich der hinteren Oberschenkelmuskeln (bei Radsportlern häufig schwächer als die Quadrizepse) und der Gesäß- und Rückenmuskeln. Experimentieren Sie mit Variationen, um schwerpunktmäßig auch die Kraft gebenden Gesäßmuskeln zu trainieren oder um Ihre Position im Zeitfahren zu verbessern. Setzen Sie sich öfter zurück auf die Fersen, um den unteren Rücken zu dehnen.

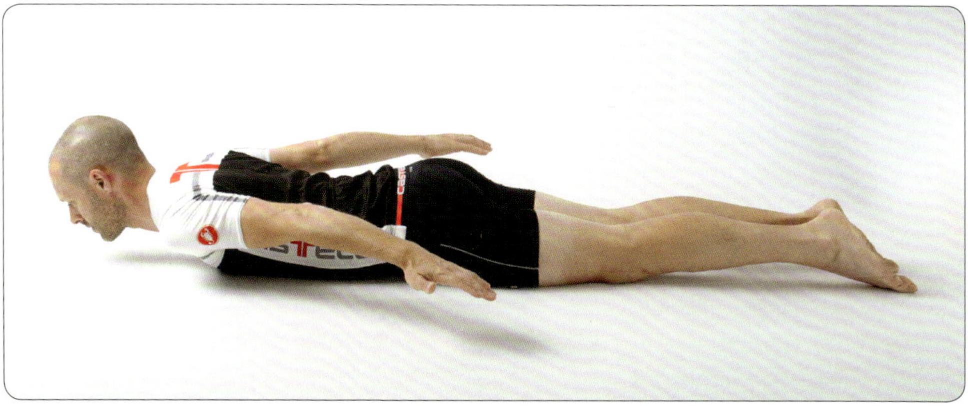

Einfache Heuschrecke

Übungsziel: Rückenstrecker (Musculus erector spinae), Gesäßmuskeln und hintere Oberschenkelmuskulatur.

Plus für Radsportler: Die Heuschrecke ist wie erwähnt eine großartige »Alles in einem«-Übung. Sie kräftigt die gesamte Körperrückseite, einschließlich der Rückenstrecker. Sie löst auch Schulterverspannungen nach stundenlanger gebeugter Haltung über dem Lenker, besonders wenn man die Hände hinter dem Rücken verschränkt.

Methode: Versuchen Sie es zuerst mit dem Oberkörper. Liegen Sie mit dem Gesicht nach unten und den Armen an der Seite. Beim Einatmen behalten Sie die Beine auf dem Boden, heben aber Oberkörper und Arme, dabei die Finger spreizen und weiterhin nach unten blicken. Halten Sie die Position für fünf langsame Atemzüge, dann senken Sie sich ab und setzen sich zurück in die gestreckte Stellung des Kindes (siehe Seite 93). Für die ganze Heuschrecke heben Sie zusätzlich beide Beine vom Boden.

Variation: Die Beine auf dem Boden lassen.

Rückenkraft

Aerodynamische Sequenz

Für die aerodynamische Haltung brauchen Sie Flexibilität in den Muskeln des unteren Rückens, der Hüfte und in den hinteren Oberschenkelmuskeln. Zusätzlich müssen Sie über belastbare Bauchmuskeln und maximale Kraft im Oberkörper verfügen. Diese Serie, die auf der Heuschrecke basiert, wird Ihnen helfen, eine flachere Haltung einzunehmen, wie man sie fürs Zeitfahren oder beim Triathlon braucht. Die Sequenz stärkt alle Muskeln und stabilisiert die Schulterblätter.

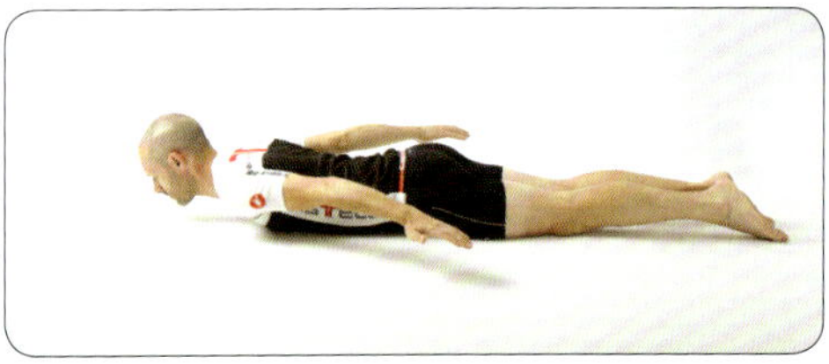

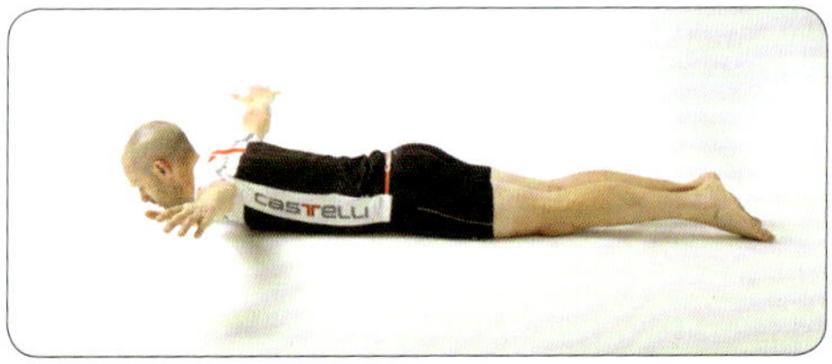

1 Heuschrecke: Machen Sie die einfache Heuschrecke, wie auf Seite 141 beschrieben. 4-mal wiederholen.

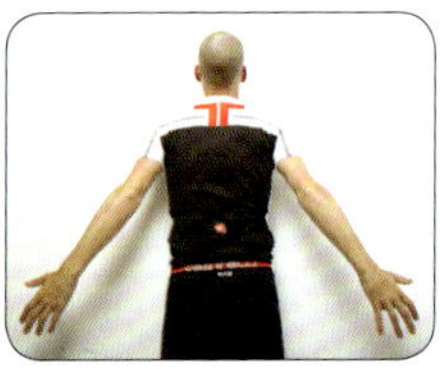

2 Heuschrecke »T«-Arme: Strecken Sie die Arme zur Seite aus, auf eine Linie mit den Schultern. Die Handflächen zeigen dabei nach vorn. Beim Einatmen Oberkörper, Arme und Beine heben, beim Ausatmen wieder senken. 4-mal wiederholen.

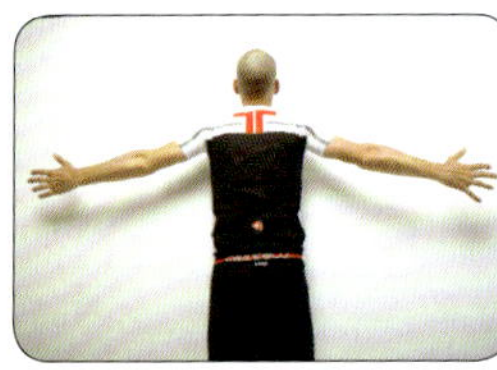

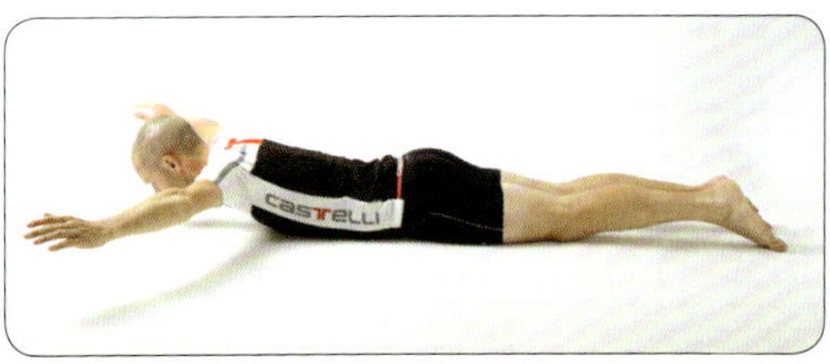

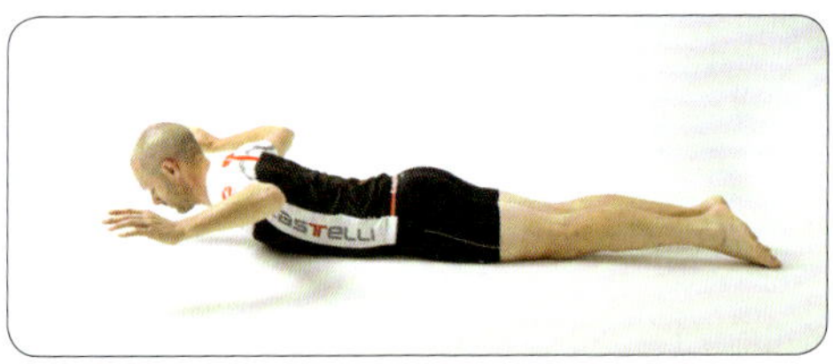

3 Heuschrecke »Y«-Arme: Bringen Sie die Arme etwas nach vorn, sodass Sie ein Y formen, die Handflächen zeigen nach unten. Beim Einatmen Oberkörper, Arme und Beine heben, beim Ausatmen senken. 4-mal wiederholen.

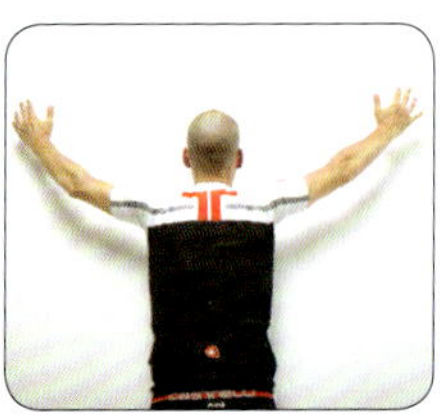

4 Heuschrecke »W«-Arme: Aus der Y-Form beugen Sie die Arme und ziehen die Ellbogen zurück, sodass Sie ein W formen. Beim Einatmen den Oberkörper heben, beim Ausatmen senken. 4-mal wiederholen. Zum Beenden setzen Sie sich langsam auf die Fersen in die gestreckte Stellung des Kindes.

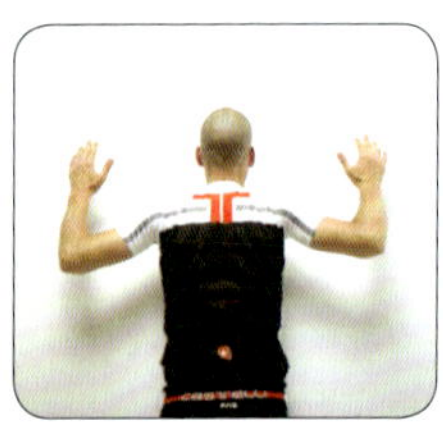

Schwerpunkt Gesäßmuskeln

Die Gesäßmuskeln werden oft nicht in das Kraft- und Konditionsprogramm einbezogen, dabei spielen die großen Gesäßmuskeln eine entscheidende Rolle für die »Abwärts«-Phase beim Treten und sie liefern die Kraft für Beschleunigung und Anstieg. Kräftige Gesäßmuskeln stärken auch den unteren Rücken – ein potenzieller Schwachpunkt bei Radsportlern.

Heuschrecken-Beine

Übungsziel: Großer Gesäßmuskel (M. gluteus maximus), hintere Oberschenkelmuskulatur und unterer Rücken.
Plus für Radsportler: Die Gesäßmuskeln sorgen für den explosiven Schub, den man zum Beschleunigen und für Anstiege braucht.
Methode: Legen Sie sich auf den Bauch mit der Stirn auf dem Boden und nehmen Sie die Arme seitlich an den Körper. Die Handflächen zeigen nach unten. Einatmen und nur das rechte Bein vom Boden heben. Lassen Sie das Bein gestreckt und die Hüften auf einer Höhe am Boden. Atmen Sie aus und senken Sie das Bein. Noch 3-mal wiederholen, dabei von Bein zu Bein wechseln. Kommen Sie langsam hoch in den Vierfüßlerstand und setzen Sie sich auf die Fersen.

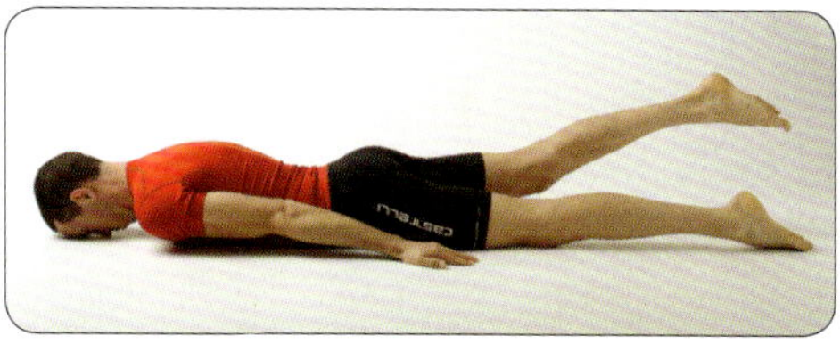

Gesäßmuskel-Stoppuhrtechnik

Übungsziel: Großer Gesäßmuskel (M. gluteus Maximus) und hintere Oberschenkelmuskulatur.
Plus für Radsportler: Diese Yoga Sports Science® Kräftigungstechnik isoliert die Kraft generierenden Gesäßmuskeln, um sie einem schwerpunktmäßigen Training zu unterziehen.
Methode: Legen Sie sich auf den Bauch und stellen Sie eine Stoppuhr in Sichtweite auf den Boden. Winkeln Sie das rechte Bein an und lassen Sie die Fußsohle zur Decke zeigen. Ruhen Sie auf den Unterarmen und stellen Sie die Stoppuhr. Einatmen und den rechten Oberschenkel anheben, ohne die Hüfte vom Boden zu lösen. Halten Sie diese Position, so lange Sie können, während Sie auf die Stoppuhr sehen. Versuchen Sie die Rückseite der Beine (die hinteren Oberschenkelmuskeln) so gut wie möglich zu entspannen, sodass die Gesäßmuskeln die meiste Hebearbeit ausführen. Bei einem Ausatmen das Bein zurückführen und die Seite wechseln. Richten Sie sich langsam in den Vierfüßlerstand auf und setzen Sie sich auf die Fersen.

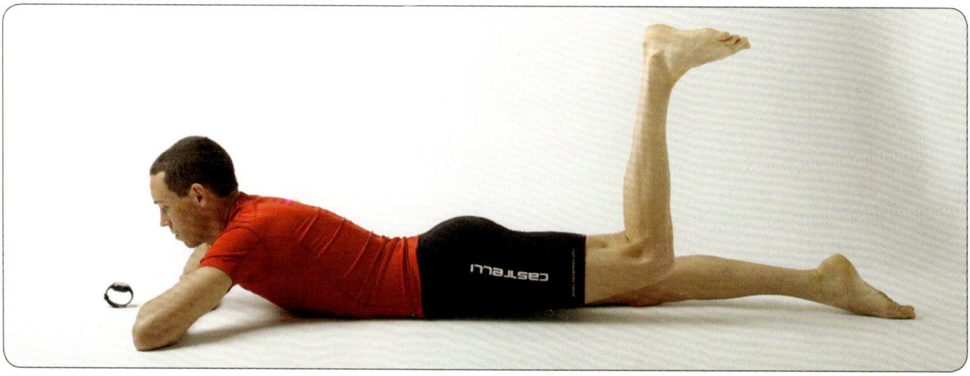

Die Brückenserie

Die Brücke ist eine fantastische Generalübung für Radsportler; wenn Sie nur Zeit für eine Stellung haben, nehmen Sie die Brücke. Die Übung stärkt die hintere Oberschenkelmuskulatur, sodass sie den immer sehr starken Quadrizepsen standhält. Die Brücke trainiert auch die Gesäßmuskeln und stärkt die Rückenmuskeln. Wie viele Yogaübungen spielt sie noch eine Doppelrolle beim Dehnen. Die Brücke »öffnet« den vorderen Körper, einschließlich der oft verspannten Brustmuskeln. Diese Rückbeuge löst auch Verspannungen, fördert die tiefe Atmung und verhindert das ungewollte Nebenprodukt des Radfahrens: runde Schultern. Schließlich entspannt sie nach stundenlanger Tour mit vorgestrecktem Kopf auch Ihren Nacken.

Einfache Brücke

Übungsziel: Großer Gesäßmuskel (Musculus gluteus maximus), Quadrizeps und hintere Oberschenkelmuskulatur. Dehnt Hüftbeuger, Brust- und Schultermuskulatur.

Plus für Radsportler: Der große Gesäßmuskel und die Quadrizepse geben den Beinen Kraft. Die Dehnung der vorderen Körperseite kehrt die vornüber gebeugte Radfahrhaltung um und löst dabei Verspannungen in Brustkorb, Rücken und Schultern.

Methode: Legen Sie sich mit angewinkelten Beinen auf den Rücken, die Füße hüftbreit auseinander auf dem Boden. Nehmen Sie die Arme an die Seite, die Handflächen zeigen nach unten. Bei der Einatmung pressen Sie die Handflächen auf den Boden und heben die Hüften an. Achten Sie darauf, dass die Knie auf Ihre Hüften ausgerichtet bleiben und nicht nach außen oder innen neigen. Ziehen Sie das Kinn an und halten Sie die Position mit angehobenen Hüften für fünf oder mehr Atemzüge. Um die Übung zu beenden und die tiefen Bauchmuskeln zu trainieren, senken Sie die Hüften im Zeitlupentempo, umarmen die Beine und ziehen sie an den Bauch.

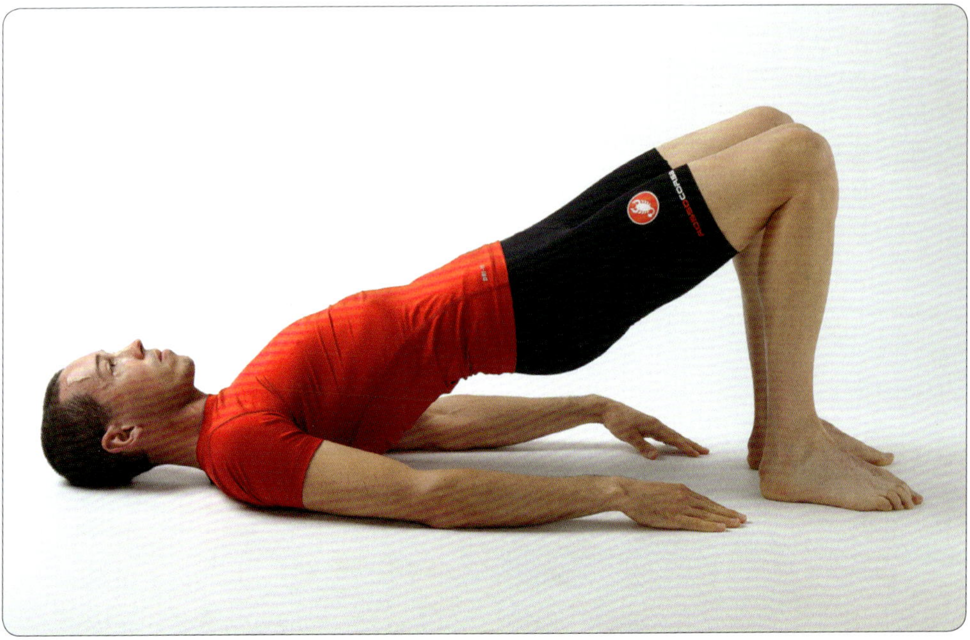

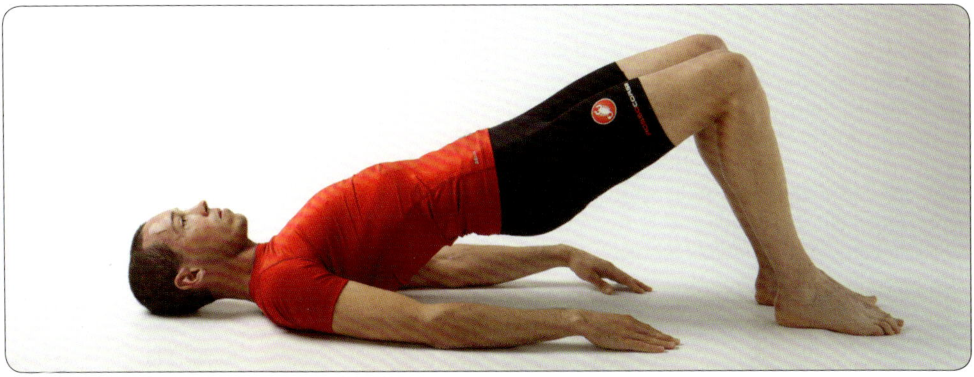

Brücke für hintere Oberschenkelmuskulatur

Übungsziel: Hintere Oberschenkelmuskulatur, Quadrizeps und Gesäßmuskeln.

Plus für Radsportler: Radsportler verlassen sich auf ihre Quadrizepse (auf der Vorderseite der Oberschenkel). Das kann dazu führen, dass Ihre hinteren Oberschenkelmuskeln im Vergleich schwächer sind. Kraft sowohl auf der Vorderseite als auch auf der Hinterseite der Oberschenkel ist nötig, um eine maximale Kraft fürs Treten zu haben.

Methode: Ausgangsposition ist die einfache Brücke, aber setzen Sie die Füße weiter vom Gesäß entfernt auf. Pressen Sie beim Einatmen die Hände auf den Boden und heben Sie die Hüften an. Achten Sie darauf, dass die Knie auf die Hüften ausgerichtet bleiben. Ziehen Sie das Kinn an. Halten Sie die Position fünf Atemzüge lang. Die Hüften bleiben angehoben. Um die Position zu verlassen und die tiefen Bauchmuskeln zu trainieren, senken Sie sich langsam hinunter, umarmen die Beine und ziehen sie an den Bauch.

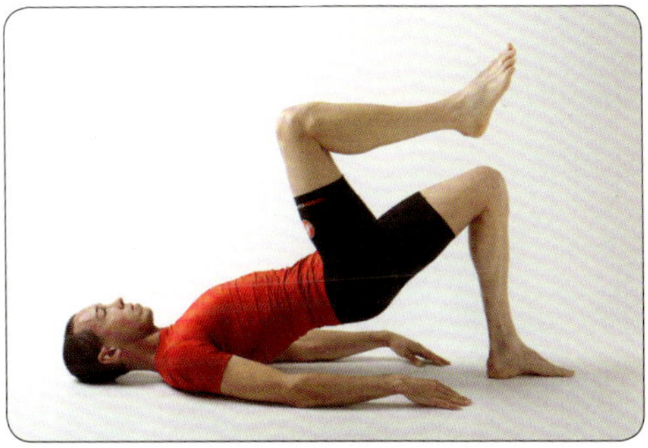

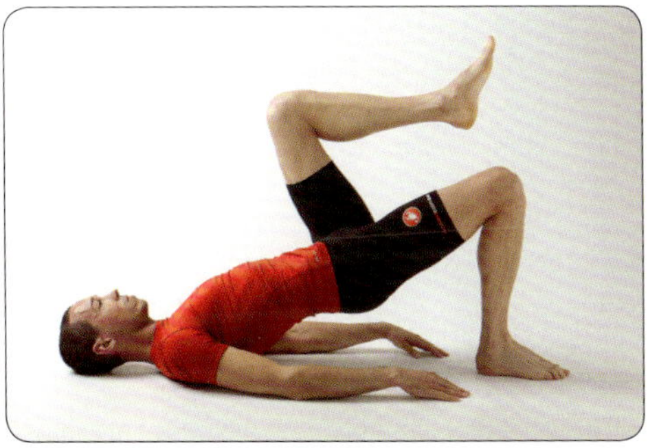

Brücke für Radsportler

Übungsziel: Verstärkt die Arbeit der Gesäßmuskeln und der hinteren Oberschenkelmuskulatur.

Plus für Radsportler: Diese Variation der Brücke ahmt die Tretbewegung nach und zwingt die Gesäßmuskeln, allein die Arbeit zu übernehmen.

Methode: Ausgangsposition ist die einfache Brücke. Verlagern Sie das Gewicht auf den rechten Fuß und heben Sie langsam das linke angewinkelte Bein hoch. Setzen Sie den Fuß schrittweise wieder ab und tauschen Sie die Seite. Wechseln Sie langsam von Fuß zu Fuß. Wiederholen Sie die Übung 5-mal auf jeder Seite. Lassen Sie sich im Zeitlupentempo auf den Boden sinken. Umarmen Sie die Beine und ziehen Sie sie an den Bauch.

Nächster Schritt: Bewegen Sie sich langsamer, Hüften angehoben.

Drehtechniken der Körpermitte

Körpermitte-Drehung im Liegen

Die Körpermitte-Drehungen im Liegen trainieren hauptsächlich die schrägen Bauchmuskeln, verbessern aber auch die allgemeine Bauchmuskelkraft, denn die Muskeln arbeiten, um die Seitenbewegungen der Beine zu kontrollieren und zu verlangsamen. Die Drehungen sind bei Ermüdung nach der Fahrt eine gute Wahl, da sie nicht sehr anstrengend sind und zu angenehmen Erholungspositionen führen. Schlingen Sie einfach einen Gurt um die Füße, wenn Sie eine entspannende Dehnung für die hintere Oberschenkelmuskulatur brauchen, oder beugen Sie die Beine, legen Sie sie auf den Boden zum Ausruhen und entspannen Sie in der Drehung. Letztendlich bringen diese Drehungen die Radsportler aus ihrer reinen Vorwärtsbewegung und lösen dabei Schulter-, Oberkörper- und Hüftverspannungen.

Körpermitte-Drehung im Liegen 1

Übungsziel: Die schrägen Bauchmuskeln, dehnt Oberkörper-, Hüft- und Halsmuskeln.

Plus für Radsportler: Die schrägen Bauchmuskeln reduzieren die Rotation des Oberkörpers. Drehungen bewegen Fahrradsportler durch andere Bewegungsebenen und sorgen für einen geschmeidigen Körper.

Methode: Sie legen sich auf den Rücken, umarmen die Beine und ziehen sie an den Bauch. Lassen Sie sie dort und breiten Sie die Arme auf Schulterhöhe aus, die Handflächen zeigen nach oben. Drücken Sie den unteren Rücken in den Boden und behalten Sie diesen Druck die ganze Übung hindurch bei. Atmen Sie ein und beim Ausatmen schwingen Sie beide Knie nach rechts. Halten Sie sie einige Zentimeter über dem Boden. Bewegen Sie sie dann bei der Einatmung vorsichtig zurück zur Mitte. Wiederholen Sie die Übung und schwingen Sie zur linken Seite. Führen Sie diese Übung 5-mal durch. Drehen Sie dabei den Kopf in die entgegengesetzte Richtung von den Knien, um die Verspannungen in Nacken und Schultern zu lösen. Beenden Sie die Übung, indem Sie beide Beine umarmen und an den Bauch ziehen. Wiegen Sie sich dann hin und her.

Variation: Behalten Sie beide Füße auf dem Boden, besonders bei Problemen mit dem unteren Rücken.

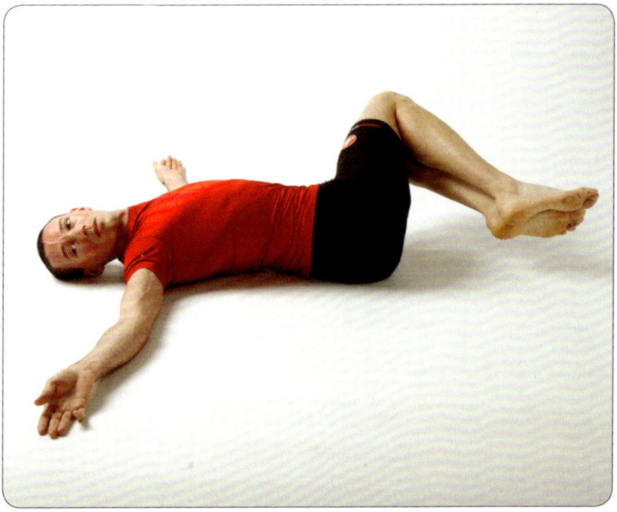

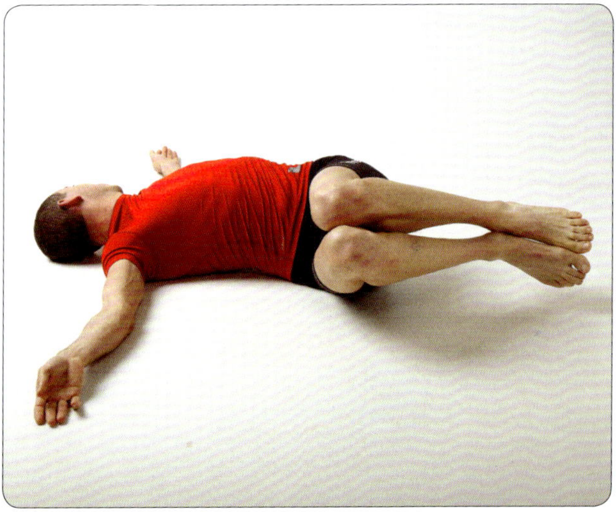

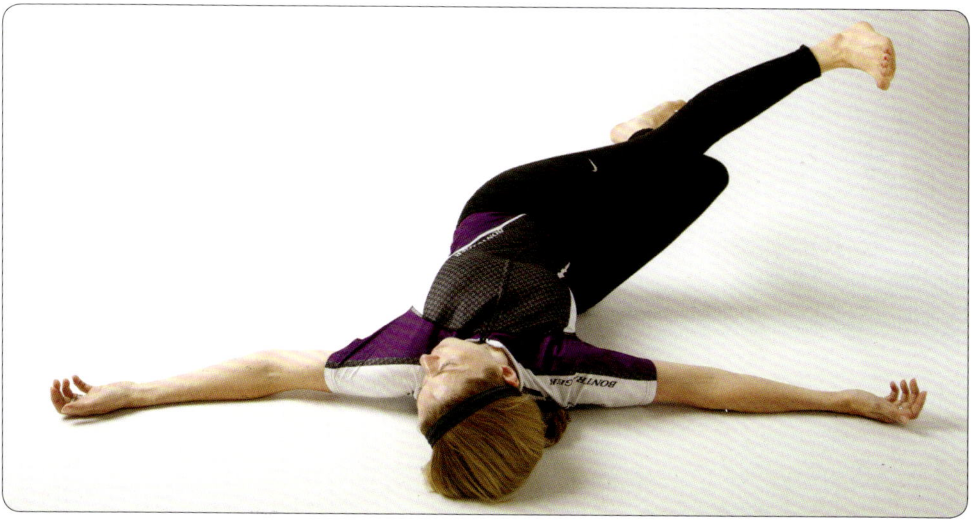

Körpermitte-Drehung im Liegen 2

Diese Variation nutzt das Gewicht des oberen Beins, um die Arbeit der Körpermitte zu intensivieren.

Führen Sie die Körpermitte-Drehung im Liegen wie zuvor aus, wobei Sie darauf achten, dass Ihr unterer Rücken fest auf den Boden gedrückt ist. Sobald Sie beide Knie zur Seite führen, strecken Sie das obere Bein. Halten Sie die Position eine Sekunde lang, während Sie beide Beine über dem Boden halten. Bei der Ausatmung winkeln Sie das obere Bein wieder an, ziehen den Bauch ein und führen beide Beine zurück in die Mitte. Wiederholen Sie die Übung mit der anderen Seite. Führen Sie die Übung 5-mal durch, wobei Sie den Kopf in die entgegengesetzte Richtung von den Knien drehen. Beenden Sie, indem Sie beide Beine umarmen, an den Bauch ziehen und sich hin und her wiegen.

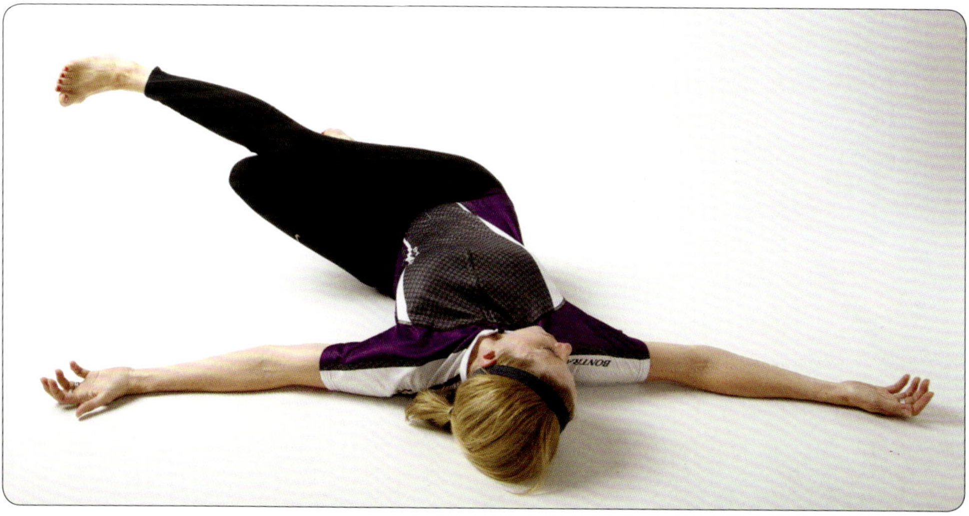

09

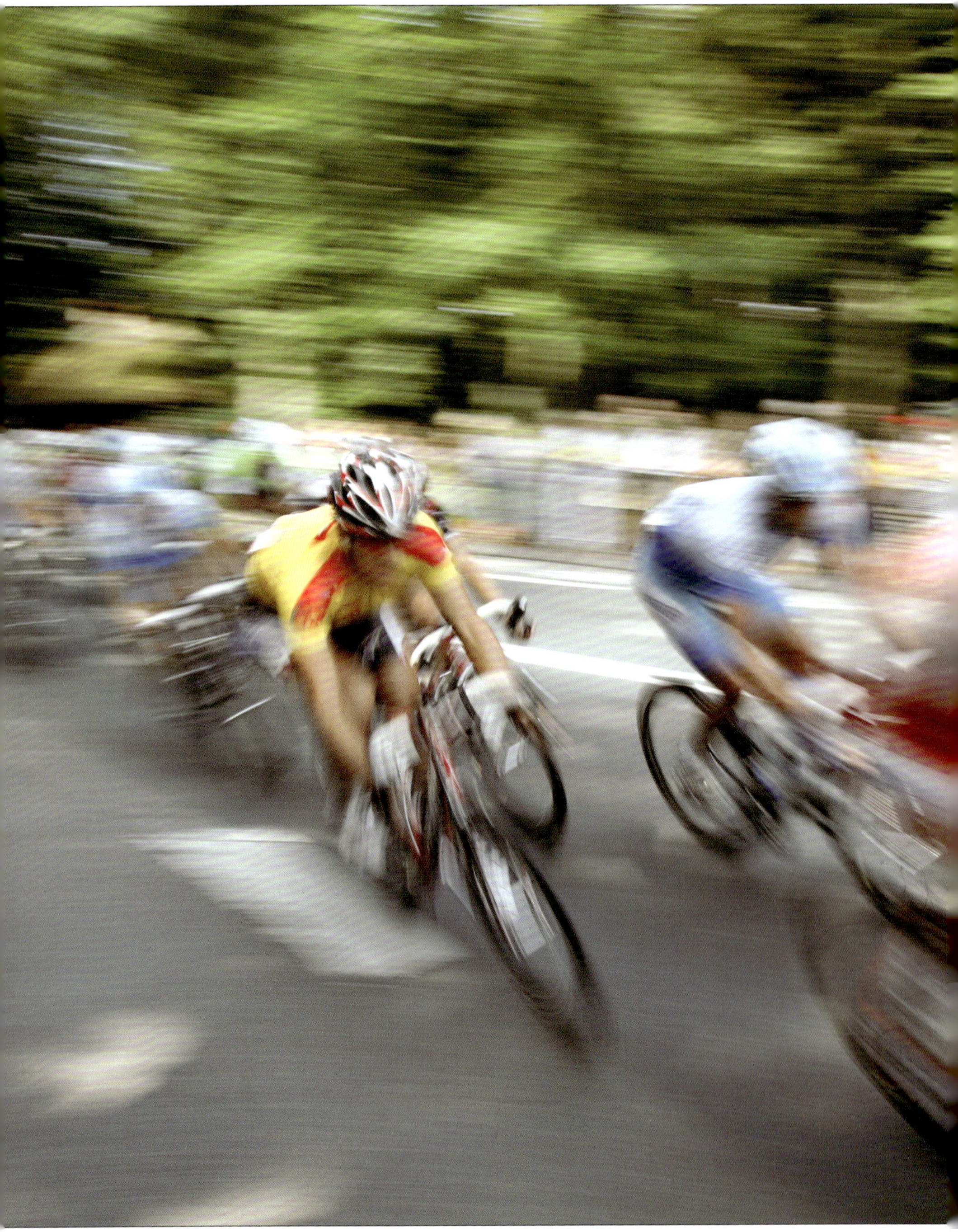

Yoga Flows für Radsportler

»Beim Radfahren kommt man in einen Schwung, einen Rhythmus, eine kontinuierliche Bewegung von Treten und Atmen. Dasselbe wird über die schnelleren Yogastile gesagt, wo jede Stellung in die nächste übergeht und der Atem einen vorwärtsbringt. Das ist beruhigend und heilend, steigert die Herzfrequenz und stärkt die Körpermitte. Ich merke immer wieder, dass ich bewusst dieselben Fragen auf der Yogamatte bearbeite wie in einem Rennen und darum – mit regelmäßigem Yogatraining – mental und physisch viel besser gerüstet an der Startlinie stehe.«

Kristen Gentilucci, Early Bird Cycling Team, USA

Bisher wurden die Yogastellungen in diesem Buch als statische Übungen angeboten, die ruhig gehalten wurden, um entweder zu einer tiefen wohltuenden Dehnung zu führen oder um die Muskeln isometrisch zu stärken. Das ist sinnvoll, um Präzision und Technik zu erlernen. Aber sobald Athleten diese beherrschen, werden sie oft von dynamischeren Yogarichtungen angezogen, wie dem Vinyasa Flow, Power Yoga oder Ashtanga, die die Stellungen in temporeichere Sequenzen einbauen. In diesen dynamischen Yogaklassen sind manchmal fast die Hälfte der Teilnehmer männlich und viele sind Sportler, die nach einem Weg zur Flexibilität suchen, der sie mehr fordert als statische Dehnungen.

In einem Flow sind die Stellungen durch die Atmung verbunden. Der Übende atmet in einer Stellung ein und die Ausatmung erfolgt beim Übergang zur nächsten. Die Synchronisierung von Atem und Bewegung braucht Übung, aber es ist dieses Konzept, das Yoga von rein mechanischen Dehnungen und Aerobics unterscheidet.

Temporeiche Sequenzen

Irgendwann erfolgt die Synchronisation von Atem und Bewegung automatisch und wird sogar meditativ, wenn der Geist sich an Klang und Rhythmus hängt und für eine Weile die Sorgen und Ablenkungen des Lebens vergisst und sich auf ein Ziel konzentriert. Um diesen ruhigen mentalen Zustand zu erreichen, ist es wichtig, durch die Nase zu atmen. Das verlangsamt die Atmung und gibt Ihnen mehr Zeit für die Übergänge zwischen den Stellungen. Die Nasenatmung regt auch den entspannenden und beruhigenden Parasympathikus an, sodass Sie sich selbst bei einem herausfordernden Flow entspannt fühlen.

Die Sequenzen in diesem Kapitel sind in zwei Bereiche geteilt:

1 **Flows nach dem Radfahren** enthalten sanftere Sequenzen, die Verspannungen in den hauptsächlich beim Radfahren benutzten Muskeln behutsam lockern, besonders in der hinteren Oberschenkelmuskulatur, den Quadrizepsen und den Hüftbeugern, aber auch in der gesamten Rücken- und Schultermuskulatur. Trainieren Sie mit diesen Flows gleich nach dem Radfahren, um den Körper geschmeidig und verletzungsfrei zu halten.

2 **Kraft Flows** für Radsportler sollten an Tagen ohne Rad und besonders außerhalb der Saison gemacht werden, um die spezielle Kraft aufzubauen, die ein Radsportler braucht. Diese Ganzkörperübungen korrigieren muskuläre Dysbalancen und schaffen einen starken schlanken Körper, sodass Sie sich Ihre Leichtigkeit auf dem Rad bewahren.

Es ist charakteristisch für Yoga, dass die meisten Kraft Flows ebenfalls dehnen. Der vollkommenste Flow ist der Sonnengruß für Radsportler. Das ist eine Sequenz aus dehnenden und kräftigenden Stellungen, die auf der traditionellen indischen Serie von Vorwärtsbeugen und Rückbeugen basieren. Die Sequenz enthält passende Adaptionen für Radsportler und zusätzliche Bewegungen, die den Brustkorb öffnen und den unteren Rücken kräftigen. Der Sonnengruß ist sehr wandlungsfähig und dieses Kapitel zeigt Ihnen, wie Sie Ihre Übungen persönlich gestalten können, indem Sie weitere Stellungen einfügen, um die Hüften zu lockern, den oberen Rücken zu unterstützen oder die Gesäßmuskeln zu kräftigen.

Bitte beachten: In den Grundzügen sollten Ihnen die individuellen Stellungen schon bekannt sein, bevor Sie versuchen, sie in den anschließenden Flow-Sequenzen zu verbinden. Alle Stellungen – hier in Fettdruck gesetzt – sind in den vorigen Kapiteln beschrieben. Blättern Sie zurück, um ausführliche Anweisungen zu erhalten.

Flows nach dem Radfahren

Flows nach dem Radfahren sind weniger anstrengende Sequenzen, die direkt nach dem Fahren praktiziert werden, solange die Muskeln noch warm sind. Wählen Sie einen Bereich, auf den Sie sich konzentrieren, vielleicht verspannte Hüften oder Schultern, oder führen Sie die alles umfassende Dehn- und Kraftsequenz aus: den Sonnengruß für Radsportler.

Dehnungssequenz im Stehen

Diese Sequenz im Stehen kann überall ausgeführt werden – nicht einmal eine Matte ist nötig –, wodurch sie sich ideal dafür eignet, draußen Verspannungen zu lösen, entweder nach einer Fahrt oder während einer Pause unterwegs. Die Sequenz wird Ihren Beinmuskeln wieder zu ihrer ursprünglichen Länge verhelfen, Verspannungen in Schultern und Rücken lösen und Ihr Gleichgewicht verbessern.

Übungsziel: Iliotibialband (ITB), hintere Oberschenkelmuskulatur, Quadrizepse, Schulter-, Rücken- und Halsmuskulatur.

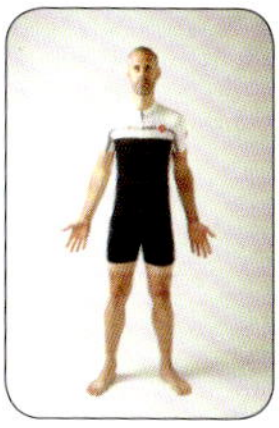

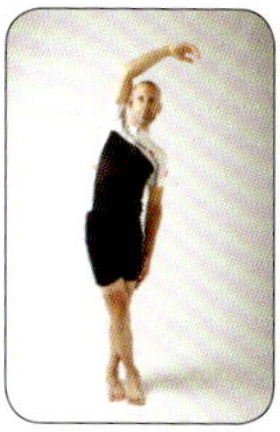

1 **Einatmen:** Stellen Sie die Füße hüftbreit auseinander. **Bergstellung.**

2 **Ausatmen:** Führen Sie den rechten Arm im Bogen nach oben, setzen Sie das rechte Bein überkreuz vor das linke. Machen Sie eine Seitbeuge nach links, lassen Sie dabei die linke Hand am äußeren Oberschenkel hinuntergleiten. **ITB-Dehnung im Stehen.**

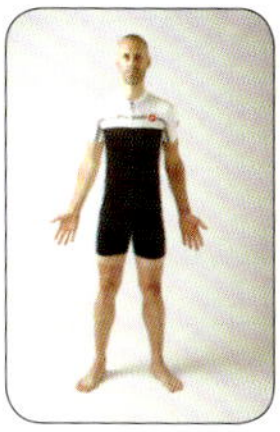

3 **Einatmen:** Zurück zur Mitte. **Bergstellung.**

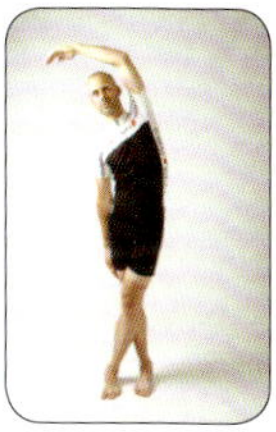

4 **Ausatmen:** Wie Punkt 2, nur nach rechts. **ITB-Dehnung im Stehen.**

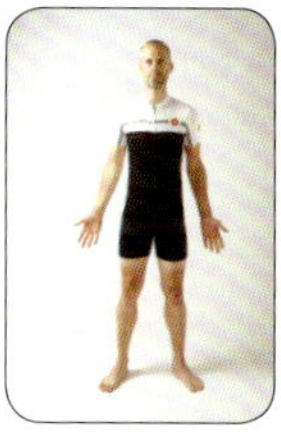

5 **Einatmen:** Zurück zur Mitte. **Bergstellung.**

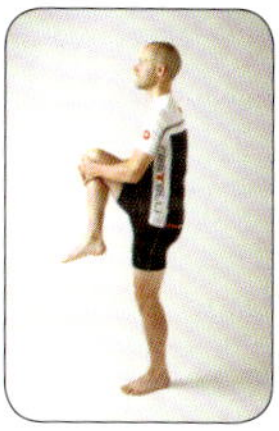

6 Verlagern Sie das Gewicht auf den linken Fuß. Beugen Sie langsam das rechte Knie und ziehen Sie es hoch an den Bauch. Beinumarmung in Balance. Halten Sie die Position vier Atemzüge lang.

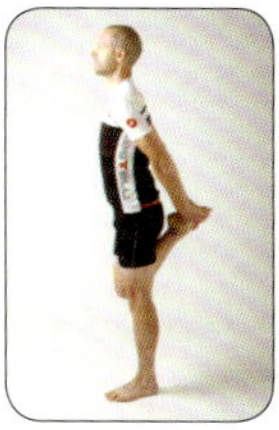

7 Beide Hände gleiten zum Fuß hinunter. Ziehen Sie dann das Bein zurück. Quadrizepsdehnung für Radsportler. Halten Sie die Position vier Atemzüge lang.

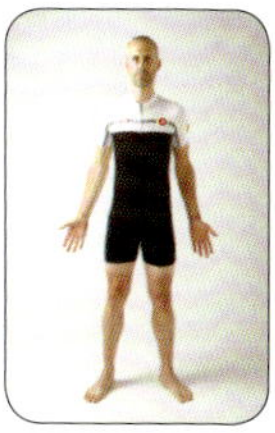

8 **Einatmen:** Lassen Sie den rechten Fuß Kontakt zum Boden aufnehmen. **Bergstellung.**

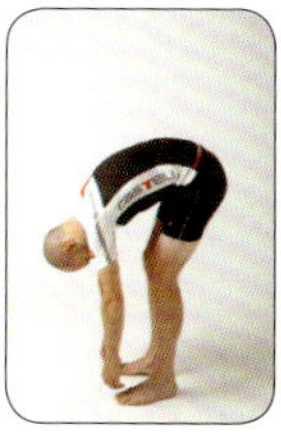

9 **Ausatmen:** Beugen Sie die Knie und gehen Sie in die Vorwärtsbeuge. Lassen Sie die Arme hängen oder verschränken Sie sie. Schultern hängen lassen.

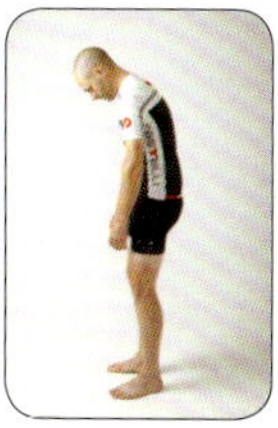

10 **Einatmen:** Die Arme lockern, die Knie beugen und langsam zum Stehen aufrollen.

11 **Wiederholen Sie die Sequenz ab Schritt 6 mit Umarmung des linken Beins.**

Sequenz für verspannte Hüften

Viele Radsportler lassen bei einer Dehnungssequenz die Hüftbeuger aus, aber diese Muskeln im oberen Bereich der Oberschenkel heben das Bein bei jedem Pedaltritt. Ohne ausreichendes Dehnen können die Hüftbeuger kürzer werden und verhärten, was Folgeprobleme am unteren Rücken verursachen kann. Diese Sequenz – basierend auf dem tiefen Ausfallschritt (Ausfallschritt 1) – dehnt auch die Leistenregion, die Adduktoren (innere Oberschenkel) und die Muskeln an der seitlichen Hüfte. Es ist ein langsamerer Flow, um genügend Zeit für die Muskellockerung zu geben.

Übungsziel: Hüftbeuger, Quadrizeps, Adduktoren und Iliotibialband.

Halten Sie jede Übung vier Atemzüge lang.

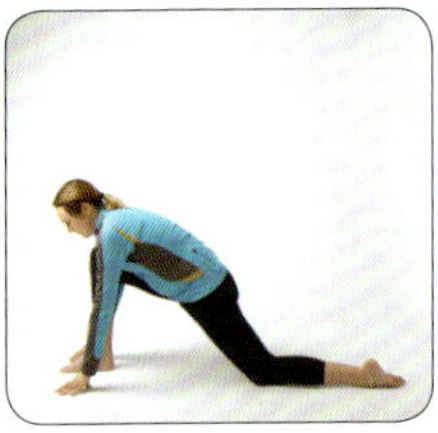

1 Setzen Sie das rechte Bein nach vorn und lassen Sie sich in den tiefen Ausfallschritt sinken. Halten Sie die Position vier Atemzüge lang. **Ausfallschritt 1.**

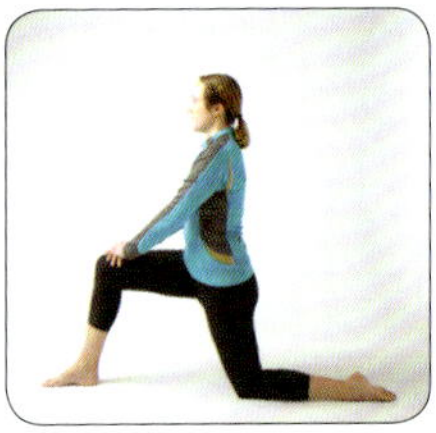

2 Ziehen Sie den Bauch ein und richten Sie den Oberkörper auf. Lehnen Sie sich leicht zurück. Halten Sie die Position vier Atemzüge lang. **Ausfallschritt 2.**

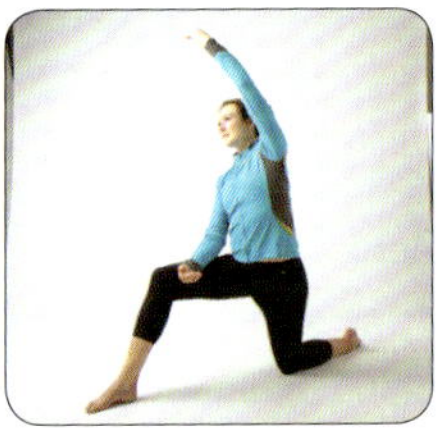

3 Führen Sie den linken Arm im Bogen nach oben über den Kopf und machen Sie eine Seitbeuge nach rechts. Halten Sie die Position vier Atemzüge lang. **Ausfallschritt 3.**

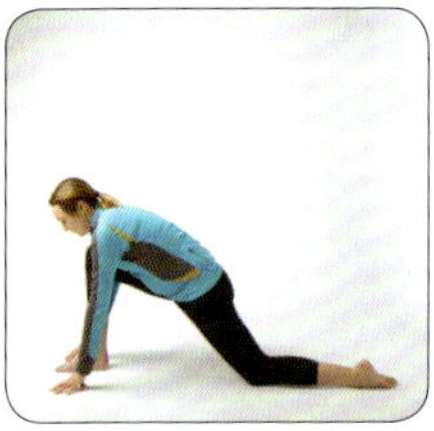

4 Kehren Sie zur Grundposition des Ausfallschritts zurück. **Ausfallschritt 1.**

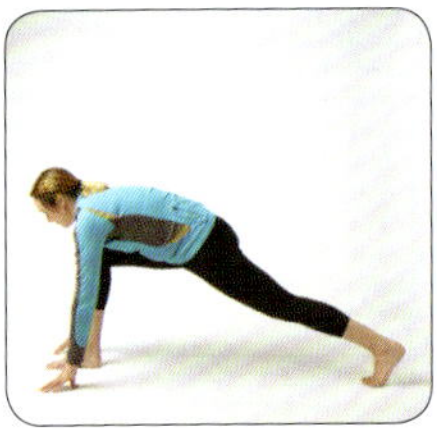

5 Richten Sie das hintere Knie vom Boden auf. **Ausfallschritt 4.**

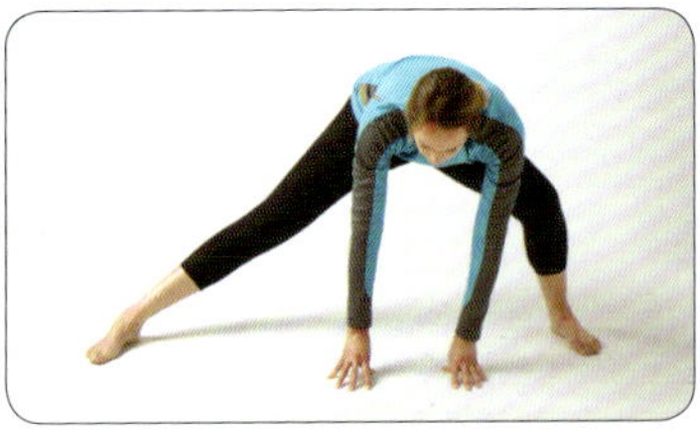

6 Drehen Sie sich zur Seite, während die Fingerspitzen noch auf dem Boden sind. Die Zehen zeigen nach außen, sodass die Beine breit sind. Beugen Sie das linke Bein und verlagern Sie das Gewicht nach links, sodass Ihr rechtes Bein gestreckt ist. Beugen Sie das rechte Bein, sodass das linke gestreckt ist. Wechseln Sie von Seite zu Seite und atmen Sie dabei gleichmäßig. **Tiefe seitliche Ausfallschritte.**

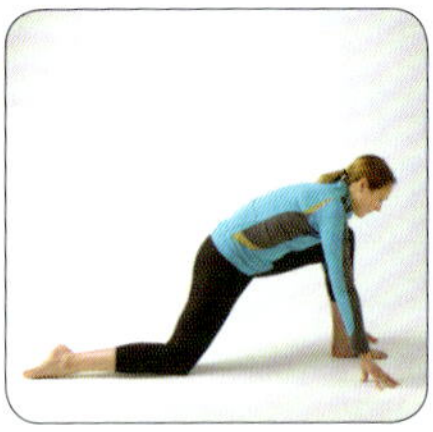

7 Drehen Sie sich nach links, um den Ausfallschritt für Läufer mit dem linken Fuß nach vorn durchzuführen.

Wiederholen Sie die Sequenz.

Lockerungssequenz für die Quadrizepse

Diese Sequenz kreist um das Knien, aber wenn diese Körperhaltung für Sie unmöglich oder unbequem ist, wählen Sie eine Quadrizepsdehnung im Stehen oder üben Sie das Knien statisch mit einer Unterlage (siehe Kapitel 4).

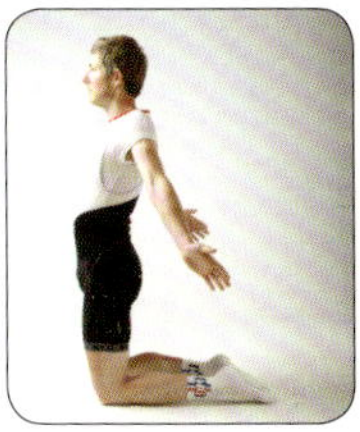

1 **Einatmen:** Richten Sie sich auf den Knien auf und strecken Sie die Arme zur Seite aus, die Finger sind gespreizt. **Rückbeuge im Knien.**

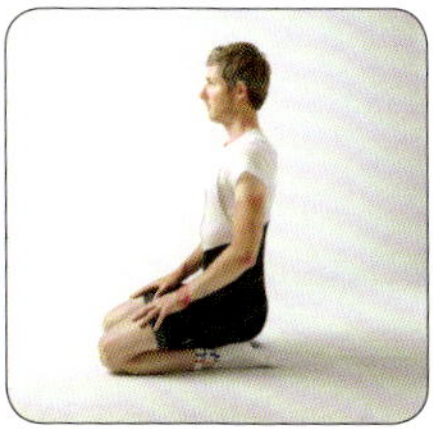

2 **Ausatmen:** Lassen Sie sich auf die Knie nieder. Zur Vorbereitung der Einatmung setzen Sie nun die Hände hinter sich auf, die Finger zeigen vom Körper weg.

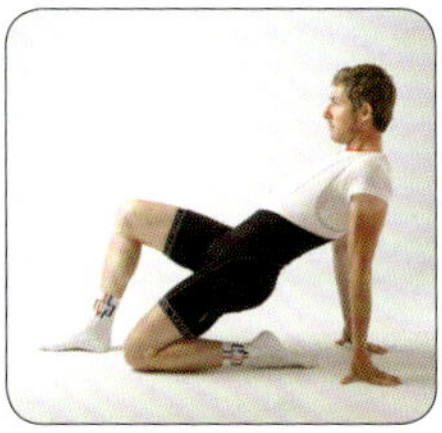

3 **Einatmen:** Schieben Sie den rechten Fuß vor, pressen Sie die Handflächen in den Boden und heben Sie die Hüften in Richtung Decke. Halten Sie die Position vier Atemzüge lang. **Quadrizepsdehnung halb kniend.**

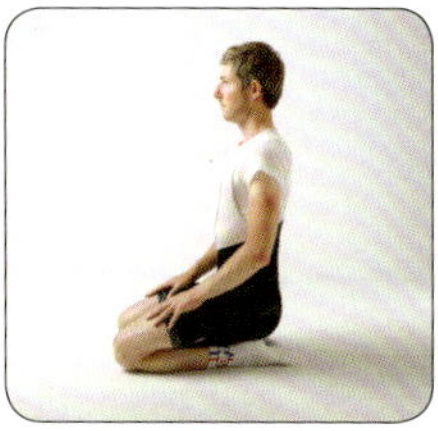

4 **Ausatmen:** Lassen Sie sich wieder auf die Knie nieder.

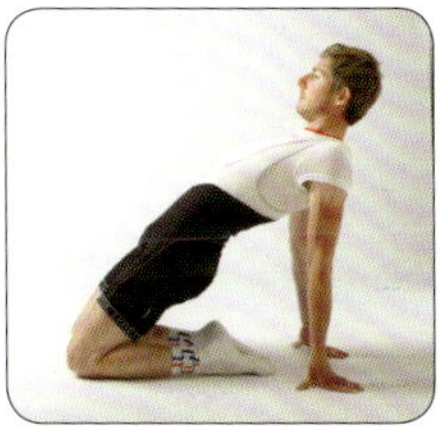

5 **Einatmen:** Pressen Sie die Handflächen in den Boden und heben Sie die Hüften in Richtung Decke. Halten Sie die Position vier Atemzüge lang. **Quadrizepsdehnung vollständig kniend.**

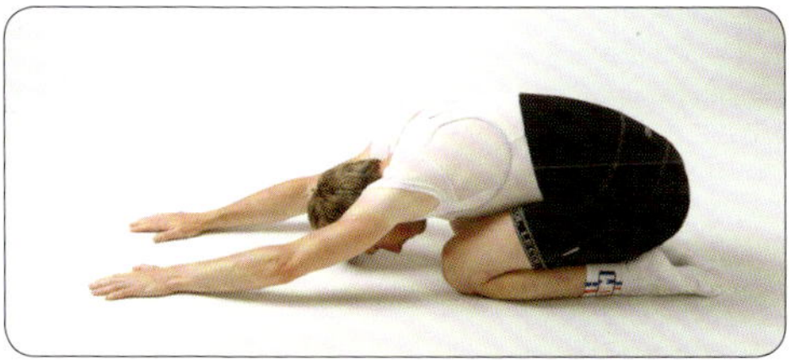

6 **Ausatmen:** Lassen Sie sich in die **gestreckte Stellung des Kindes** nieder, indem Sie die Stirn auf den Boden legen. Die Arme liegen ausgestreckt zu beiden Seiten nach vorn.

7 **Wiederholen Sie, indem Sie in Schritt 3 den linken Fuß vorschieben.**

Anti-Schmerz-Sequenz: Oberer Rücken

Leiden Sie nach dem Radfahren unter quälenden Schmerzen im oberen Rücken? Schaffen Sie Abhilfe mit einer Dehnungsvariation gegen Schmerzen im oberen Rücken und im Nacken. Für eine maximale Entlastung achten Sie auf eine tiefe Einatmung und führen beide Übungen im Zeitlupentempo durch.

Übungsziel: Brust-, Rauten- und Trapezmuskeln (oberer Rücken) und Schultermuskeln.

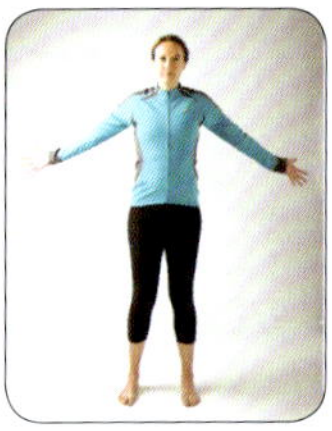

1 **Stehen Sie mit den Füßen hüftbreit auseinander.** **Einatmen:** Breiten Sie die Arme weit aus und spreizen Sie die Finger. Heben Sie leicht das Kinn. **Ausgebreitete Arme.**

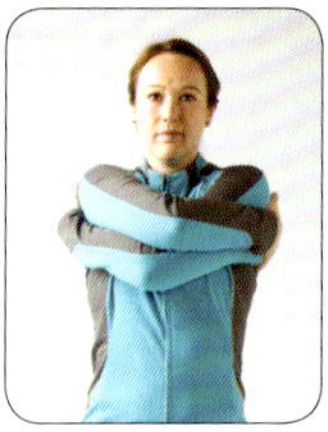

2 **Ausatmen:** Kreuzen Sie die Arme über dem Brustkorb. Greifen Sie nach den Schulterblättern und machen Sie den Rücken rund. Ziehen Sie das Kinn an. **Schulterumarmung.**

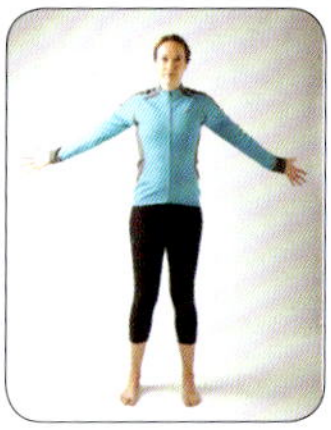

3 **Einatmen:** Breiten Sie die Arme weit aus. **Ausgebreitete Arme.**

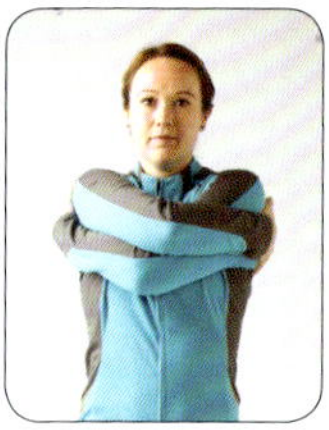

4 **Ausatmen:** Wiederholen Sie die Schulterumarmung und nehmen Sie dabei den anderen Arm nach oben, wenn Sie die Arme über der Brust kreuzen. **Schulterumarmung.**

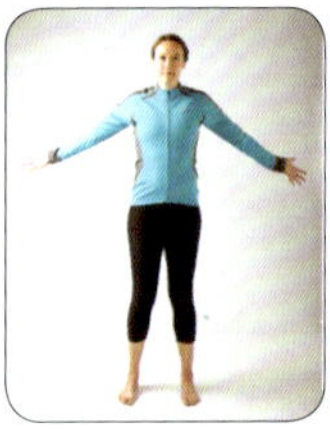

5 **Einatmen:** Breiten Sie die Arme weit aus. **Ausgebreitete Arme.**

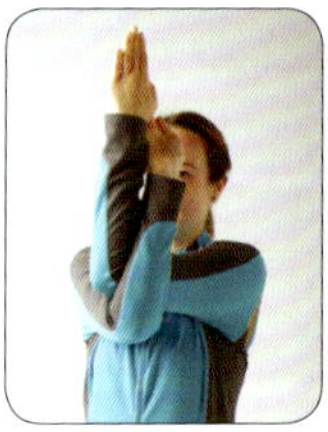

6 **Ausatmen:** Kreuzen Sie die Arme an den Ellbogen und bringen Sie die Handflächen zusammen. **Adlerarme**.

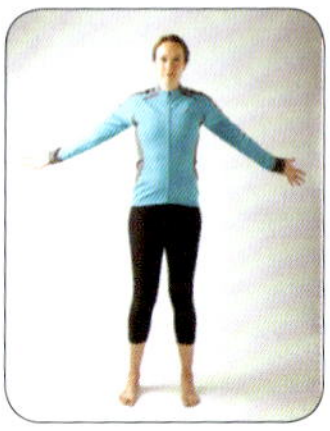

7 **Einatmen:** Breiten Sie die Arme weit aus. **Ausgebreitete Arme.**

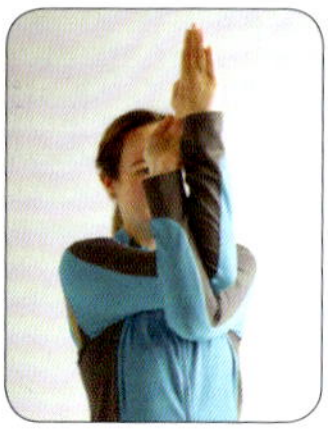

8 **Ausatmen:** Wiederholen Sie 6, aber bringen Sie beim Kreuzen der Ellbogen den anderen Arm nach vorn. **Adlerarme.**

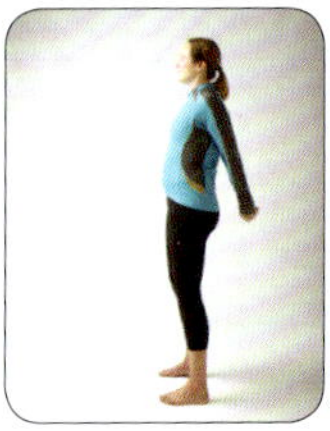

9 **Einatmen:** Führen Sie die Arme hinter den Rücken und verschränken Sie die Finger. **Schulteröffner.**

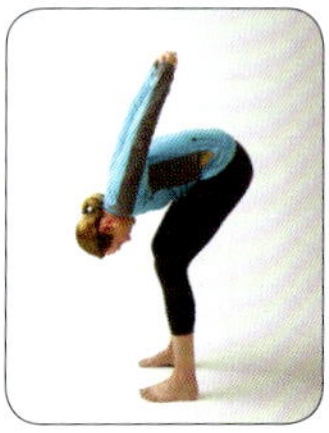

10 **Ausatmen:** Gehen Sie tief in die Knie und neigen Sie sich nach vorn. Arme heben. Vier Atemzüge. **Schultern lockern.**

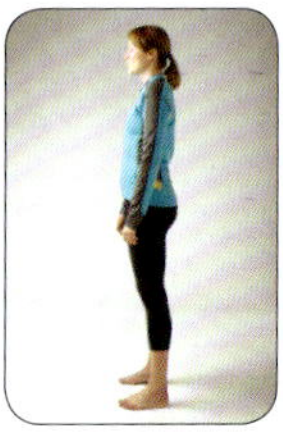

11 **Einatmen:** Gehen Sie noch tiefer in die Knie, richten Sie den Rücken auf. Ziehen Sie den Bauch ein und erheben Sie sich. **Bergstellung.**

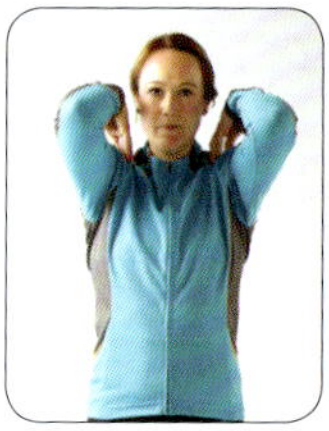

12 Lassen Sie die Schultern kreisen. **Schulterkreisen.**

Variation der Nackenstrecker-Dehnung

Leiden Sie nach dem Radfahren unter Nackenverspannungen und Kopfschmerzen? Versuchen Sie es mit dieser einfachen Sequenz. Entweder üben Sie mit der Atmung oder Sie halten jeden Teil statisch vier Atemzüge lang.

Übungsziel: Nackenstrecker, Rauten- und Trapezmuskeln.

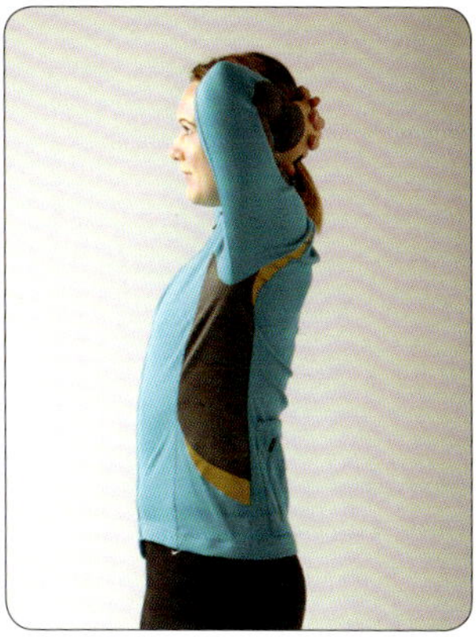

1 **Setzen Sie sich hin oder stehen Sie.** Verschränken Sie die Finger und führen Sie die Hände hinter den Kopf. Halten Sie den Rücken gerade. **Einatmen:** Ziehen Sie die Ellbogen zurück. **Ellbogen zurück.**

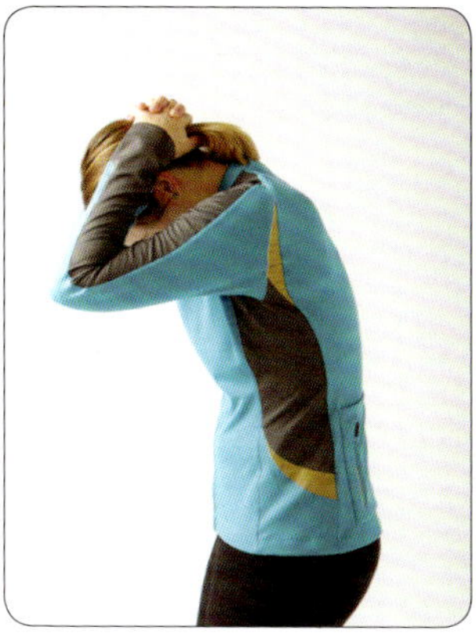

2 **Ausatmen:** Ziehen Sie das Kinn an und führen Sie die Ellbogen zusammen. **Nackenstrecker dehnen.**

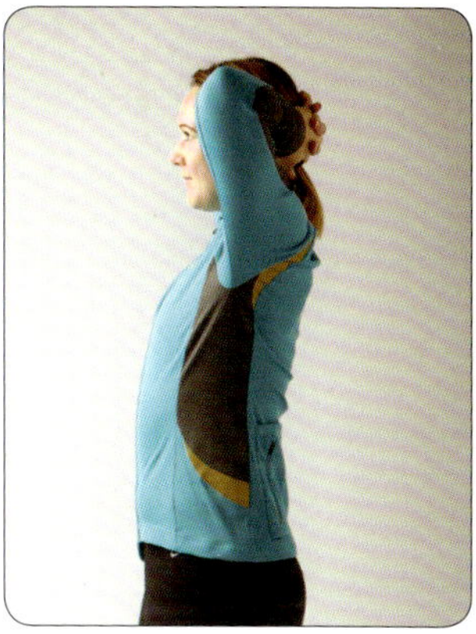

3 **Einatmen:** Ziehen Sie die Ellbogen zurück. **Ellbogen zurück.**

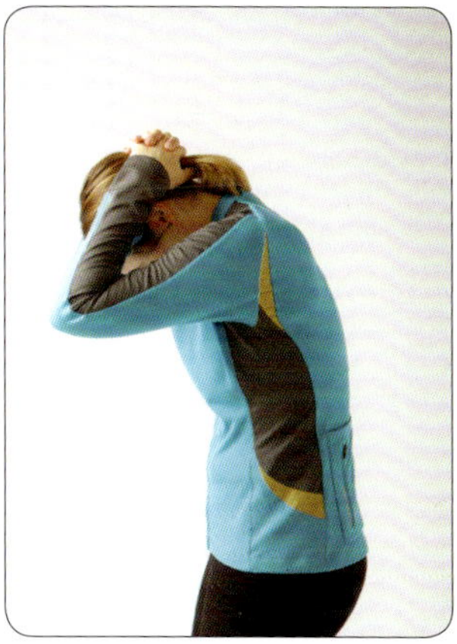

4 **Ausatmen:** Ziehen Sie das Kinn an und führen Sie die Ellbogen zusammen. **Nackenstrecker dehnen.**

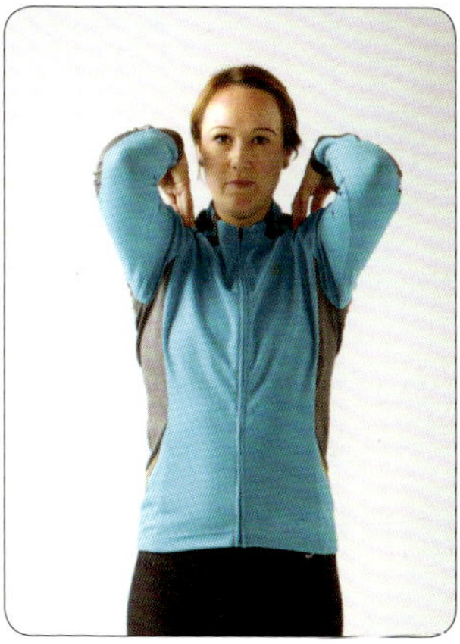

5 Schieben Sie die Hände zu den Schultern. Lassen Sie den Atem fließen, während Sie im Zeitlupentempo die Schultern einige Male kreisen lassen. **Schulterkreisen.**

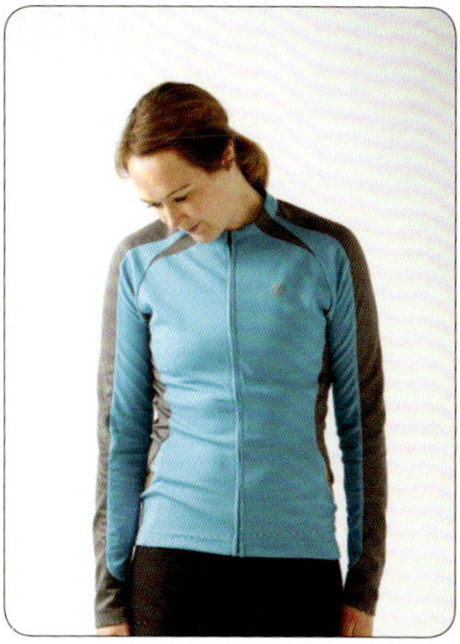

6 Lassen Sie die Arme an den Seiten hinuntergleiten und lassen Sie sehr behutsam ein paar Mal den Kopf rollen. **Kopf rollen.**

Flows nach dem Radfahren

Sonnengruß für Radsportler

Ein Sonnengruß ist eine abgeschlossene Dehnungs- und Kräftigungssequenz, die konzipiert wurde, um einen starken, aber doch flexiblen Körper zu schaffen. Er enthält eine Serie von Vorwärts- und Rückbeugen, die mehrmals wiederholt werden, um allmählich die Flexibilität zu steigern. Sie werden mit kräftigenden Stellungen wie Planke und Hund kombiniert. Die Version für Radsportler zielt auf Schwachstellen wie den unteren Rücken, die Achillessehne und die Hüftbeuger. Gleichzeitig kräftigt sie auch die Bauchmuskeln und die Muskulatur des oberen Rückens, die beide superstark sein müssen, um eine aerodynamische Fahrhaltung durchzuhalten. Lernen Sie die Grundform des Sonnengrußes, und schneidern Sie sich dann die Übung selbst zurecht. Wenn Sie die vorgeschlagenen Variationen einbauen, können Sie den Schwerpunkt auf Körpermitte, Arme oder Oberkörper legen.

Übungsziel: Brustmuskeln, oberer und unterer Rücken, Schultern, hintere Oberschenkelmuskulatur, Hüftbeuger und Waden. Stärkt Bauchmuskeln, Arme und Rücken.

Wiederholen Sie die Sequenz mindestens 2-mal für jede Seite.

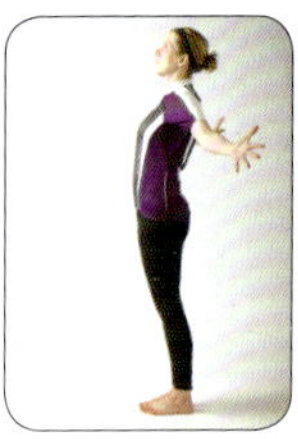

1 **Einatmen:** Stellen Sie sich hin, die Füße zusammen und die Arme an der Seite. Richten Sie sich vom Scheitel her auf. Einatmen: Führen Sie die Arme seitlich im Bogen auf Schulterhöhe und gehen Sie in eine Rückbeuge im Stehen. Halten Sie das Steißbein eingezogen. **Rückbeuge im Stehen.**

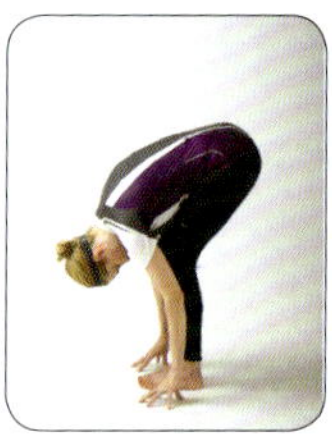

2 **Ausatmen:** Beugen Sie die Knie und gehen Sie langsam in eine Vorwärtsbeuge. Senken Sie die Fingerspitzen neben die Außenseiten der Füße. **Vorwärtsbeuge im Stehen.**

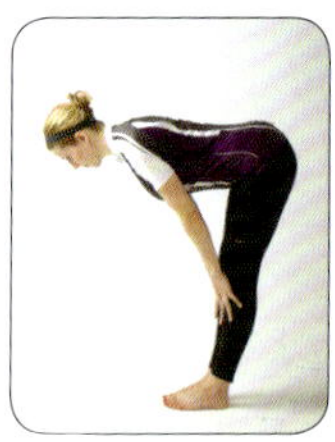

3 **Einatmen:** Richten Sie sich halb auf, sodass der Körper einen rechten Winkel bildet. Schieben Sie die Hände zu den Knien. **90-Grad-Dehnung.**

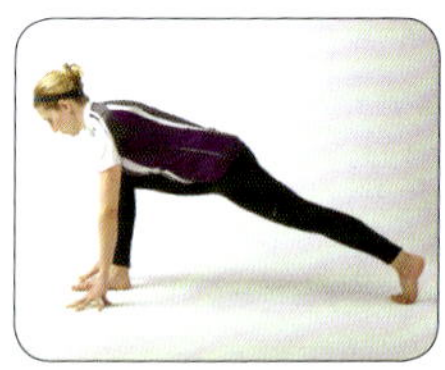

4 **Ausatmen:** Setzen Sie den linken Fuß in einem hohen Ausfallschritt zurück. **Ausfallschritt 4.**

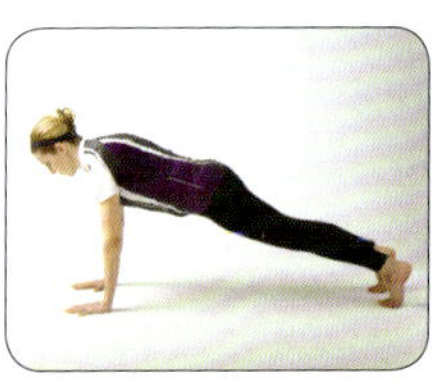

5 **Einatmen:** Pressen Sie die Handflächen in den Boden und stellen Sie das rechte Bein zurück in die **hohe Planke**.

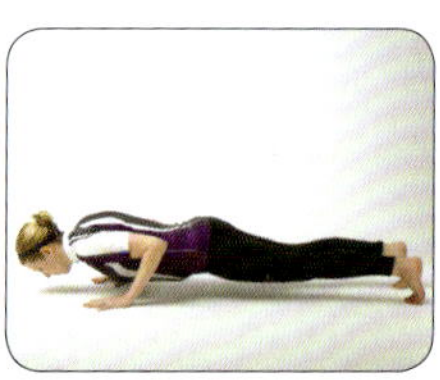

6 **Ausatmen:** Beugen Sie die Arme und gehen Sie langsam zu Boden, wobei Sie den Körper in einer Linie halten. **Niedrige Planke.**

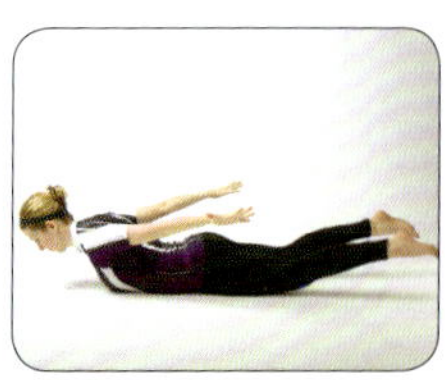

7 **Einatmen (2 x):** Strecken Sie die Arme nach hinten, Handflächen nach unten. Richten Sie Oberkörper, Arme und Beine auf. **Heuschrecke.** **Ausatmen:** Zurücksinken.

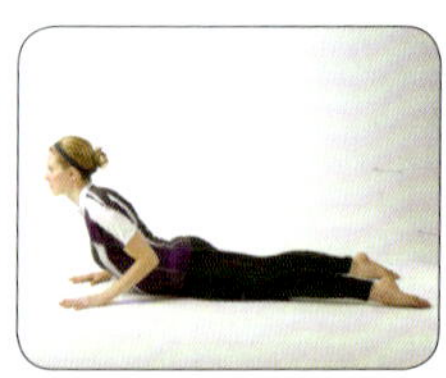

8 **Einatmen:** Pressen Sie die Handflächen auf den Boden und heben Sie den Oberkörper in eine Rückbeuge. **Kobra.**

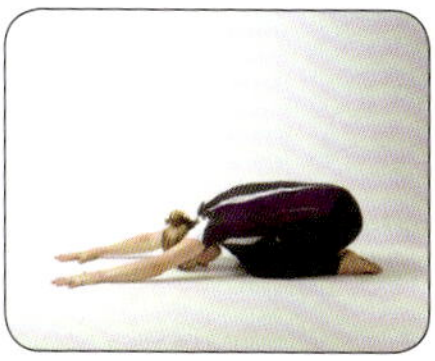

9 **Ausatmen:** Lassen Sie die Handflächen auf dem Boden und setzen Sie sich langsam zurück auf die Fersen. **Gestreckte Stellung des Kindes.** Halten Sie die Position vier Atemzüge lang.

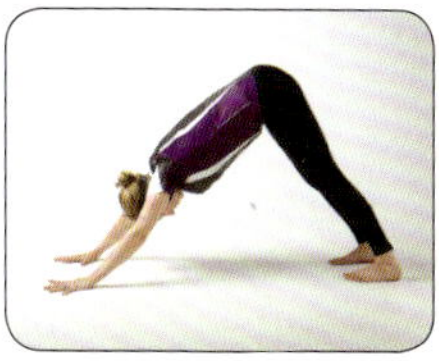

10 **Ausatmen:** Richten Sie sich in den **Hund** auf.

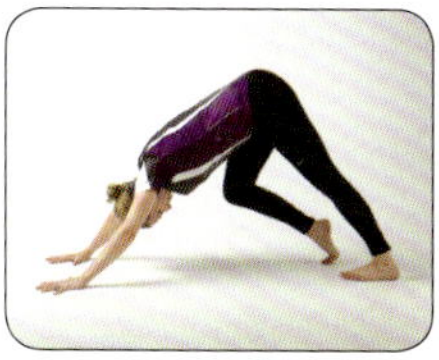

11 Halten Sie die Position vier Atemzüge lang. Ziehen Sie dabei eine Ferse nach unten und beugen Sie das andere Bein, um die Waden und die Achillessehne zu dehnen. Bewegen Sie sich von Bein zu Bein. **Laufender Hund**.

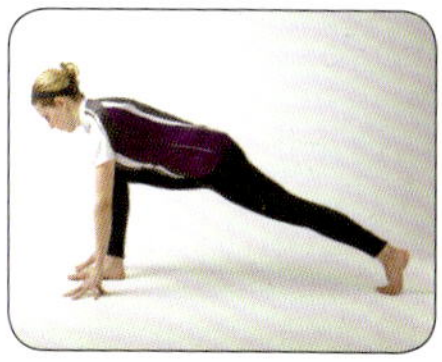

12 **Einatmen:** Sehen Sie auf Ihre Hände, beugen Sie die Beine und setzen Sie das linke Bein zwischen die Hände, sodass Sie zum hohen Ausfallschritt zurückkehren. **Ausfallschritt 4.**

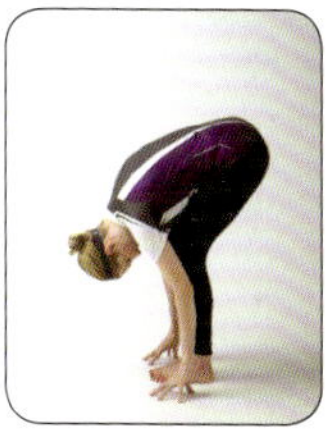

13 **Ausatmen:** Setzen Sie das linke Bein zurück neben das andere und gehen Sie in eine Vorwärtsbeuge. **Vorwärtsbeuge im Stehen.**

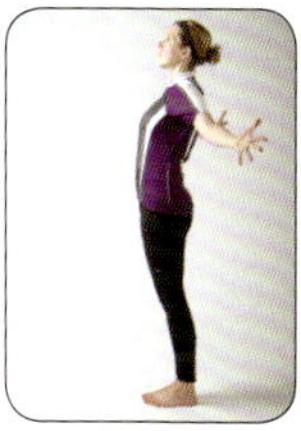

14 **Einatmen:** Beugen Sie die Knie und erheben Sie sich in den Stand. Führen Sie die Arme im Bogen auf Schulterhöhe. **Rückbeuge im Stehen.**

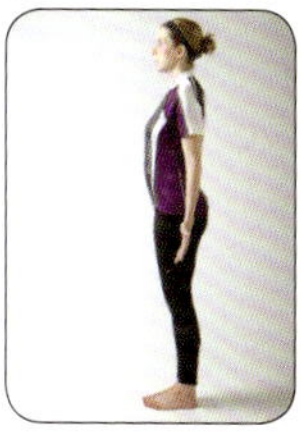

15 **Ausatmen:** Führen Sie die Arme wieder an die Seite zurück. **Bergstellung.**

16 **Wiederholen Sie ab Schritt 4 und setzen Sie jetzt das rechte Bein zurück.**

Sonnengruß-Adaption

Der Sonnengruß ist äußerst vielseitig. Hier lesen Sie, wie Sie in die verschiedenen Schritte des Flows Variationen einfügen können, um spezielle Körperbereiche anzusprechen oder einfach, um die Übungen interessant zu erhalten.

1. **Körpermitte- und Armkräftigung:** Unterbrechen Sie bei Planke in Schritt 5 und absolvieren Sie Gesäßplanke, Unterarmplanke und Unterarmseitenplanke. Alternativ unterbrechen Sie bei Hund, Schritt 10, und führen eine Radsportler-Planke durch (alle Kapitel 8).

2. **Oberkörperkräftigung:** Unterbrechen Sie bei Heuschrecke, Schritt 7, und fügen Sie die aerodynamische Sequenz aus Kapitel 8 ein.

3. **Ein verspannter mittlerer und oberer Rücken:** Unterbrechen Sie beim hohen Ausfallschritt, Schritt 4, und führen Sie den Ausfallschritt mit Drehung und den Ausfallschritt mit Rückbeuge durch (alle Kapitel 7).

Anti-Schmerz-Sequenz: Unterer Rücken

Ein verspannter unterer Rücken muss langsam und sanft gelockert werden. Arbeiten Sie entweder mit dem Atem oder halten Sie jede Position vier Atemzüge lang.

Übungsziel: Muskulatur des unteren Rückens.

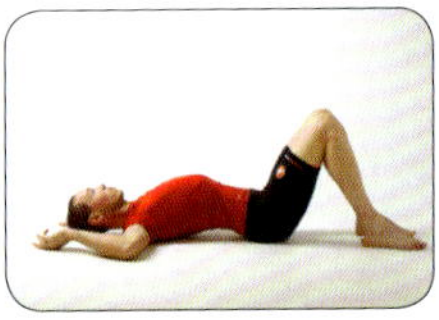

1 Liegen Sie mit angewinkelten Beinen auf dem Rücken, die Füße auf dem Boden. **Einatmen:** Wölben Sie den Bauch in Richtung Decke, sodass der untere Rücken sich wölbt, aber halten Sie das Gesäß auf dem Boden. **Beckenkippung**.

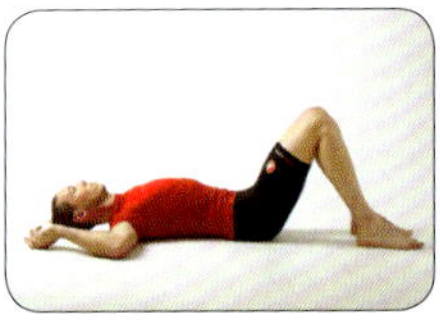

2 **Ausatmen:** Pressen Sie den Bauch in Richtung Boden. **Beckenkippung 2.** 2-mal wiederholen.

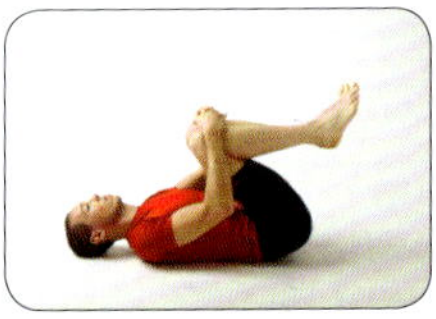

3 **Einatmen:** Mit den Armen beide Beine an den Bauch ziehen. **Knie umarmen.**

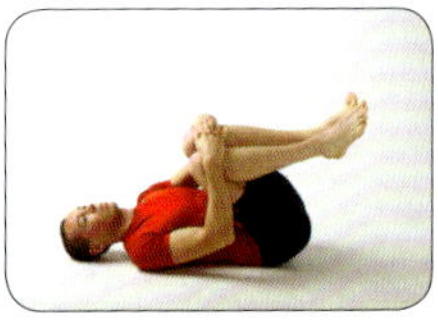

4 **Ausatmen:** Wiegen Sie sich langsam von einer Seite zur anderen. **Massage des unteren Rückens.**

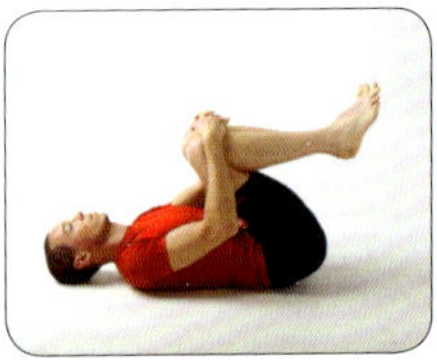

5 **Einatmen:** Rollen Sie zurück in die Mitte. **Knie umarmen.**

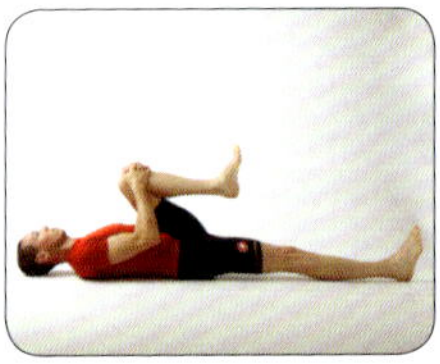

6 **Ausatmen:** Schieben Sie das rechte Bein nach unten auf den Boden. **Verspannungslöser nach der Fahrt.**

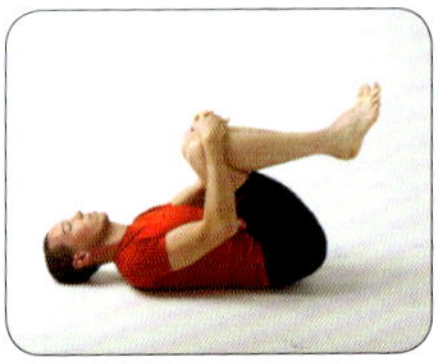

7 **Einatmen:** Zurück in die Mitte. **Knie umarmen.**

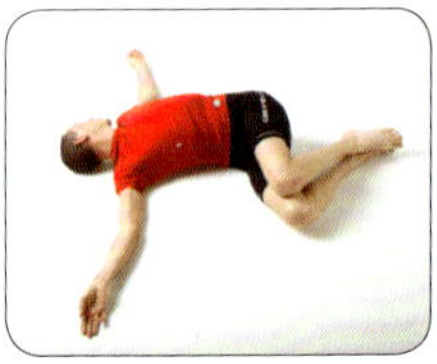

8 **Ausatmen:** Breiten Sie beide Arme bis auf Schulterhöhe aus und legen Sie die Beine rechts neben sich auf dem Boden ab. Halten Sie die Position vier Atemzüge lang. **Drehung im Liegen.**

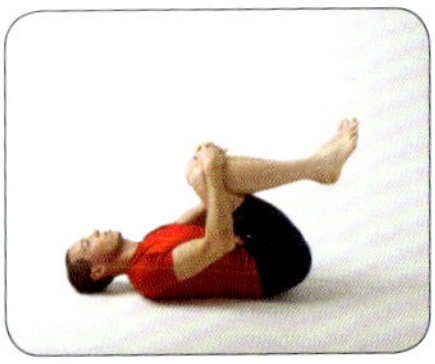

9 **Einatmen:** Zurück in die Mitte.

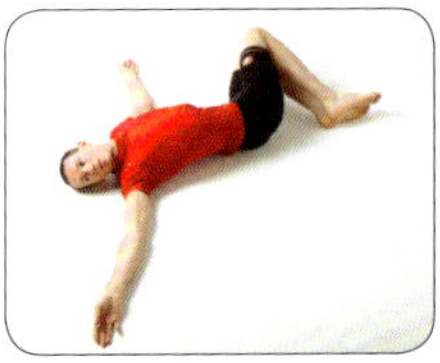

10 **Ausatmen:** Legen Sie die Beine links neben sich auf dem Boden ab. **Drehung im Liegen.**

11 **Wiederholen Sie die Sequenz ab Schritt 6 und schieben Sie das linke Bein nach unten auf den Boden.**

Kraft Flows

Die Kraft Flows verbinden statische Stellungen aus den Kapiteln 7 und 8 (Körpermitte und Power Yoga) in dynamischen Sequenzen, die spezielle Kraft fürs Radfahren aufbauen. Diese Kraft Flows sind auf Radsportler zugeschnitten. Sie kräftigen die Regionen, die ein Radsportler braucht, um die korrekte Körperstellung zu halten und um Verletzungen zu vermeiden. Die Regionen umfassen die Quadrizepse, die hintere Oberschenkelmuskulatur, die Gesäßmuskeln, untere und obere Rückenmuskulatur, verschiedene Bauchmuskelschichten und die Armmuskeln. Viele Übungen kräftigen nicht nur, sondern dehnen ebenfalls. Sie schaffen lange schlanke Muskeln – perfekt, um leichtgewichtig auf dem Rad zu sein.

Kraft Flow für den Quadrizeps

Diese Sequenz stabilisiert die Beine im Krieger 1 Ausfallschritt, während sie den Oberkörper durch eine Serie von dynamischen Drehungen und Rückbeugen führt, um die Verspannungen an Rumpf und Schultern zu lösen. Um den Flow zu intensivieren, nehmen Sie einen niedrigen, weiten Stand ein, vertiefen die Atmung und bewegen sich im Zeitlupentempo.

Übungsziel: Quadrizeps, hintere Oberschenkelmuskulatur, Arm- und obere Rückenmuskeln. Die Sequenz dehnt die Hüftbeuger, Waden-, Schulter- und Oberkörpermuskeln. Sie verbessert die Balance.

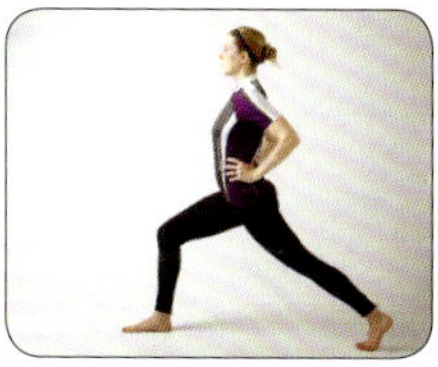

1 Sie setzen das linke Bein in einem hohen Ausfallschritt zurück, drehen den hinteren Fuß leicht nach außen. Legen Sie die Hände auf die Hüften und blicken Sie nach vorn. **Krieger 1.**

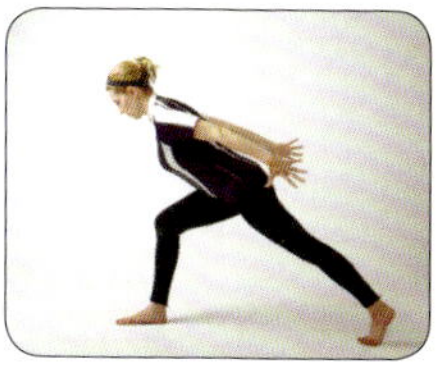

2 **Einatmen:** Erheben Sie sich auf den Ballen des hinteren Fußes, dann beugen Sie sich über das vordere Bein vorwärts und führen die Arme wie Flügel nach hinten. **Fliegender Ausfallschritt.**

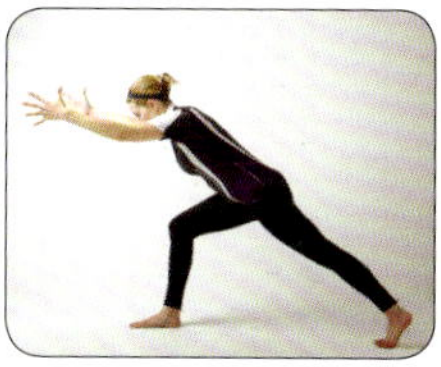

3 **Ausatmen:** Bleiben Sie in der Position und führen Sie die Arme parallel nach vorn. **Geneigter Ausfallschritt.** Wiederholen Sie diese Position 4-mal.

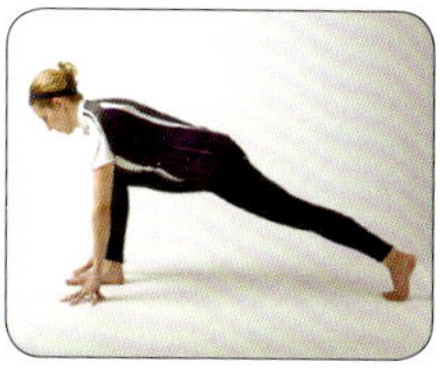

4 **Einatmen:** Setzen Sie die Fingerspitzen auf den Boden. **Ausfallschritt 4. Ausatmen:** Lassen Sie die Hüften tiefer sinken.

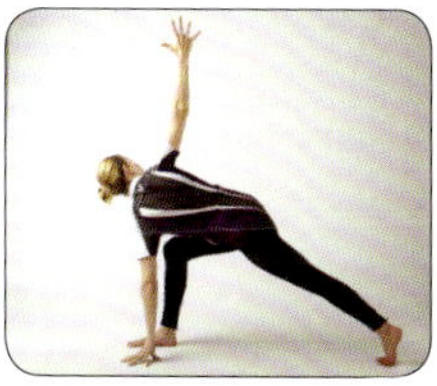

5 **Einatmen:** Führen Sie den rechten Arm im Bogen in Richtung Decke. **Ausfallschritt mit Drehung.**

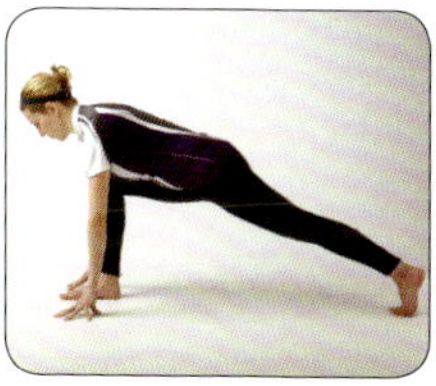

6 **Ausatmen:** Führen Sie die rechte Hand zurück auf den Boden. **Ausfallschritt 4.**

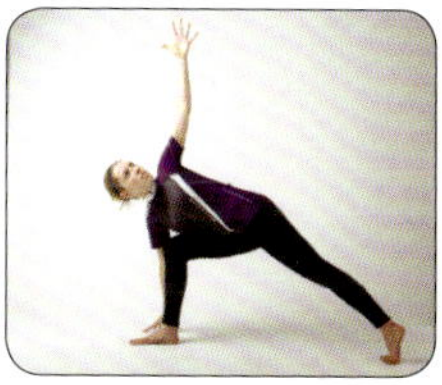

7 **Einatmen:** Führen Sie den linken Arm im Bogen in Richtung Decke. **Ausfallschritt mit Drehung.**

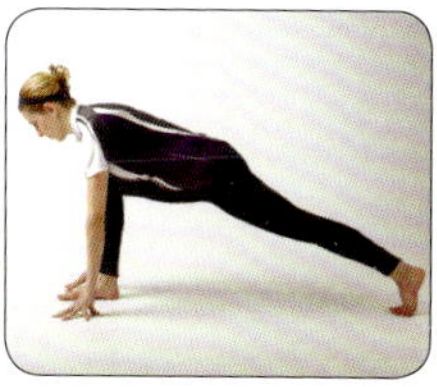

8 **Ausatmen:** Führen Sie den linken Arm zurück zum Boden. **Ausfall-schritt 4.**

9 **Einatmen:** Richten Sie den Oberkörper auf. Führen Sie beide Arme im Bogen nach oben und verschränken Sie die Finger hinter dem Kopf. Ziehen Sie das Steißbein ein und nehmen Sie die Ellbogen zurück. Halten Sie diese Position zehn Atemzüge lang. **Rückbeuge mit Ausfallschritt nach hinten.**

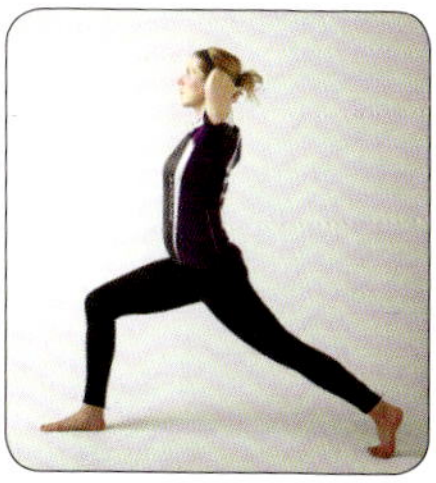

10 **Wiederholen Sie ab Schritt 1 und setzen Sie das rechte Bein zurück.**

Kraft Flow für den Unterschenkel

Diese Sequenz kräftigt die Waden und die Muskulatur der Füße und Knöchel. Bemühen Sie sich, nicht hin und her zu schwanken, wenn Sie sich auf- und abbewegen.

Übungsziel: Fuß- und Knöchelmuskulatur, Quadrizepse. Die Übung verbessert die Balance. Um auch die inneren Schenkelmuskeln zu stärken (oft ein Schwachpunkt bei Radsportlern), halten Sie während der ganzen Sequenz einen Block oder ein Kissen zwischen den zusammengepressten Schenkeln.

1 Einatmen: Stehen Sie aufgerichtet, die Füße nebeneinander und die Arme an der Seite. Einatmen: Erheben Sie sich langsam auf die Fußballen. **Wadenheben.**

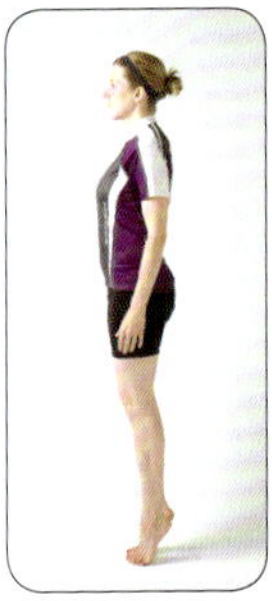

2 Ausatmen: Gehen Sie wieder hinunter. 2-mal wiederholen.

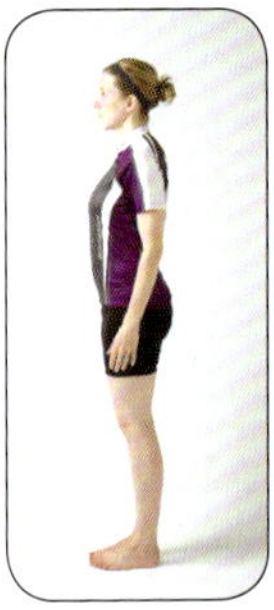

3 Einatmen: Richten Sie sich wie vorher auf, aber führen Sie die Arme nach oben. Wadenheben, **Arme nach oben.**

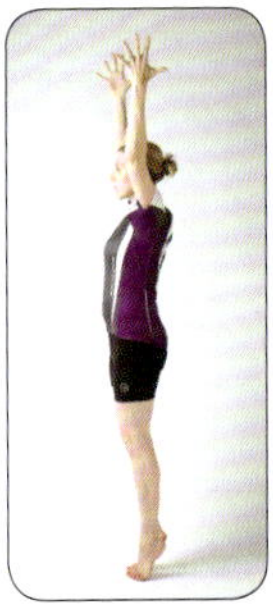

4 Ausatmen: Gehen Sie wieder hinunter auf die Füße, die Arme hängen locker an der Seite. 1-mal wiederholen.

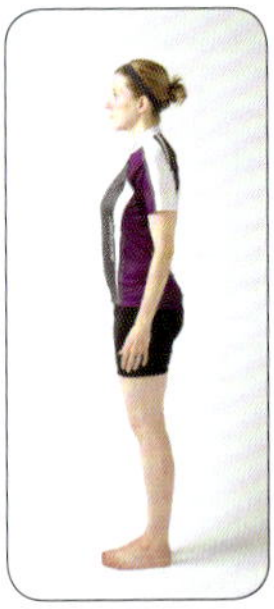

5 Einatmen: Richten Sie sich auf und heben Sie die Arme wie vorher. **Wadenheben, Arme nach oben.**

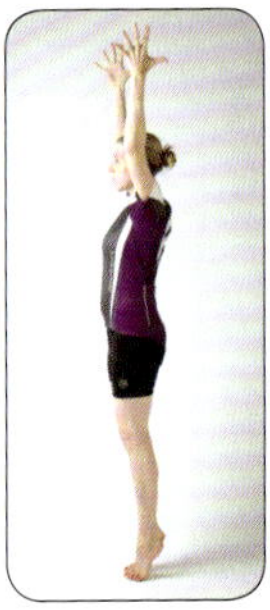

6 Ausatmen: Halten Sie die Arme oben und spreizen Sie die Finger auseinander. Gehen Sie tiefer, beugen Sie die Knie und führen Sie eine hohe Kniebeuge durch. Halten Sie die Position zehn Atemzüge lang. **Stuhl.**

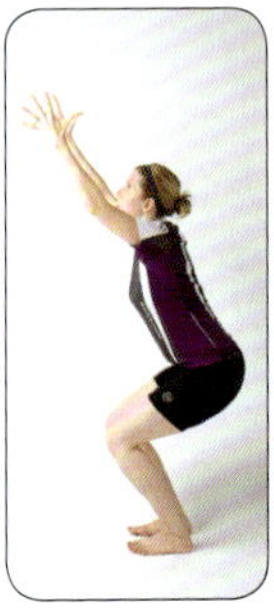

Lateraler Flow nach dem Radfahren

Brechen Sie aus der linearen Fahrhaltung aus mit diesem lateralen Flow, der Kraft in den inneren Schenkeln aufbaut und die Hüften öffnet.

Übungsziel: Hüftmuskeln, Adduktoren, Iliotibialband. Löst Verspannungen im Oberkörper. Kräftigt die Quadrizepse und inneren Schenkel.

Stellen Sie die Beine weit auseinander. Die Zehen sind leicht nach außen gedreht. Schieben Sie die Hände an den Beinen hinunter, sodass sie auf den Oberschenkeln ruhen. Testen Sie Ihren Stand, indem Sie das rechte Bein beugen: Das Knie sollte eine Linie mit dem zweiten Zeh des rechten Fußes bilden. Wenn das Knie vor dem Fuß ist, stellen Sie die Beine weiter auseinander, sodass Sie immer noch Ihre Zehen sehen können, wenn Sie den Ausfallschritt machen.

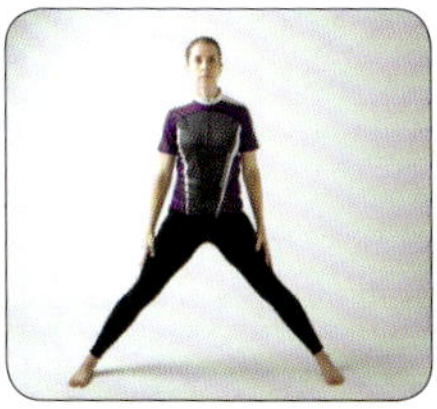

1 Einatmen: Stehen Sie mit weit gespreizten Beinen, die Füße zeigen leicht nach außen.

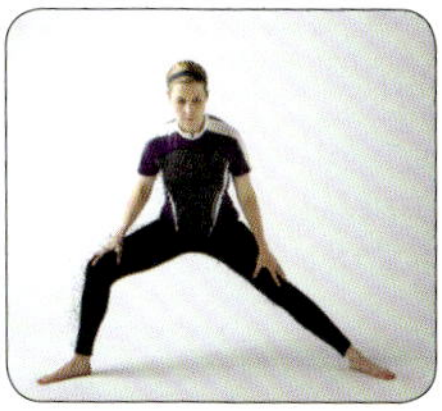

2 Ausatmen: Verlagern Sie das Gewicht auf die rechte Seite, indem Sie das rechte Bein beugen und das linke strecken. **Dynamischer Ausfallschritt zur Seite.**

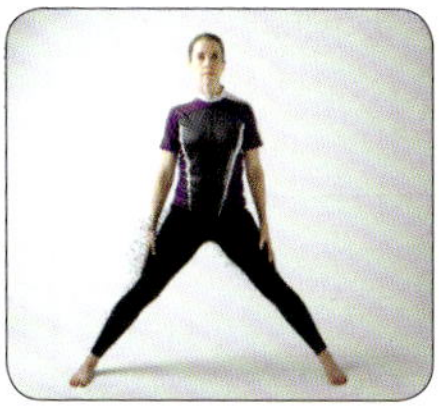

3 Einatmen: Zurück zur Mitte.

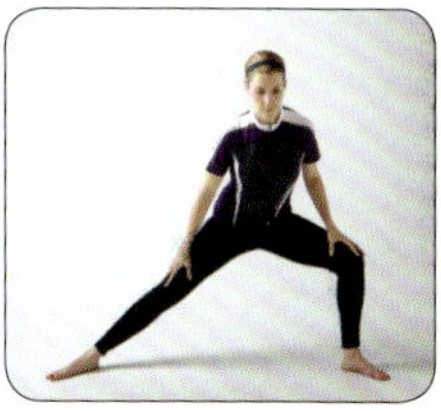

4 Ausatmen: Verlagern Sie das Gewicht auf die linke Seite, indem Sie das linke Bein beugen und das rechte strecken. **Dynamischer Ausfallschritt zur Seite**.

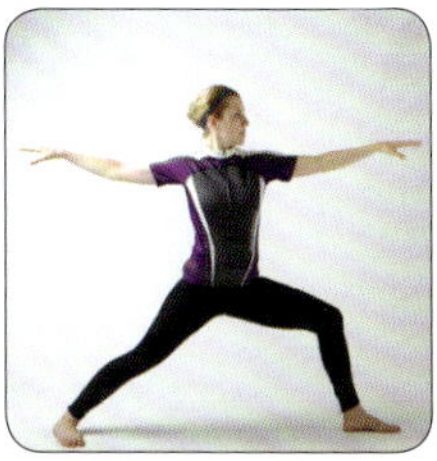

5 Einatmen: Zurück zur Mitte. Drehen Sie den linken Fuß nach außen und den rechten Fuß nach innen. Heben Sie beide Arme auf Schulterhöhe. Die Handflächen zeigen nach unten. **Krieger 2.**

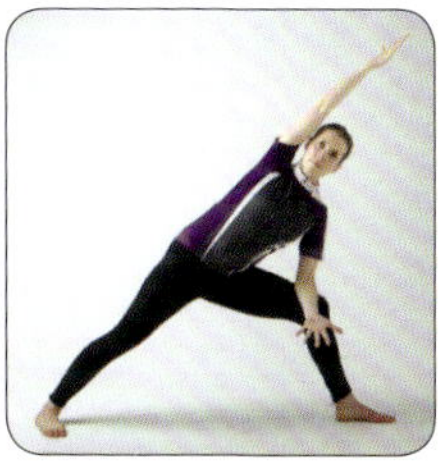

6 Ausatmen: Seitbeuge nach links, der linke Unterarm ruht auf dem vorderen Oberschenkel. Führen Sie den linken Arm im Bogen hoch und über das Ohr. **Gestreckte Winkelhaltung.**

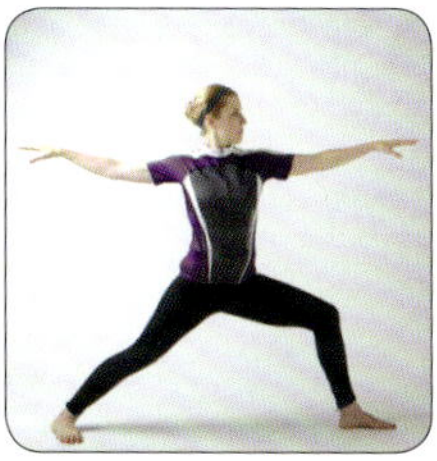

7 Einatmen: Richten Sie sich wieder auf zu **Krieger 2.**

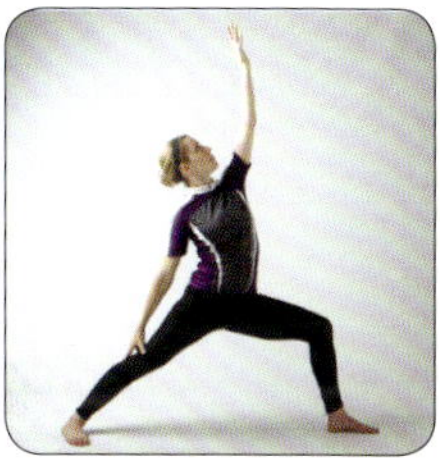

8 Ausatmen: Drehen Sie die vordere Handfläche nach oben und atmen Sie in eine Rückbeuge aus. **Umgekehrter Krieger.**

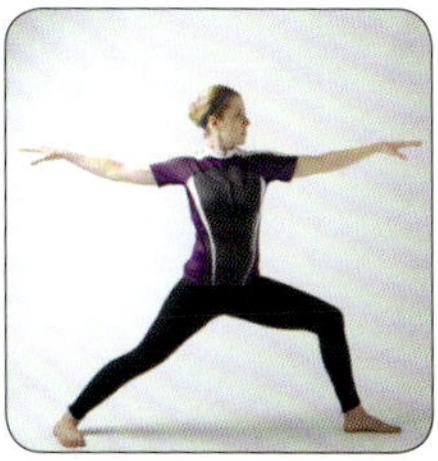

9 Einatmen: Richten Sie sich wieder auf zu **Krieger 2.**

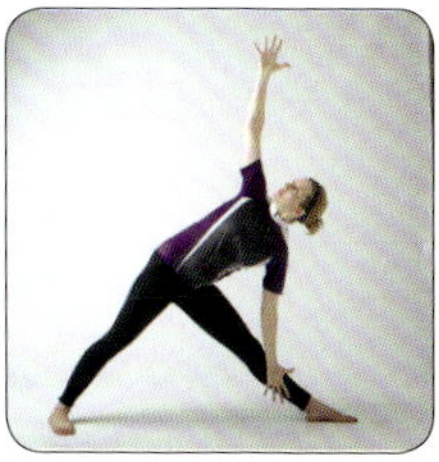

10 Ausatmen: Strecken Sie das vordere Bein und gehen Sie in die Seitbeuge nach links. **Dreieck.**

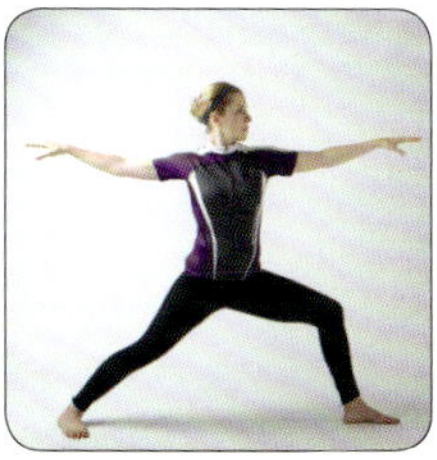

11 Einatmen: Richten Sie sich wieder auf zu **Krieger 2.**

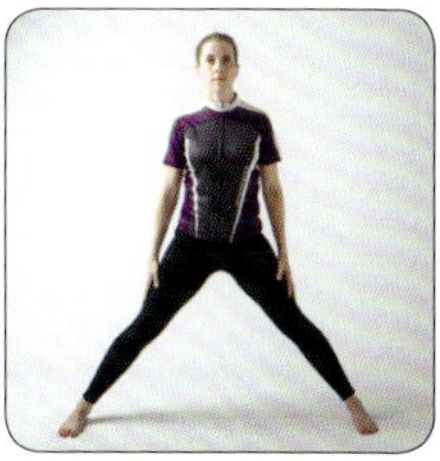

12 Nehmen Sie wieder die Startposition mit weit gespreizten Beinen ein.

13 Wiederholen Sie die Sequenz und setzen Sie in Schritt 5, Krieger 2, den rechten Fuß nach außen.

Körpermitte Sequenz 1: Kraft für Sprint und Anstieg

Diese Sequenz konzentriert sich vor allem auf die korsettähnlichen queren Bauchmuskeln (M. transversus abdominis), die beim Anstieg und beim Sprint die Bauchdecke »schienen«. Die meisten Stellungen nutzen die abdominale Funktionsweise des »Crunch«, beanspruchen aber auch noch zusätzliche Kraft von den Gesäßmuskeln. Wenn Ihr unterer Rücken schwach oder verletzt ist, verlagern Sie das Gewicht lieber stufenweise auf Ihre Hände anstatt zu springen.

Übungsziel: Gerader Bauchmuskel, großer Gesäßmuskel und die Muskeln der Arme und Schultern.

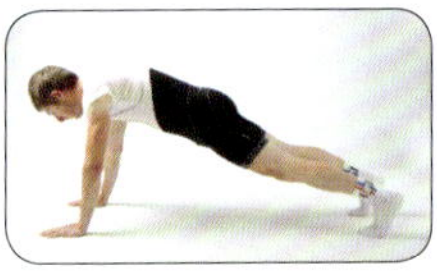

1 Ausgangsposition ist die **hohe Planke**. Der Körper sollte dabei vom Kopf bis zu den Fersen in einer Linie sein.

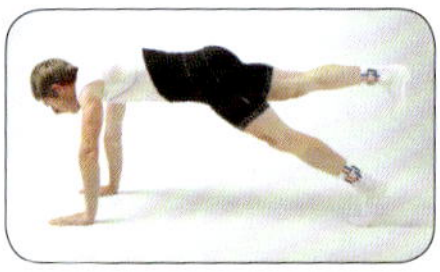

2 **Einatmen:** Heben Sie das rechte Bein hoch und halten Sie es gerade. **Gesäßplanke.**

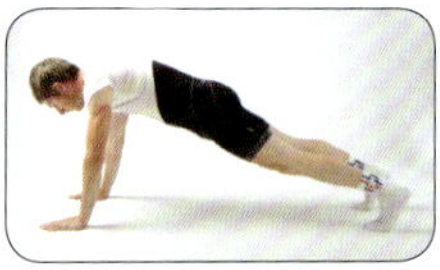

3 **Ausatmen:** Senken Sie es wieder. **Hohe Planke.**

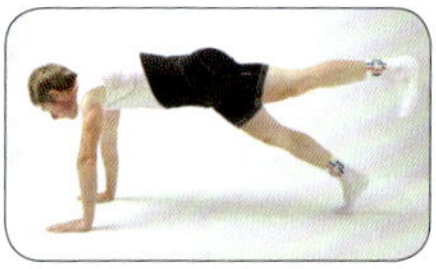

4 **Einatmen:** Heben Sie das linke Bein hoch und halten Sie es gerade. **Gesäßplanke.**

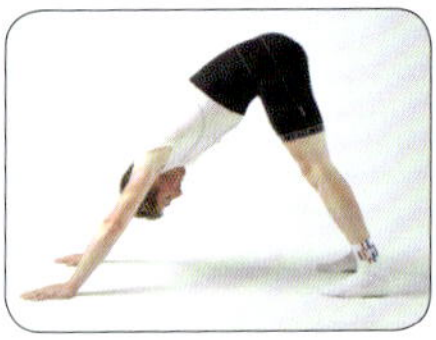

6 **Einatmen:** Heben Sie die Hüften an zum **Hund.**

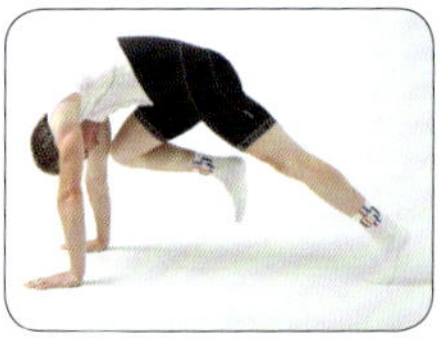

7 **Ausatmen:** Beugen Sie das rechte Bein, machen Sie den Rücken rund und ziehen Sie das Kinn an. Nehmen Sie das Knie an die Nase. **Planke für Radsportler.**

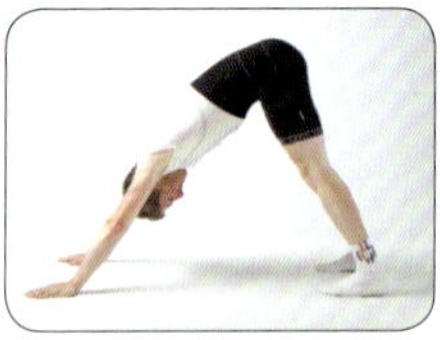

8 **Einatmen:** Kehren Sie zum **Hund** zurück.

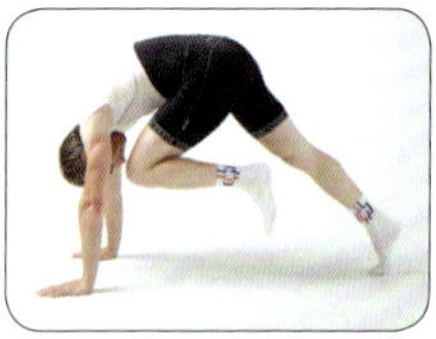

9 **Ausatmen:** Beugen Sie das linke Bein, machen Sie den Rücken rund und ziehen Sie das Kinn an. Nehmen Sie das Knie an die Nase. **Planke für Radsportler.**

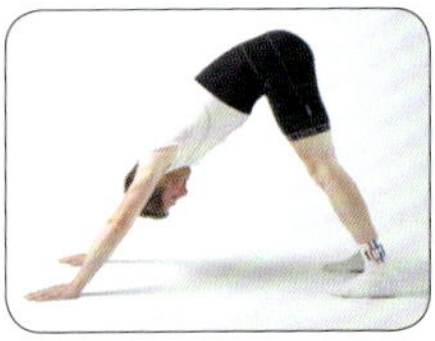

11 **Ausatmen:** Kehren Sie zum **Hund** zurück.

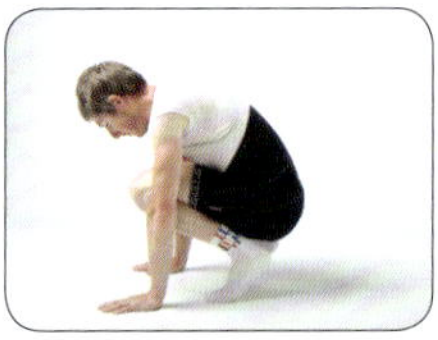

12 **Einatmen:** Sehen Sie auf die Hände, beugen Sie die Knie. Setzen Sie sich zurück auf die Fersen wie eine Sprungfeder.

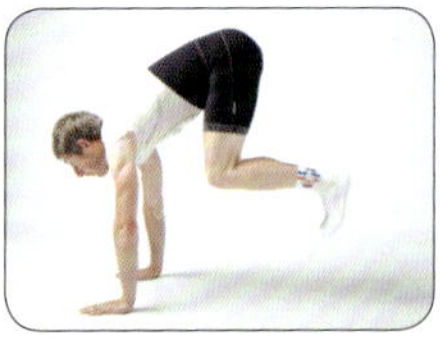

13 **Ausatmen:** Springen Sie – oder verlagern Sie das Gewicht stufenweise – auf die Hände.

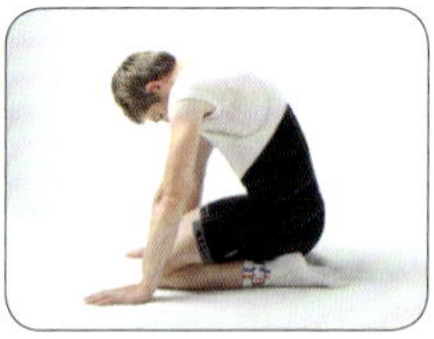

14 **Einatmen:** Gehen Sie in den Kniestand und setzen Sie die Handflächen auf den Boden. **Crunch 1 für Radsportler.**

16 **Einatmen:** Knien Sie sich hin, führen Sie die Hände hinter den Rücken und verschränken Sie sie. Ziehen Sie die Schultern zurück und halten Sie die Position vier Atemzüge lang.

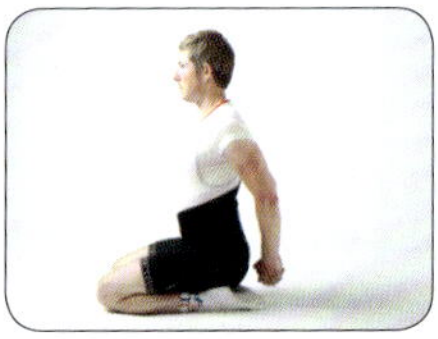

Körpermitte Sequenz 2: ruhiger und stabiler Oberkörper

Diese Sequenz unterstützt den seitlichen Oberkörper und die Hüften, indem sie die schrägen Bauchmuskeln und den mittleren Gesäßmuskel stärkt. Diese Muskeln arbeiten mit vereinten Kräften, um die Seitwärtsbewegung zu reduzieren, und kanalisieren die Energie in eine ökonomische effiziente Pedalbewegung.

Übungsziel: Schräge Bauchmuskeln, mittlerer Gesäßmuskel.

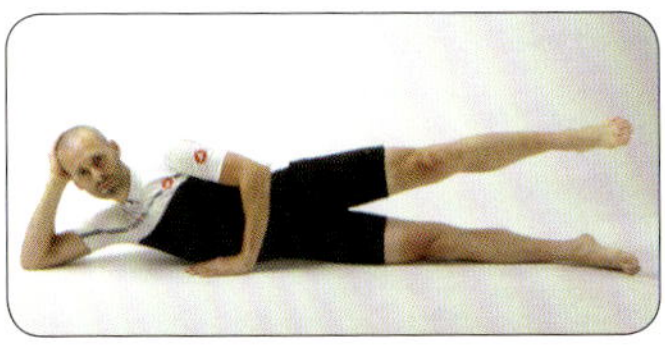

1 Legen Sie sich auf die Seite, der Kopf ist auf den Oberarm gestützt. **Einatmen:** Heben Sie das obere Bein. **Modifizierte Seitenplanke für den mittleren Gesäßmuskel.**

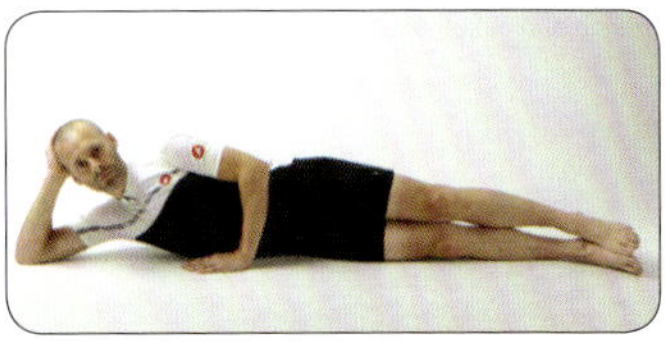

2 **Ausatmen:** Senken Sie das Bein wieder. 3-mal wiederholen.

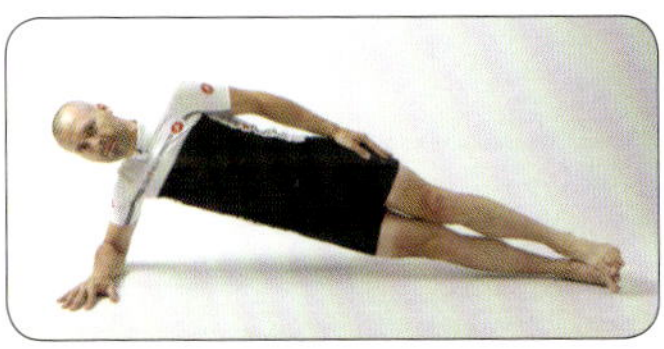

3 **Einatmen:** Richten Sie sich auf in die **Unterarm-Seitenplanke.** Legen Sie den oberen Arm seitlich auf den Körper.

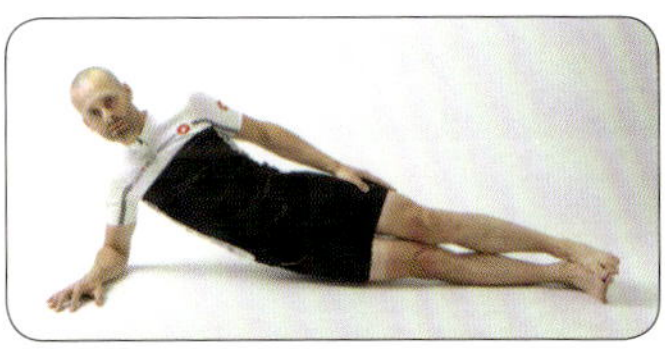

4 **Ausatmen:** Lassen Sie Ihre Hüften etwas näher zum Boden sinken.

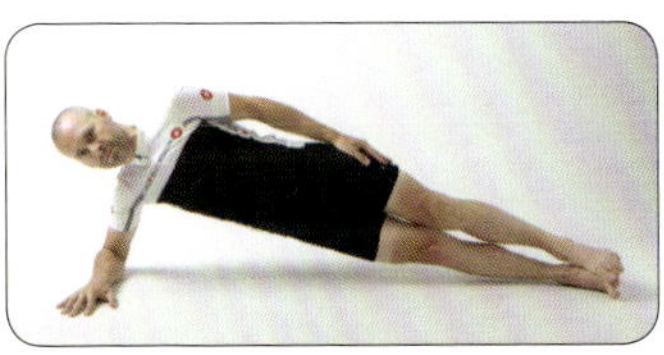

5 **Einatmen:** Heben Sie die Hüften wieder an zur Planke. **Seitenplanke.** Senken Sie sie 3-mal. **Ausatmen:** Gehen Sie zur **Seitenplanke** zurück.

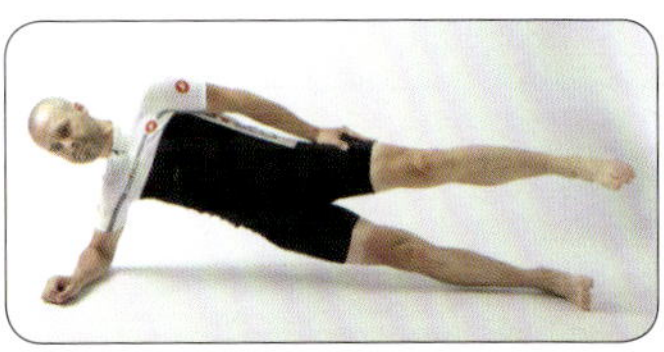

6 **Einatmen:** Heben Sie das obere Bein. **Mittlerer Gesäßmuskel-Seitenplanke.**

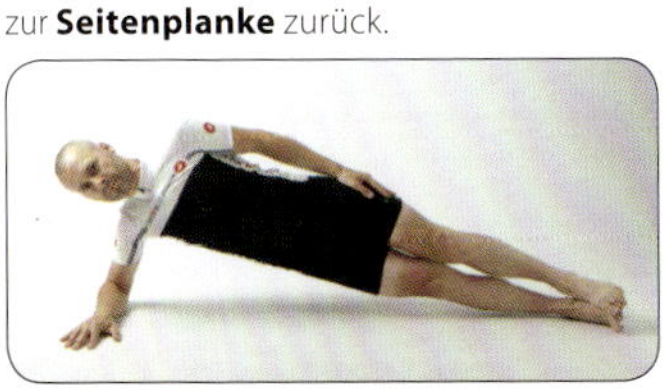

7 **Ausatmen:** Senken Sie das Bein. **Seitenplanke.** 3-mal wiederholen.

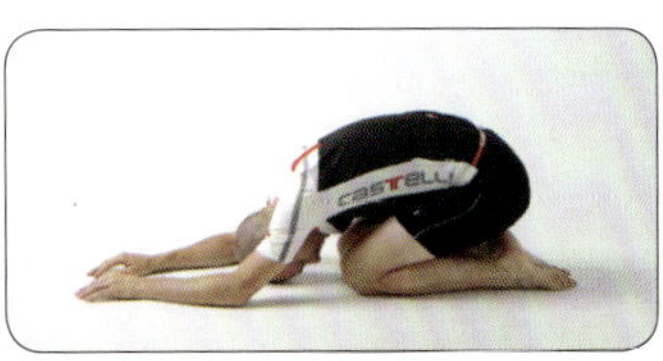

8 Setzen Sie sich wieder auf die Fersen. Die **gestreckte Stellung des Kindes.** Wiederholen Sie für die andere Seite..

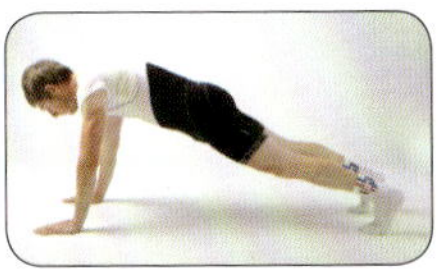

5 **Ausatmen:** Senken Sie es wieder. **Hohe Planke.**

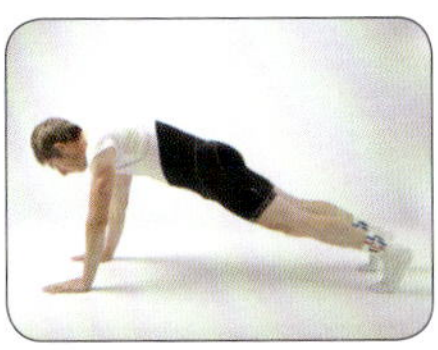

10 **Einatmen:** Senken Sie den Rücken zur Planke. **Hohe Planke.**

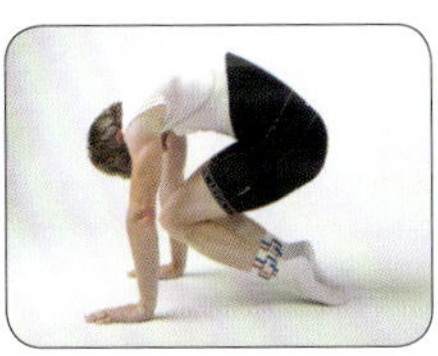

15 **Ausatmen:** Machen Sie den Rücken rund und heben Sie die Knie. Die Zehen bleiben auf dem Boden. Halten Sie die Position vier Atemzüge lang und drücken Sie die Knie in den Bauch. **Crunch 2 für Radsportler.**

10

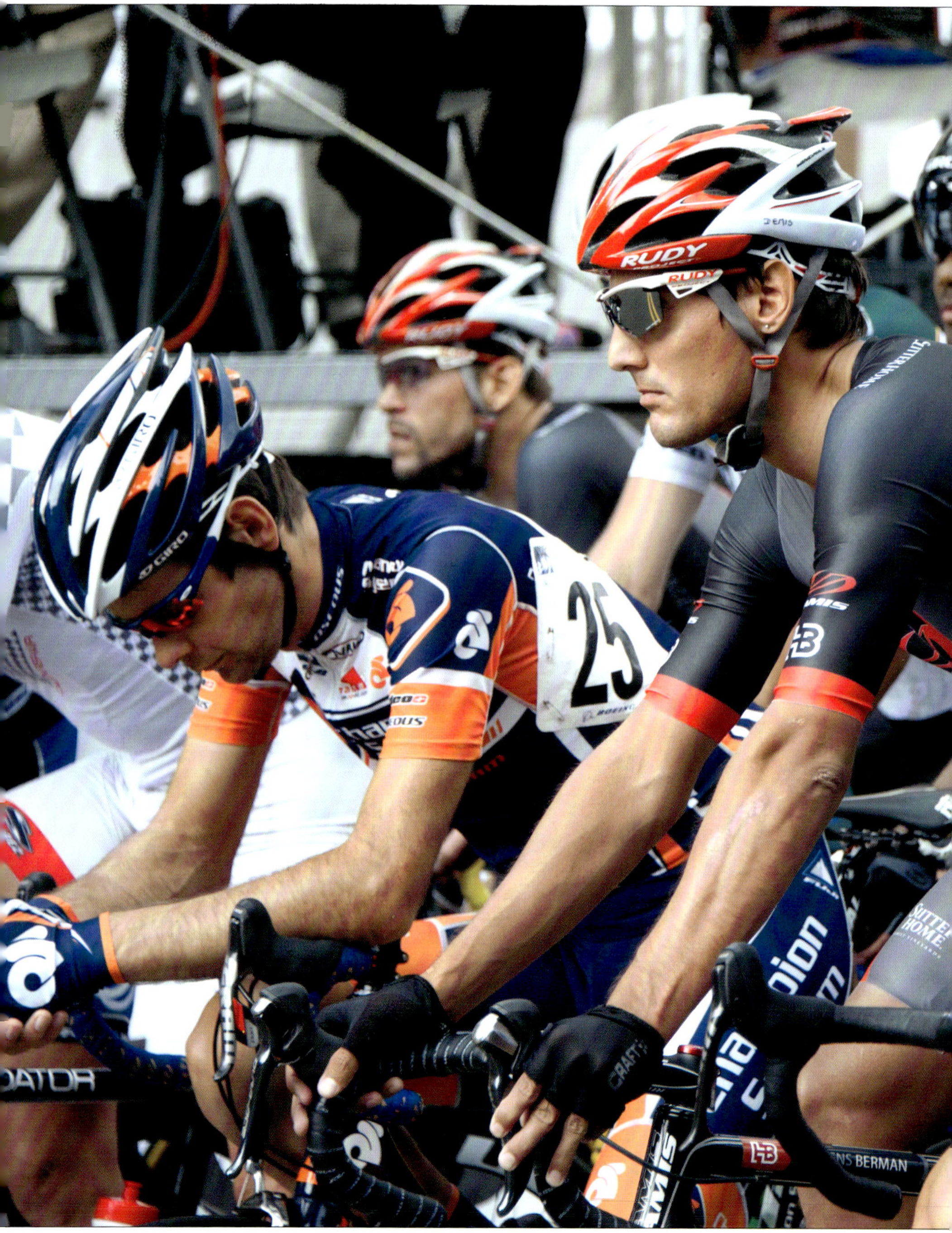

Mentales Training

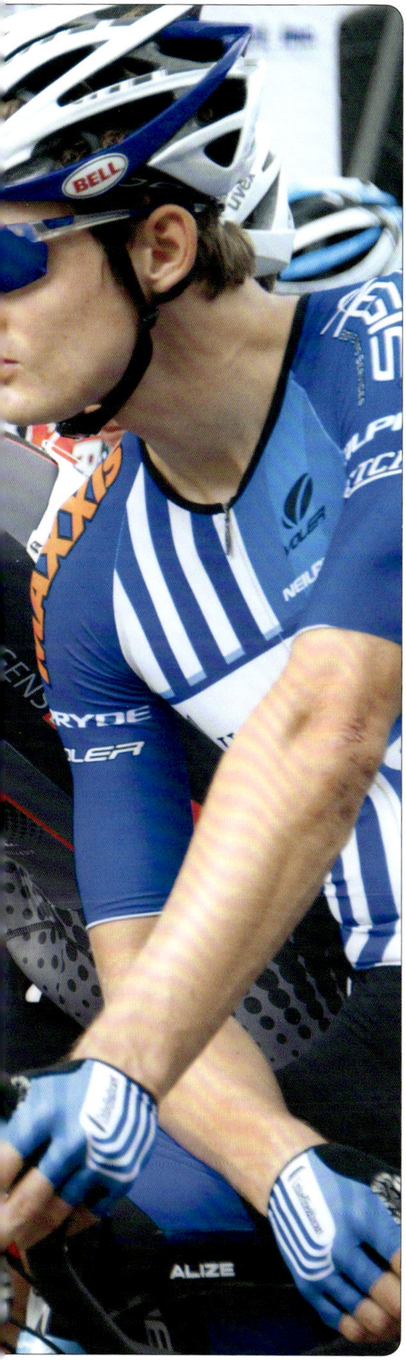

»Man darf nicht den Affen rauslassen – der ›Affe‹, das ist die eigene emotionale Seite, doch unter Druck muss man mit dem Verstand reagieren, nicht mit Emotionen. Wenn man an einem positiven Ort ein Mantra wie ›ruhig und entspannt‹ entwickelt, dann kann man es sich selbst aufsagen, sobald die Situation ernst wird. Manche Dinge übt man eine Million Mal – wie ein Fußballer das Elfmeterschießen –, aber wenn es hart auf hart kommt, muss man sich in einen gnadenlosen Roboter verwandeln oder man versagt und verpasst die Chance.«

Bradley Wiggins, Team Sky UK,
Gewinner der Tour de France 2012

Mentale Stärke ist in einer harten Ausdauerdisziplin wie dem Radsport unentbehrlich – eine bekannte Tatsache bei Elitefahrern. Ein fokussierter Geist wird nicht von Angstgefühlen beunruhigt, von Zweifeln geplagt oder von den Manövern anderer Radsportler zu impulsiven Entscheidungen verleitet.

Trotzdem widmen sich viele Radsportler dem monatelangen Feinschliff in ihrem physischen Training, verwenden aber keine Sekunde darauf, sich mit ihrem geistigen Zustand zu befassen. Doch im Kopf können Sie Ihre größte Stärke finden, wenn Sie ihn unter Kontrolle haben und zu Ihrem Vorteil nutzen. Finden Sie heraus, wie Sie aus dem Feind einen Verbündeten machen können, indem Sie die in diesem Kapitel aufgeführten Konzentrationstechniken aus dem Yoga benutzen, die sich mit oder ohne Rad ausführen lassen.

Den Geist fokussieren

Den Affen im Kopf zähmen

Bradley Wiggins' Darstellung eines emotionalen Zustands als ungezogenen Affen, der gezähmt werden muss, erinnert an das, was die Buddhisten »Affengeist« nennen, wenn nämlich der Geist wie ein aufgeregter Primat rasch von einem Gedanken zum nächsten springt.

Der Affengeist ist ruhelos, unstet und unentschlossen, aber vollkommen normal. Psychologen schätzen, dass der innere Monolog, den wir ständig mit uns selbst führen, sich im Durchschnitt auf erstaunliche 300 Wörter pro Minute beläuft.

Dieser Fluss von zufälligen Gedanken mag ein normaler Geisteszustand sein, aber er ist eine unwillkommene Ablenkung in einer Disziplin wie dem Radsport, wo man für schnelle Entscheidungen einen kühlen Kopf braucht, besonders während eines Rennens.

Beim mentalen Training geht es darum, auf zweierlei Weise das Kommando über den impulsiven Geist zu übernehmen. Die erste will den Gedankenfluss verlangsamen, um Ängste abzubauen und eine fokussierte geistige Haltung zu bewirken. Bei der zweiten geht es darum, einen einzelnen, starken und positiven Gedanken zu implantieren, um so die negativen zu übertönen, und um den Kampfgeist zu wecken, wenn der Körper nachlässt.

Dieses Kapitel enthält ein Spektrum von mentalen Trainingseinheiten, die auf Yogatechniken basieren und dem Radsport angepasst wurden. Mit etwas Übung werden sie Ihnen helfen, einen rastlosen Geisteszustand zu beruhigen und einen negativen umzuprogrammieren.

Unseren Gedankenstrom zu lenken und nutzbar zu machen ist das eigentliche Ziel im Yoga. Obwohl es jetzt als eigenständig physisches Übungssystem geschätzt wird, existierten die Stellungen ursprünglich nur, um dem Lernenden zu ermöglichen, mit geradem Rücken im Lotussitz zu meditieren. Der indische Gelehrte Patañjali im dritten Jahrhundert vor Christus schrieb über Yoga, dass es das Sesshaftwerden des Geistes in der Stille sei.

Konzentration, nicht Meditation

Jeder, der versucht hat zu meditieren, wenn auch nur für einige Sekunden, wird zustimmen, dass es extrem schwierig ist, den eigenen Gedankenschwall auszuschalten. Aber es ist möglich, ihn in eine bestimmte Richtung zu lenken. Das ist Konzentration, und nicht Meditation.

Mentaler Fokus gibt dem Radsportler einen gewaltigen Vorsprung. Man wird nicht von Emotionen aufgewühlt, nicht von Adrenalin, und wird auch nicht von den Manövern anderer Radsportler zu impulsiven Entscheidungen verleitet.

Darüber hinaus kann ein starker, konzentrierter Geist auch mit der völligen physischen Erschöpfung fertig werden, die bei einer Ausdauerdisziplin wie dem Radsport dazugehört. Was Elite-Radsportler oft auszeichnet, ist letztlich – nachdem das harte physische Training absolviert wurde – ihre überlegene mentale Kraft.

Die ideale Mentalität des Radsportle

Wenn kräftige Lungen und starke Beine nicht ausreichen, hängt der Erfolg im Radsport oft vor der geistigen Verfassung ab. Die Fahrer stecken möglicherweise 17 Wochenstunden in das körperliche Training, aber einige Trainer sagen, dass der Sport zu 50 Prozent mental ist, währenc andere sogar 80 Prozent veranschlagen.
Die ideale geistige Verfassung eines Radsportlers setzt sich aus Konzentration, Motivation, Zuversicht und Flexibilität zusammen. Mit so einer Denkweise lassen sich auch Ängste und Emotionen kontrollieren.
Je herausragender ein Fahrer körperlich wird, umso wichtiger ist die mentale Seite.

»In den Anfangsstadien ist auf jeden Fall die gesamte physische Entwicklung wichtig. Später baut man mehr die Konzentration auf, also eine mentale Vorbereitung, um die physischen Kapazitäten zu erhalten. Danach entwickelt man die spirituelle Kraft.«

Eddy *Merckx*, legendärer belgischer Radsportler (Bild S. 167)

Die richtige Technik finden

Man kann Menschen hinsichtlich ihrer Lernfähigkeit ungefähr in drei Kategorien aufteilen: den visuellen, den auditiven und den kinästhetischen (taktilen oder körperlichen) Typ. Darum ist es sinnvoll, eine mentale Trainingstechnik auszusuchen, die Ihrem Lernstil entspricht. Fällt Ihnen zum Beispiel das Visualisieren leicht? Reagieren Sie auf positive »Selbstgespräche«? Oder ziehen Sie eine physischere Methode des mentalen Trainings vor, die auf dem Fahrrad ausgeführt werden könnte? Auch ist es nützlich, mentale Schwachstellen in Bezug auf den Radsport zu präzisieren. Wenn Sie zum Beispiel vor dem Rennen nervös sind, könnten Sie es mit einer Technik für tiefe Atmung versuchen oder vor dem Wettkampf ein Scheinrennen visualisieren, um sicherzugehen, dass die Nerven nicht die Tagesleistung ruinieren. Manchmal sind auch Selbstzweifel ein Thema. Sich selbst einzureden, »ich habe nicht genug trainiert, ich werde schlecht sein«, kann zu einer sich selbst bewahrheitenden Prophezeiung werden. Und zuzugeben, »das ist eine Qual, meine Quadrizepse brennen«, dient nur dazu, das Leiden zu intensivieren.

In diesem Fall kann der positive Fokus eines Mantras oder einer längeren Affirmation Sie befähigen, negative Gedanken in robustes Selbstvertrauen umzukehren.

Alle Techniken in diesem Kapitel – einige wurden von Profi-Radsportlern und Sportpsychologen weitergegeben – verlangen Durchhaltevermögen. Aber in einer Disziplin, die sowohl mentale als auch physische Zähigkeit erfordert, lohnt es sich zu fragen: »Was denke ich?«

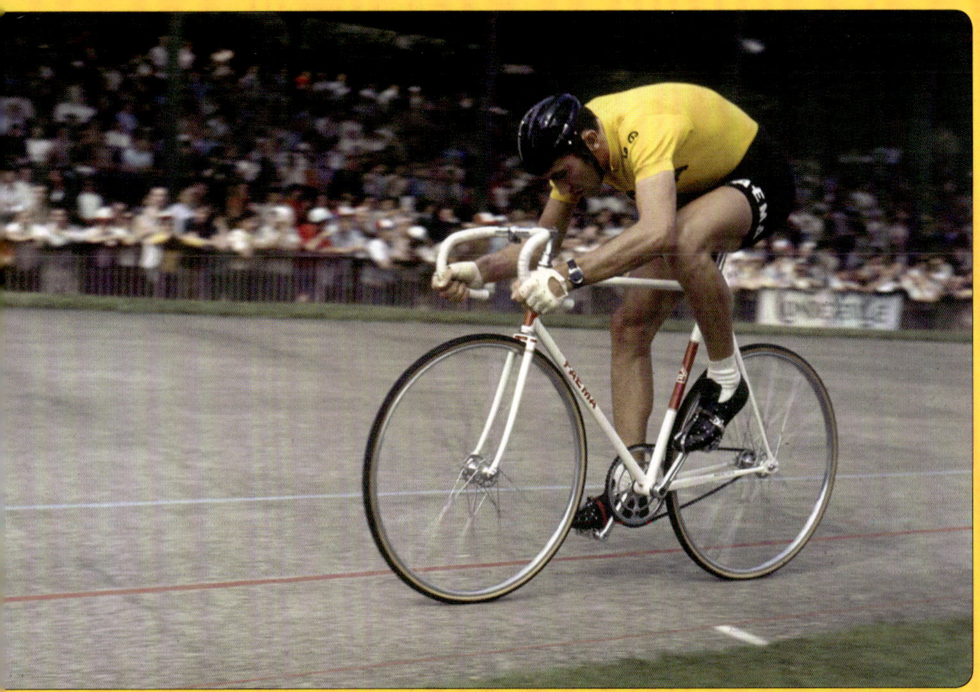

Kampfansage

Mentale Mantras: »Brich den Berg!«

»Mantra« bedeutet »Klanginstrument« im Sanskrit und ist ein Wort oder eine kurze Phrase, die im Stillen ständig wiederholt wird, um den Geist in einen bestimmten Zustand zu versetzen. Athleten benutzen seit Jahren Mantras oder auch die längere Form der »Affirmationen«. Der berühmteste Gebrauch eines Mantras war der von Muhammad Ali, der bekanntlich ausrief: »Ich bin der Größte.«

Radsportler gebrauchen Mantras als motivierenden Zuspruch oder – wie Wiggins – um im Hauptfeld »Cool und ruhig« zu bleiben. Mantras können auch dem Verlauf des Wettkampfs oder Rennens angepasst werden, vom »Ruhig« bei der Abfahrt zu »Brich den Berg!« beim Anstieg oder »Jetzt! Jetzt! Jetzt!« bei einem Angriff. Ein Mantra, das man sich lautlos immer wieder selbst aufsagt, übertönt innere Ablenkungen wie Selbstzweifel oder physische Erschöpfung und äußere Hindernisse wie andere Fahrer, Verkehr, Wind oder Regen. Das Prinzip ist: Denken Sie daran, damit es geschieht.

Mantra-Grundlagen

Ein Mantra muss sein:

1 **im Präsens:** Sagen Sie »Ich bin …« um den Fokus aufs Hier und Jetzt zu richten. Verschwenden Sie keine Energie, weder auf das Überanalysieren eines schon hinter Ihnen liegenden Streckenteils noch auf ein mögliches zukünftiges Ergebnis.

2 **persönlich:** Wählen Sie Worte oder eine Redewendung, die Ihren schwächsten Bereich stärken. Wenn es der Berganstieg ist, versuchen Sie es mit »Brich den Berg!«, »Hoch den Hang!« oder »Stark und stetig« im Anstieg. Wenn Sie verspannt sind, versuchen Sie es mit »Ruhig und fließend«.

3 **positiv:** Mantras sind niemals negativ. Verankern Sie positive Anleitungen: »Hier meine Stärke« oder »Ich liebe den Anstieg«, um dem ermüdenden Körper und Geist neuen Antrieb zu geben.

4 **aktiv und dynamisch**: Kurbeln Sie das Energieniveau an mit »Sprint! Sprint! Sprint!« oder »Jetzt! Jetzt! Jetzt!«.

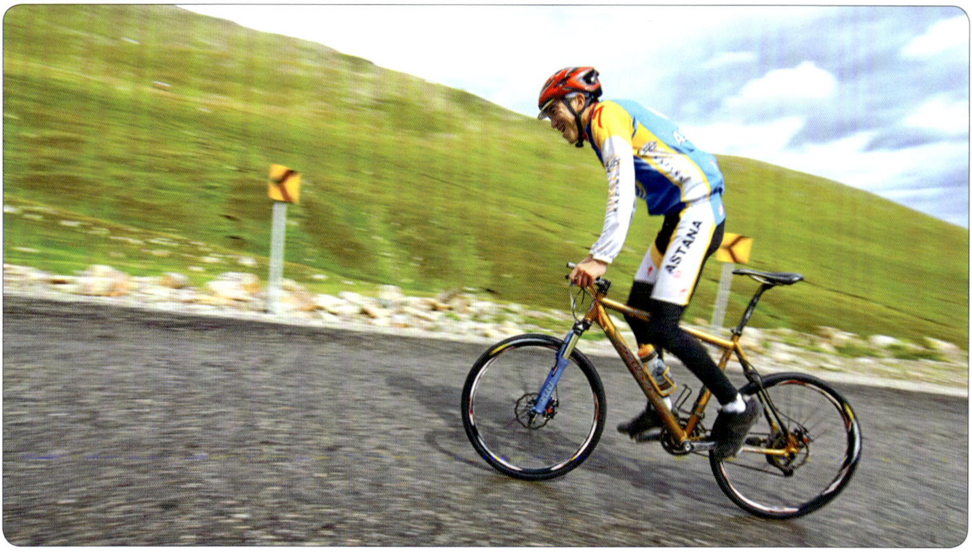

Affirmationen: »Ich bin stark und ich bin bereit«

Affirmationen sind normalerweise länger als Mantras und enthalten eher einen Satz als ein oder zwei Wörter, aber sie dienen gleichfalls dem Zweck des mentalen Zuspruchs. Ein leichter Unterschied besteht darin, wann man sie gebrauchen würde. Während ein Mantra eine rasche Erinnerung ans »Stark fahren« ist, bestätigt eine Affirmation zum Beispiel ein Statement über eine längerfristige Mission. Darum bedarf es auch etwas längerer Überlegung bei der Auswahl. Affirmationen können sogar spezifisch für eine Veranstaltung sein: »Ich werde dieses Radrennen in unter 30 Minuten fahren.«

Das Synchronisieren von Mantra und Rhythmus

Radfahren ist ein sehr rhythmischer Sport und viele Radsportler machen die Erfahrung, dass ihnen immer wieder bestimmte Musiktakte durch den Kopf gehen, die mit ihrer Atmung oder dem Rhythmus der Pedalen übereinstimmen.

Dieser innere Soundtrack ist nützlich, um den Kopf zu beschäftigen und das Tempo zu halten, aber es ist unwahrscheinlich, dass er den motivierenden Kick liefert, den man braucht, wenn es schwierig wird.

Während die meisten Mantras kurze, ausdrucksstarke Anweisungen sind, wäre ein längeres perfekt, um Trittfrequenz und Atemrhythmus zusammenzubringen, wenn das Terrain flach ist. Zum Beispiel wäre ein längeres beruhigendes Mantra: »Noch einen Tritt, da bleibst du fit«, während ein aggressiveres ausruft: »Besser, schneller, stärker, länger.«

Es hat viele Vorteile, ein Mantra mit der Trittfrequenz zu synchronisieren: Mantras halten nicht nur die Gedanken auf Kurs, sondern schaffen auch einen entspannenden Atemrhythmus, der den ganzen Körper frei von Kraft raubenden Verspannungen hält. Die Mantra-Trittfrequenz-Technik hilft außerdem ein gleichmäßiges Tempo beizubehalten, was sie zu einer nützlichen mentalen Trainingsmethode für Zeitfahrer macht.

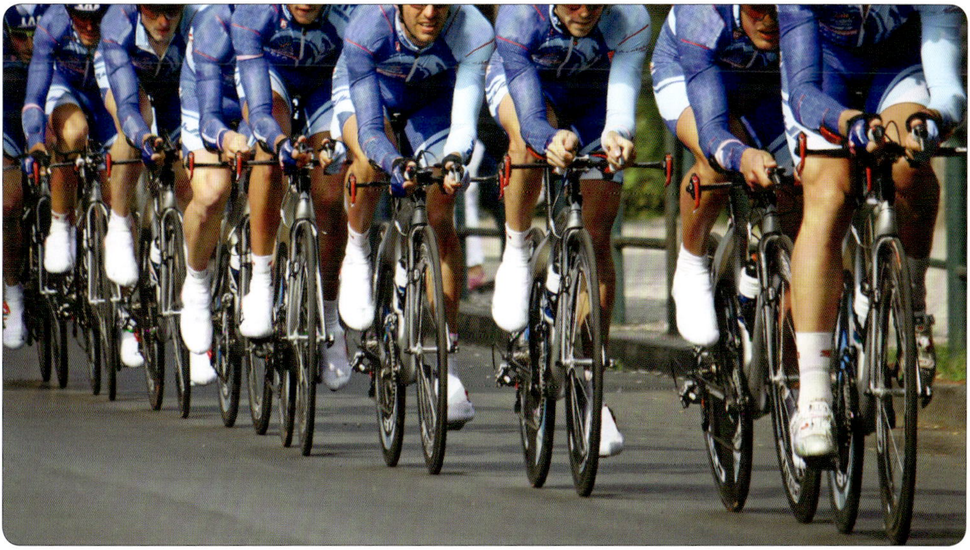

Visualisierung

Profiradsportler nutzen Visualisierungen auf verschiedene Weise. Eine ist, vor dem Rennen gewissermaßen ein Schein-Rennen auf der Strecke oder auf einem Streckenabschnitt, zum Beispiel einem steilen Berganstieg, im Kopf ablaufen zu lassen. Visualisierungen können auch während der Fahrt eingesetzt werden (Siehe Techniken auf dem Rad auf Seite 172), um das Hauptfeld zu bezwingen, einen anderen Fahrer zu jagen oder pure physische Erschöpfung zu bekämpfen.

Alle sind sie berechtigte Wege, den »Affen« im Zaun zu halten und dabei die Selbstzweifel, Ängste oder mangelnde Motivation zu kontrollieren, die wochenlanges intensives physisches Training untergraben können.

Sie meinen, Sie können nicht visualisieren?

Es ist wahr, dass »visuell« Lernende es wahrscheinlich einfacher finden, mentale Bilder heraufzubeschwören, aber wir haben alle diese Fähigkeit. Lehnen Sie Ihr Fahrrad an eine Mauer und studieren Sie es eine Minute lang. Nehmen Sie so viele Details wie möglich auf, so wie Farbe oder Marke. Jetzt schließen Sie die Augen und »sehen« das Rad vor Ihrem inneren Auge, entweder im Ganzen oder Teile davon: Genau jetzt visualisieren Sie.

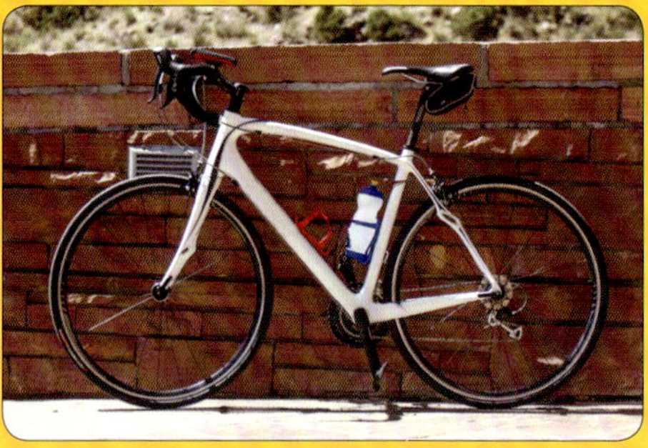

»Erfolg zu visualisieren ist ein wichtiger Schritt, um ein Superstar unter den Athleten zu werden. Wenn Sie nicht daran glauben, dass Sie gewinnen können, dann wird es nie passieren. Machen Sie es sich zur Gewohnheit, positive Leistungen zu visualisieren, sogar bei Trainingsrennen. Wenn Sie zehn Mal denselben Berg an einem Tag zu absolvieren haben, nehmen Sie sich fünf Minuten vor der Trainingsfahrt, um zu visualisieren, wie Sie jedes Mal den Berg hinauffahren und mit allen zehn Erfolg haben. Meine Erfahrung mit Visualisierungen stammt von den Elite Nationals in Christchurch, die den Dyer's Pass-Anstieg auf jeder Etappe des Rennens benutzen. Dyer's Pass ist eine 1,5 Kilometer lange 4-minütige Anstrengung und mir gelang es, den ganzen Anstieg in meinem Kopf in Realzeit zu fahren (das heißt, ich brauchte vier Minuten, um den Berg im Kopf zu bezwingen). Ich habe den Anstieg erfolgreich mental trainiert, sodass ich am Tag des Rennens wusste, was mir bevorstand. Ich visualisierte den Schmerz in meinen Beinen und die Zahlen auf meinem Computer. Ich kannte den Anstieg so gut, dass ich sogar sagen konnte, in welchem Gang ich gerade fuhr.«

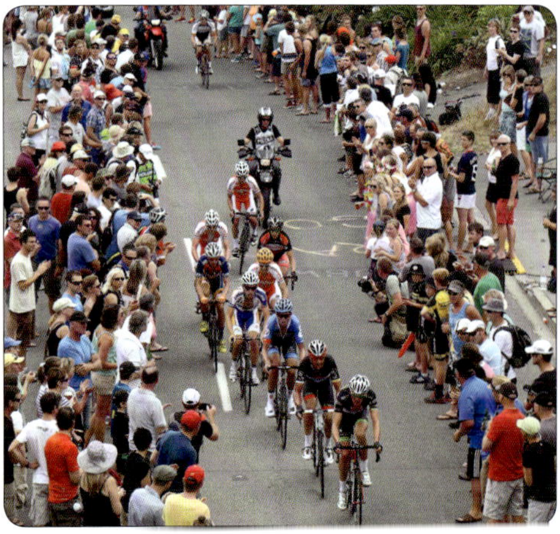

Nick Rice, Team New Zealand Pro Cycling

Visualisierung ohne Rad: die perfekte Fahrt

Der Zweck der Visualisierungen ist die mentale Probefahrt eines Rennens oder eines besonders schwierigen Streckenteils, wie z. B. ein steiler Berganstieg. So kann Stress verringert und Selbstvertrauen gefördert werden.

Da Sie das Rennen in einem ruhigen und entspannten Zustand »sehen«, bekommen Sie emotionale Gedanken unter Kontrolle und erschaffen sich ein eigenes positives Szenario.

Suchen Sie sich ein ruhiges Plätzchen und sitzen Sie dort mit geradem Rücken oder legen Sie sich hin. Machen Sie fünf langsame Atemzüge, wobei Sie durch die Nase einatmen und langsam durch den Mund ausatmen.

Erinnern Sie sich an eine Situation, als Sie besonders gut fuhren. Nehmen Sie sich Zeit, um sich an alle kleinen Details dieses Szenarios zu erinnern. Dabei bringen Sie alle Sinne ein. Wenn es zum Beispiel ein steiler Berganstieg war, horchen Sie auf den kratzenden Ton Ihres Atems und die surrenden Räder, fühlen den Wind auf dem Körper oder die Sonne im Gesicht. Erinnern Sie sich an den Adrenalinschub, wenn Sie andere Fahrer überholen, und die Mischung aus Erschöpfung und freudiger Erregung, wenn Sie den Gipfel erreichen.

Jetzt halten Sie an diesen positiven Gefühlen fest und entweder stellen Sie sich vor, wie Sie eine anspruchsvolle Teilstrecke handhaben, oder Sie sehen sich selbst mühelos durch das gesamte Rennen oder den Wettkampf flitzen. Sobald ein negativer Gedanke auftaucht oder Sie das Gefühl haben, dass der Körper sich verspannt, halten Sie an und spulen zurück. Sie haben die Kontrolle über diesen inneren Film und wann immer er vom Drehbuch abweicht (was passieren wird), halten Sie an und starten noch einmal. Erwarten Sie nicht, dass Sie die ersten paar Male eine lange Zeit visualisieren werden, aber auf Dauer hilft – wie bei allen Dingen – die Übung.

Einige Fahrer wiederholen die Visualisierung jede Nacht vor einem Rennen. Andere, wie der britische Bahnradsportler Sir Chris Hoy, visualisieren das perfekte Rennen und wie sie auf unvorhergesehene Szenarien reagieren würden, nur Sekunden vor dem Start, und blenden damit die schreiende Menge und die TV-Kameras aus. Mitten in all dem Chaos ausgeglichen und ruhig zu bleiben zeigt einen hohen Grad an Konzentration. Das Einzige, was nach der Visualisierung zu tun bleibt, ist, sie in Realität zu verwandeln.

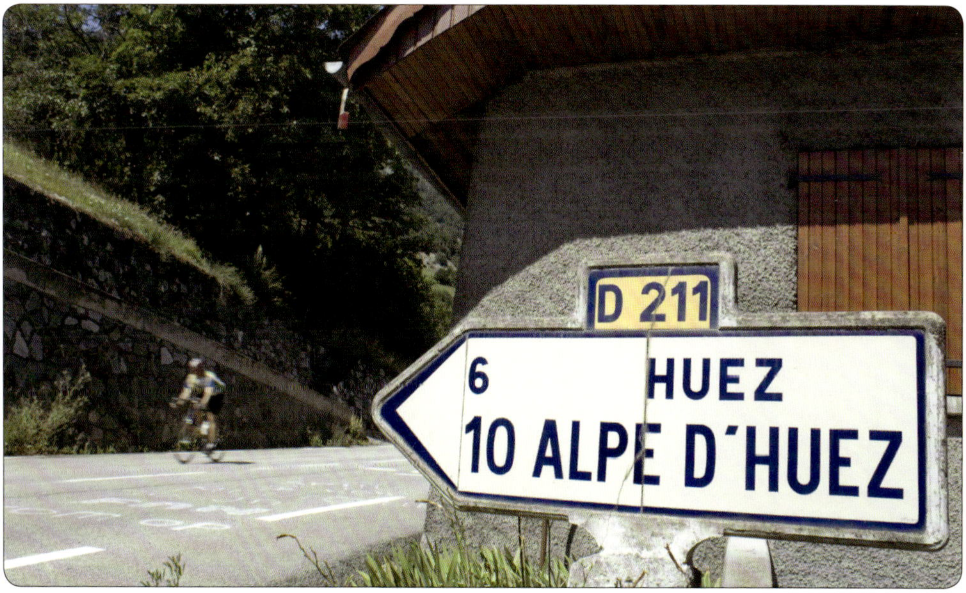

Visualisierung mit Rad

Gummiseile und Angelruten

Radsportler haben viele eigene visuelle Tricks, die ihre mentale Kraft zur Steigerung der Geschwindigkeit nutzen. In der Visualisierung mit Gummiseil »hakt sich« der Fahrer an einen Laternenpfahl, einen Baum oder eine Ecke, dann beschleunigt er, um daran vorbeizukommen, so als ob er von einem imaginären Gummiseil angezogen würde. Genauso gut können Sie eine imaginäre Angelrute nach einem Fahrer vor Ihnen auswerfen und dann schneller flitzen, um ihn »einzuholen«. Die Theorie hinter beiden Visualisierungen besagt, dass man lieber daran denken sollte, die Vorwärtsbewegung zu vergrößern, wobei Sie sich aggressiv, positiv und in Kontrolle fühlen, als gejagt zu werden, was rückwärtsgewandt ist und darum negativ.

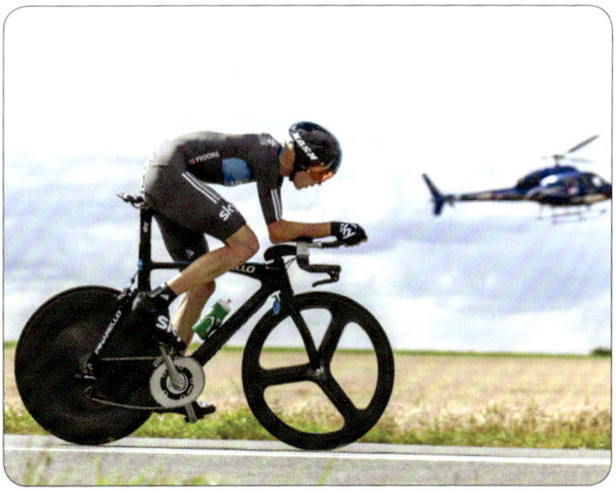

Die Kommentartechnik

Bei der Kommentartechnik stellt der Fahrer sich selbst als Mittelpunkt eines laufenden TV- oder Radio-Kommentars vor, der in seinem Ohr abläuft und ihn durch verschiedene Stadien eines Wettkampfs oder Trainingsrennens führt.

Diese Kombination von Visualisierung und Selbstgespräch ist konzipiert, um die Konzentration der Fahrer aufrechtzuerhalten und sie zum positiven Denken anzuhalten. Der Kommentar kann für die Dauer eines kurzen Wettkampfs, wie zum Beispiel eines Zehn-Meilen-Rennens, verwendet werden, um unkontrollierte Gedanken im Zaun zu halten und von brennenden Quadrizepsen abzulenken.

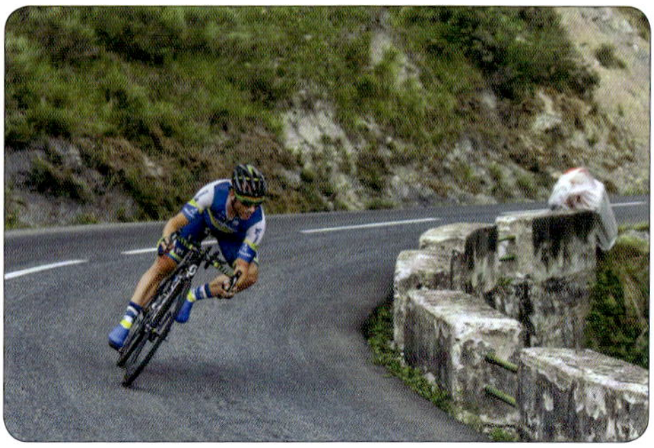

Die Technik kann auch während der anspruchsvollen Phasen eines längeren Ausdauer-Rennens aufgenommen werden, so wie bei einem steilen Anstieg (»Da kommt er und er nimmt den Berg in Angriff!«) oder bei einer schwierigen Kurve (»Schön und gleichmäßig nähert er sich der ersten Kurve …«).

Der Erfinder des Kommentars ist der irische Trainer für mentale Fitness und Radsport-Coach Alan Heary, der Radsportler für die Olympiade und die Paralympischen Spiele trainiert. Heary hat die Technik ursprünglich für einen Schwimmer entwickelt, dem auf den Trainingsbahnen langweilig wurde, aber die Technik fand großen Widerhall bei Radsportlern. Sie ist populär bei Sportlern, die zwar positive Mantras mögen, aber sich nicht wohl fühlen, wenn sie zu sehr prahlen, wie »Ich bin stark/ leistungsfähig«.

»Ein Selbstgespräch ist ein wichtiges Element, um mentale Zähigkeit zu entwickeln, aber manchmal fällt es leichter, wenn man so tut, als würde man über jemand anders reden«, erklärt Heary. »Spielen Sie also damit. Auf diese Weise können Sie einen Anstieg angehen, als ob Sie Alberto Contador wären.«

Der Dampfzug

Die Dampfzugtechnik ist halb Visualisierung und halb Atemtechnik. Sie beinhaltet, dass Sie Ihren Körper und das Rad als mechanische Einheit sehen. Die Technik ist geeignet für diejenigen, die das Visualisieren anstrengend finden und eine eher physische Methode vorziehen, die allerdings den Geist mittrainiert.

Der Fahrer stellt sich vor, er wäre ein Zug oder eine andere Maschine und er spitzt die Lippen, um beim Ausatmen »Dampf« auszustoßen. Das System der Atemkontrolle (S. 173) hat den Bonus, dass es den Fahrer zwingt, langsamer zu atmen. Den Atem langsamer auszustoßen gibt den Anstoß zu einer längeren Einatmung und regt damit ein insgesamt tieferes Atemmuster an (das ist besonders nützlich, wenn Sie sich verausgabt haben, vielleicht bei einem Berganstieg, und buchstäblich »außer Atem« sind).

Mental kann der Radsportler mit der Idee spielen, »Müdigkeit« oder »Milchsäure« mit dem Dampf freizugeben und sogar »Energie« oder »Kraftstoff« für die Maschine einzuatmen. Es gibt endlose Variationen. Das Schöne daran ist, dass die Maschine nicht müde werden kann und dass sie von negativen Gedanken und anderen kleinen Monstern, die den menschlichen Radsportler regelmäßig plagen, unbeeinflusst bleibt.

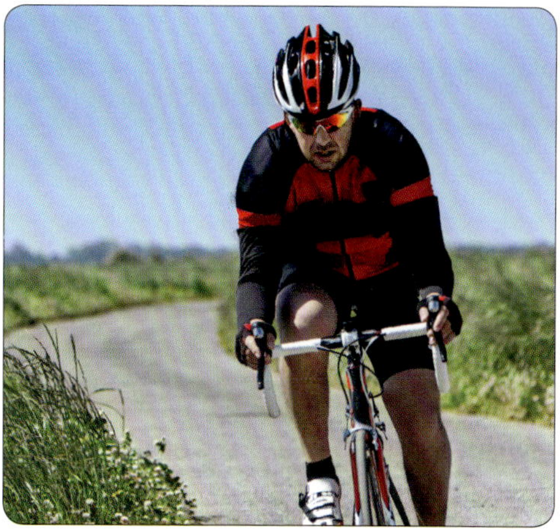

Zehn Techniken gegen Nervosität vor dem Rennen

Wettkampffantasien, »Schmetterlinge« im Bauch und Appetitverlust sind häufige Kennzeichen schwacher Nerven vor dem Rennen. Das kann kostbare Energie aufzehren und Sie auslaugen, bevor der Wettkampf überhaupt angefangen hat. Hier sind einige einfache Möglichkeiten, positiv und entspannt zu bleiben, die Sie in jeder aufreibenden Lebenssituation anwenden können. Experimentieren Sie mit Kombinationen von Techniken und finden Sie eine Sequenz, die zu Ihnen passt.

1. Zählen Sie die Atemzüge – schließen Sie dabei die Augen. Zählen Sie beim Einatmen bis drei und beim Ausatmen bis vier. Oder einatmen bis vier, ausatmen bis fünf. Die Ausatmung sollte immer eine Zählung mehr sein, denn das entspannt Körper und Geist.
2. Pusten Sie das Ausgeatmete aus – wie oben, aber spitzen Sie die Lippen, als ob Sie Luft durch einen Strohhalm pusten würden. Stellen Sie sich vor, dass jetzt Dampf oder Spannung den Körper verlässt.
3. Stellen Sie sich vor, dass Sie »Ruhe«, »Energie«, »Positivität«, »Selbstvertrauen« tief in die Lungen einatmen und dass Sie wie oben »Stress« oder »Spannung« ausatmen.
4. Wiederholen Sie im Stillen oder auch hörbar ein beruhigendes Mantra.
5. Wiegen Sie den Kopf von einer Seite zur anderen, während das Kinn angezogen bleibt.
6. Kreisen Sie langsam mit den Schultern – erst in die eine Richtung, dann in die andere.
7. Führen Sie beide Arme im Bogen über den Kopf, während Sie durch die Nase einatmen. Führen Sie sie zurück an den Körper und wieder hinunter und stoßen Sie einen »ahhhh!«-Seufzer durch den Mund aus, der sich anhört, als würde Dampf entweichen.
8. Sitzen Sie mit hängendem Kopf und atmen Sie langsam durch die Nase. Lauschen Sie auf das Atemgeräusch.
9. Stellen Sie sich einen sicheren Platz vor, wo Sie sich wohl fühlen. Das könnte allein auf Ihrem Lieblingsstrand sein oder eine gemütliche Familienszene. Nehmen Sie sich Zeit, ein detailliertes Bild heraufzubeschwören, und benutzen Sie dabei alle Sinne.
10. Visualisieren Sie das Radrennen, wenn Sie ruhig genug sind (siehe Visualisierung ohne Rad auf Seite 171), und fahren Sie es perfekt im Kopf.

Radsport und die »Zone«

Können Radsportler in die »Zone« kommen?

Die mystische »Zone« oder das Stadium des »Flow« wird von vielen Athleten erlebt, obwohl oft nur flüchtig für 1- oder 2-mal während ihrer Sportkarriere. Athleten berichten danach von verschiedenen Empfindungen einer mühelosen Leichtigkeit, einem Gefühl der Unbezwingbarkeit und einer 100-prozentigen Absorption von der Aufgabe vor ihnen. Ein Zustand purer Konzentration.

Acht Merkmale der »Zone«

1 **Gleichgewicht zwischen Aufgabe und Können:** Sie spüren die Herausforderung, aber Sie haben das Können, um zu siegen.

2 **Aktion und Achtsamkeit verschmelzen:** Das Gefühl »eins« mit Ihren Aktionen zu sein. Oft auch beschrieben als die Einheit von Körper und Geist.

3 **Eindeutiges Feedback:** Sie wissen genau, wie es gerade läuft und was Sie noch tun müssen.

4 **Totale Konzentration:** Der Schwerpunkt liegt auf der Aufgabe vor Ihnen.

5 **Totale Kontrolle:** Sie haben das Gefühl alles tun zu können, ohne dass Sie es unbedingt ausprobieren müssten.

6 **Keine Unsicherheit:** Es gibt keine Sorgen, Bedenken, Versagensängste oder Selbstzweifel.

7 **Zeitverzerrung:** Ein Gefühl, dass die Zeit schneller läuft, oder, was häufiger passiert, langsamer vergeht.

8 **Die »autotelische« Erfahrung:** Die Erfahrung ist so erfreulich, dass sie selbst die Belohnung ist.

Dies ist ein Phänomen, das häufiger mit dem Laufen verbunden wird. Vielleicht ist es eng verwandt mit dem »Runners High« und steht in direktem Zusammenhang mit dem hohen Endorphin-Spiegel. Endorphine werden oft beim Laufen freigesetzt. Aber können Radfahrer dieselbe Euphorie erleben?

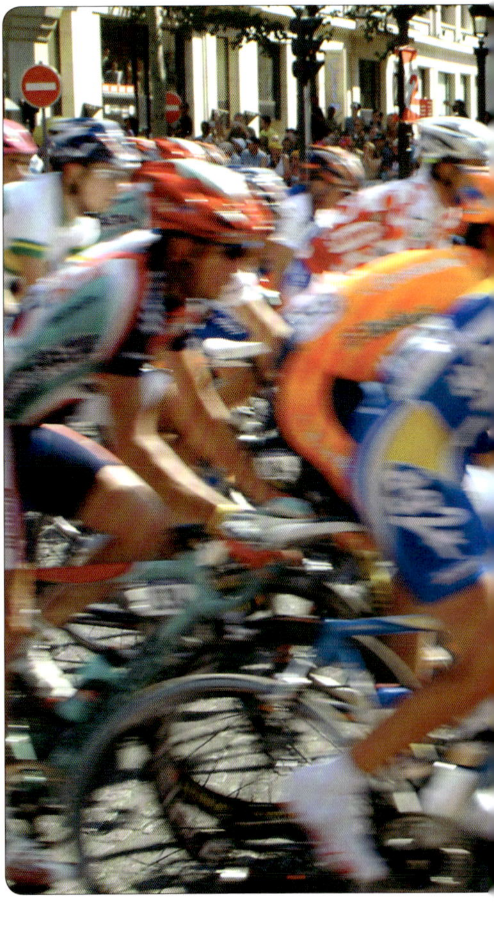

Susan A. Jackson und Mihaly Csikszentmihalyi nehmen das Zeugnis eines Elite-Radsportlers namens »Simon« in ihrem Buch *Flow in Sports* mit auf. Simon erlebte die »Zone«, als er an der Tour de France teilnahm und das Rennen mit einem sieben Kilometer langen Anstieg beendete. Hier beschreibt er seine Erfahrungen.

»Ich war vollkommen absorbiert, 100 Prozent; dies allein zählte im Leben. Es erstaunte mich einfach, wie ich so eine hohe Konzentration über drei Stunden halten konnte. Gewöhnlich schweifen meine Gedanken ab, besonders unter Druck. Mein Körper fühlte sich großartig an. Nichts, einfach nichts, konnte schiefgehen, und es gab nichts, das in der Lage gewesen wäre, mich zu stoppen oder aus der Bahn zu werfen. Man ist bereit, alles in Angriff zu nehmen, und hat keine Angst vor irgendwelchen Eventualitäten, und es ist einfach beglückend. Hinterher konnte ich nicht runterkommen, ich war high. Ich fühlte mich, als wollte ich Radfahren, Radfahren, wieder den Berg hoch.«

Die meisten Radsportler der Tour de France würden Ihnen eine höchst zermürbende Geschichte erzählen. Einige haben argumentiert, dass es unmöglich ist, das hohe Schmerz- und Leidensniveau, das man auf der Tour erfährt, einfach auszublenden, um in dieses Stadium zu gelangen. Aber kann man vielleicht eine Idee davon bekommen?

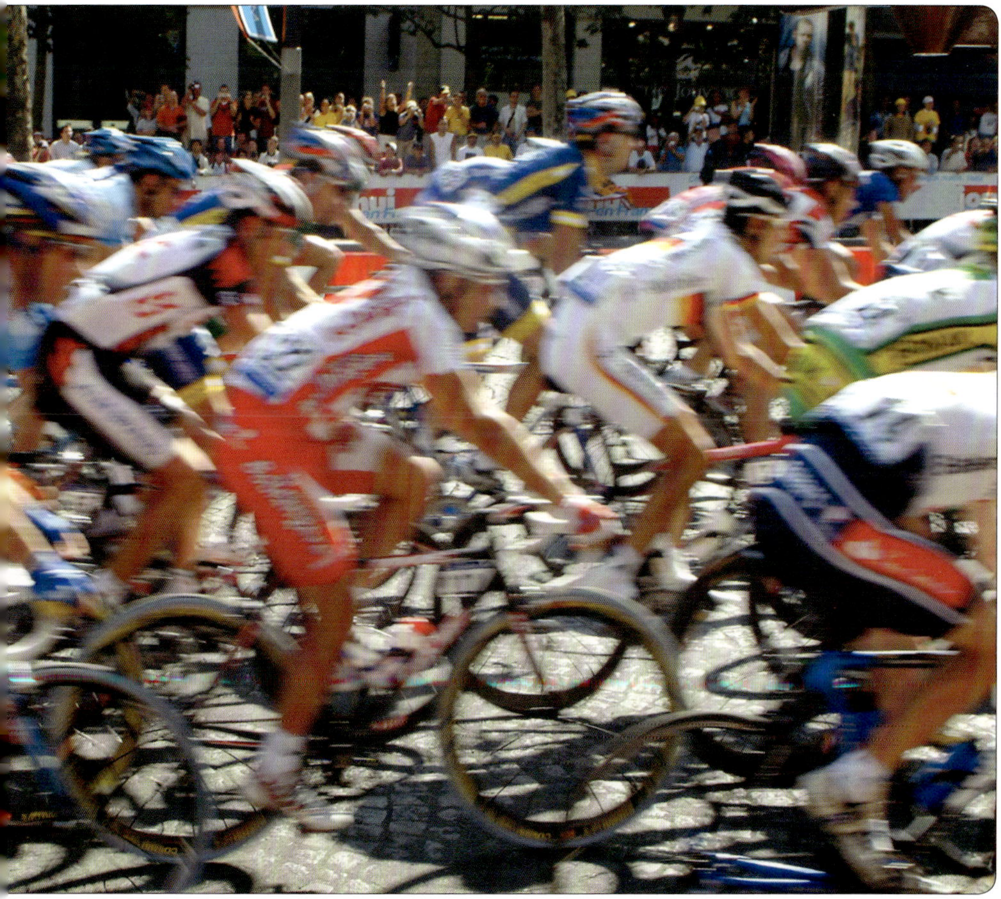

Konzentration: Kritische Komponente der »Zone«

Von den acht Merkmalen sticht eins hervor. Jackson und Csikszentmihalyi erklären:

»Konzentration ist eine kritische Komponente und eins der am meisten erwähnten Merkmale dieser optimalen Erfahrung. Zu lernen, irrelevante Gedanken aus dem Bewusstsein auszublenden und sich in die anstehende Aufgabe einzustimmen, ist das Zeichen eines disziplinierten Geistes.«

Alle Techniken in diesem Kapitel verbessern die Konzentration, aber in gewisser Weise ist das ganze Buch auf dieses einzige Ziel ausgerichtet. Zum Beispiel enthält Kapitel 3 Atemtechniken, die Tiefe und Rhythmus nutzen, um abschweifende Gedanken zu zügeln. Kapitel 11 beschreibt die Notwendigkeit, den Geist durch Entspannung und Meditation wieder aufzuladen, um stärker und frischer an die nächste Herausforderung heranzugehen. Auch lösen alle physischen Stellungen muskuläre Verspannungen und das wiederum beruhigt den Geist und hilft ihm bei der Konzentration.

Eine Technik, die zu größerer Konzentration führt, besteht darin, die Aufmerksamkeit ganz auf den Augenblick zu richten. Jackson und Csikszentmihalyi widmen in *Flow in Sports* ein ganzes Kapitel dem »Focussing on the present«. Praktisch bedeutet das beim Radfahren, dass Sie in dieser Sekunde 100-prozentig ins Radfahren eingetaucht sind – und sich keinen Kopf über den schlechten Start vor 20 Minuten oder über den Anstieg vor Ihnen machen.

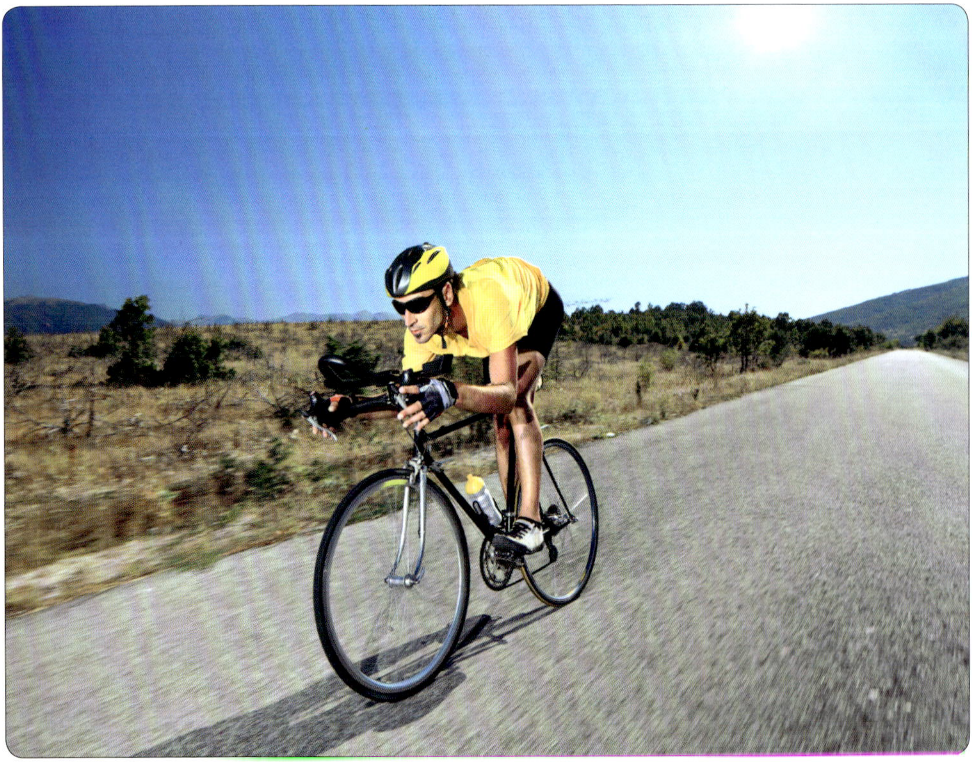

Der britische Bahnradsportler Chris Hoy behauptete, dass er bei den Olympischen Spielen 2012 trotz des ohrenbetäubenden Gebrülls die Menge nicht hörte, da seine ganze mentale Energie auf jede Sekunde seines Rennens gerichtet war.

Natürlich ist ein Straßenrennen eine längere Angelegenheit, Stunden und Tage eher als Minuten und Sekunden. Eine Methode, den Geist beim Straßenrennen zu verankern, könnte darin bestehen, den Schwerpunkt auf einen speziellen Aspekt Ihres Radfahrens zu legen, wie zum Beispiel die Effizienz Ihres Pedaltritts. Das könnte sein:

- **Effizienz des Pedaltritts:** Ziehen Sie genauso gut hoch wie Sie abwärts treten? Ist der Tritt flüssig?
- **Der Klang des Fahrrads:** Können Sie hören, wie die Räder sich drehen oder wie die Gangschaltung beim Wechseln des Gangs klickt?
- **Verspannungen im Oberkörper:** Sind Ihre Schultern verspannt? Sind Ihre Arme gebeugt oder gerade durchgestreckt? Umfassen Sie die Handgriffe?

Analysieren Sie dieses eine Detail Ihrer Fahrleistung, als würden Sie nebenher im Begleitauto fahren, mit einem Stift und einem Klemmbrett ausgerüstet. Wenn Sie merken, wie Ihre Gedanken abschweifen, wählen Sie ein anderes Thema. Dieser objektive Beobachtungsprozess hält den mentalen Fokus scharf, gibt Ihnen (und nicht Ihrem inneren Affen) Kontrolle und ein kontinuierliches Feedback Ihrer Leistung.

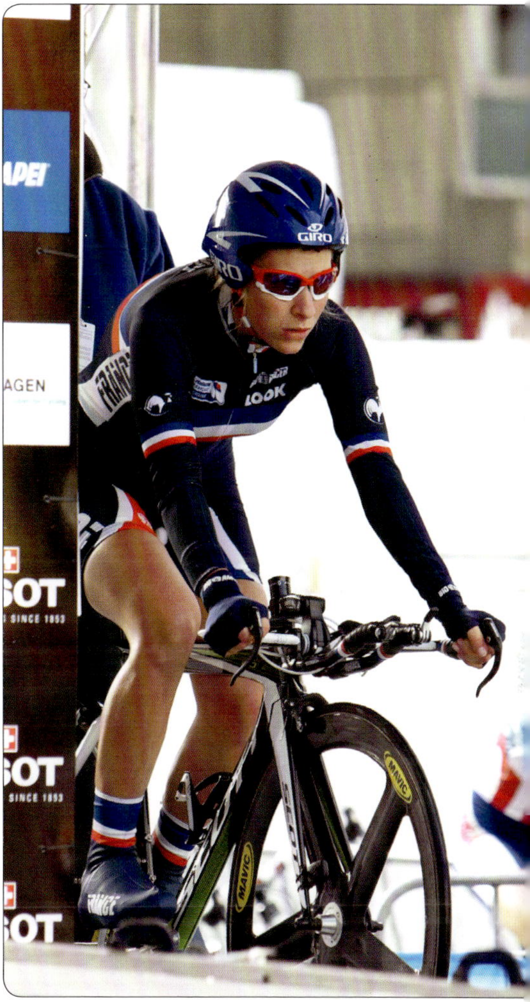

Die 1–10-Technik

Ein einfacher, aber effektiver Weg, konzentriert zu bleiben, besteht darin, die Pedaltritte zu zählen. Beginnen Sie mit dem rechten Fuß und zählen Sie von 1 bis 10. Dann wechseln Sie sofort zum linken Fuß und wiederholen die 1–10-Zählung. Wechseln Sie von Fuß zu Fuß und behalten Sie einen kontinuierlichen und gleichmäßigen Zählrhythmus bei. Während Sie zählen, können die Gedanken nicht abschweifen. Diese Technik hat den zusätzlichen Vorteil, dass sie Ihnen hilft, das Tempo beizubehalten. Sie verhilft auch zu Effizienz beim Treten, da sie gewährleistet, dass Sie nicht etwa ein Bein begünstigen, sondern gleiche Kraft für beide aufwenden.

11

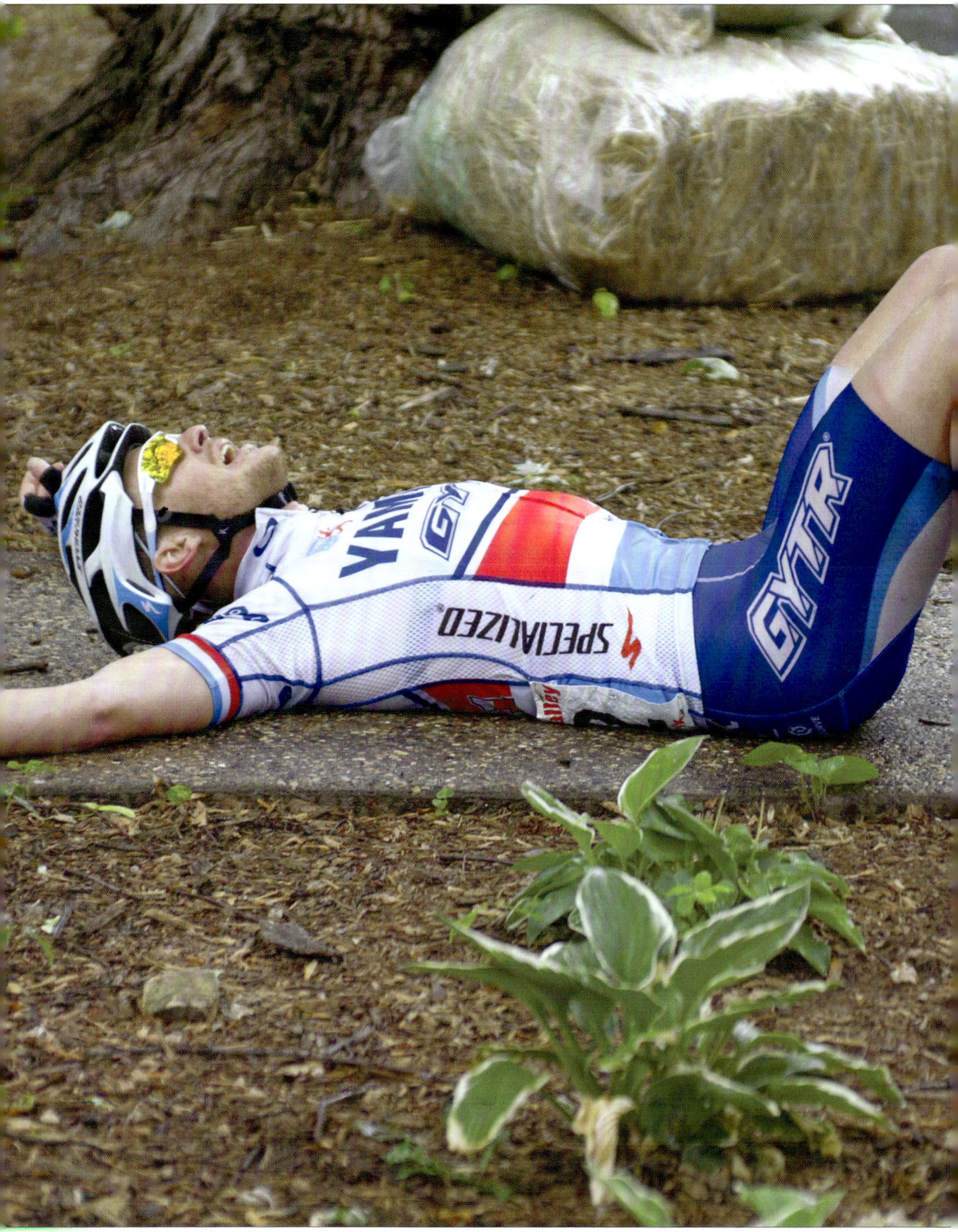

Regeneratives Yoga

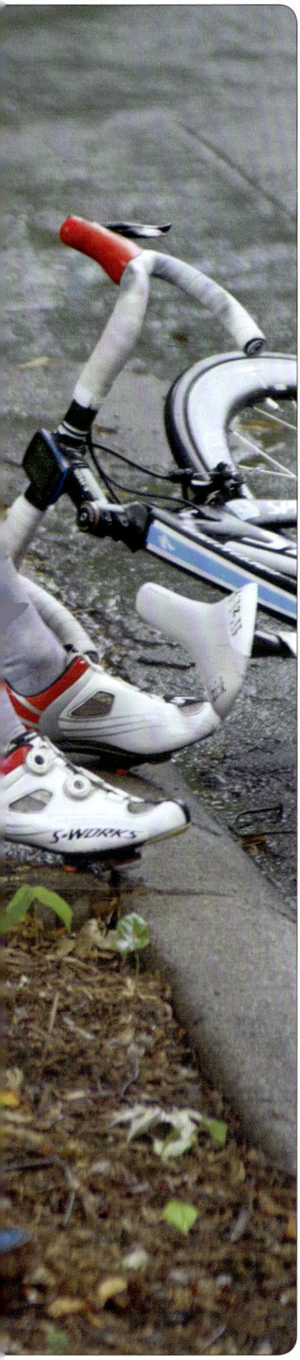

»Als zweimaliger Olympionike, der jetzt als Physiotherapeut im neuromuskulären Bereich arbeitet, weiß ich, dass Regeneration von äußerster Wichtigkeit ist. Um in Bestform zu bleiben, sollte man für eine gute Dehnungsroutine sorgen, die die Elastizität der Muskeln sicherstellt, zusammen mit guter Ernährung und ausreichender Flüssigkeitsversorgung, sodass der Körper sein Bestes gibt.«

Ciarán Power, Physiotherapeut und ehemaliger Profi-Straßenradsportler

In diesem Buch wurden schon einige Aspekte der Regeneration genauer untersucht, wie zum Beispiel das statische Dehnen. Dieses Kapitel stellt Ihnen das regenerative Yoga vor und erforscht einfache Atem-, Entspannungs- und Meditationstechniken, die sowohl Körper als auch Geist wieder auftanken lassen.

Was ist regeneratives Yoga? Im Gegensatz zu den anstrengenden, Kraft aufbauenden Yoga-Übungen im Stehen oder den Stellungen für die Körpermitte, sind diese Yoga-Übungen »passiv«. Das bedeutet, dass sie keine Anstrengung erfordern und über längere Zeiträume gehalten werden, um tiefe muskuläre Lockerung und gleichzeitig mentale Entspannung einzuleiten.

Yoga, bei dem Sie sich erholen können, nutzt das parasympathische Nervensystem, das für »Ruhe und Regeneration« zuständig ist: das genaue Gegenteil der Überlebensreaktion »Kampf oder Flucht« mit schweißigen Handflächen und Herzklopfen, das durch Stress ausgelöst wird. Es geht darum, ganz bewusst den Erregungszustand zu senken, sodass der Körper sich erholen und wieder in Stand setzen kann.

Dieser Prozess, zusammen mit gesunder Nahrung und viel Schlaf, ist ein unerlässliches (aber oft übersehenes) Trainingselement, das ja viele Top-Athleten bereits vormachen, indem sie außerhalb der Saison eine Trainingspause von einigen Wochen einlegen.

Der Körper ist nicht dafür geschaffen, über lange Zeit hinweg in höchster Alarmbereitschaft zu agieren, und eine unzureichende Erholungszeit wird Leistung und allgemeine Gesundheit negativ beeinflussen (siehe Kasten zum Übertraining, Seite 183).

Regenerationsübungen

Diese Übungen lösen behutsam muskuläre Verspannungen, bringen aber noch viele zusätzliche Vorteile für Körper und Geist. Die Umkehrstellung an der Wand belebt die Beine, während regenerative Rückbeuge und Drehung die tiefe Atmung unterstützen. Alle Übungen sind entspannend. Führen Sie sie nach einer anstrengenden Fahrt durch oder wenn Sie einschlafen möchten und Muskeln oder Geist noch nicht zur Ruhe gekommen sind.

Bequemlichkeit ist das Zauberwort: Benutzen Sie so viel Zubehör, wie Sie unter Knien und Kopf zum Entspannen brauchen.

Sie benötigen:

- Ein großes aufgerolltes Handtuch
- Kissen oder Yogablöcke
- Platz an der Wand oder einen Stuhl
- Decke oder warme Lagen (Kleidung zum Drüberziehen)
- Zeit: Jede Stellung wird für eine bis fünf Minuten gehalten.

Regenerative Rückbeuge

Rückbeugen kehren buchstäblich die unnatürliche bucklige Haltung um, die Fahrer stundenlang einnehmen, sodass sie eine äußerst wichtige Komponente des regenerativen Yogas sind. Sie lösen behutsam die Verspannungen im ganzen Rücken, dehnen die Brustmuskeln, die vom Radfahren kurz und fest werden, und »öffnen« die Schultern, sodass die tiefe Atmung erleichtert wird.

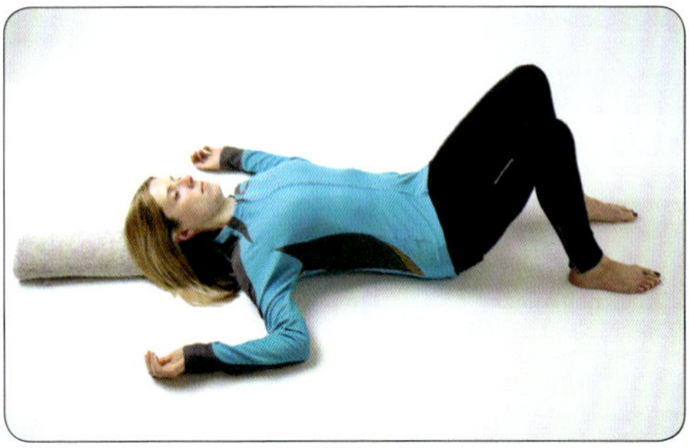

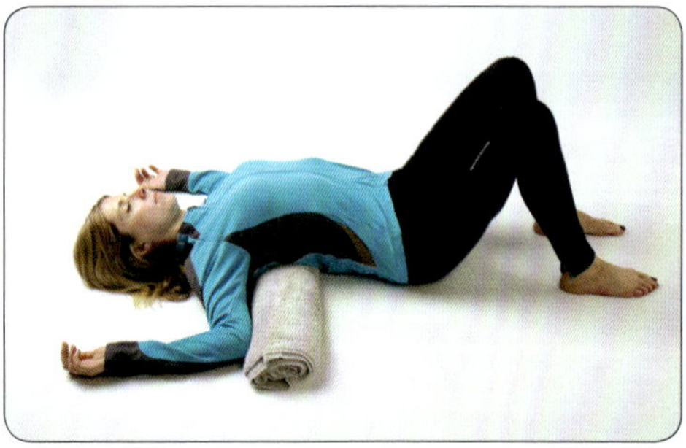

Version 1

Legen Sie ein aufgerolltes Handtuch in Längsrichtung auf den Boden oder die Matte. Legen Sie sich so auf das Handtuch, dass das untere Ende in Ihrer Lendenwölbung liegt. Achten Sie darauf, dass der Kopf auf dem Handtuch ruht, das Kinn sollte angezogen sein. Legen Sie ein kleineres Handtuch unter den Kopf, falls er abkippt. Beugen Sie die Knie und setzen Sie die Füße auf den Boden. Nehmen Sie die Arme zur Seite mit den Handflächen nach oben oder legen Sie sie im rechten Winkel ab. Halten Sie die Position ein bis drei Minuten lang. Verlassen Sie sie dann langsam, indem Sie auf eine Seite rollen, das Handtuch entfernen und dann zurückrollen, um die Beine zu umarmen und an den Bauch zu ziehen.

Version 2

Für eine tiefere Rückbeuge legen Sie das Handtuch quer auf die Matte, sodass es unter Ihren Schulterblättern liegt – nicht unter dem unteren Rücken. Legen Sie die Arme mit den nach oben gerichteten Handflächen im rechten Winkel ab. Sollten Sie im unteren Rücken Beschwerden verspüren, kehren Sie zur Version 1 zurück. Eine bequeme Lage ist wichtig für die Muskeldehnung, um den maximalen Nutzen aus dieser Rückbeuge und gleichzeitigen Entspannungsübung zu ziehen.

Die Vorteile der Massage

Massagen sind nicht nur für Profiradsportler. Auch wenn Ihnen kein persönlicher Betreuer zum täglichen Abfrottieren zur Seite steht, so ist doch eine monatliche Sitzung eine gute Investition. Massage, heißt es, fördere die Durchblutung, indem sie Milchsäure und Stoffwechselabfälle aus den Muskeln drückt – obwohl die genauen Vorteile immer noch debattiert werden.

Eine regelmäßige Massagebehandlung wird Ihnen zumindest Gelegenheit geben, sich in den eigenen Körper einzufühlen. Ihr Massage-Therapeut kann verspannte Bereiche und Verfestigungen, die verletzungsgefährdet sind, genau lokalisieren.

Massage hat ähnlich Stress mindernde Vorteile wie eine Yoga-Entspannung. Sie senkt den Blutdruck und bietet Ihnen die Chance, Körper und Geist eine Ruhepause zu gönnen.

Wählen Sie die Zeit für Ihre Massage sorgfältig, denn sie kann vorübergehend bewirken, dass die Beine sich schwer anfühlen, was Sie bestimmt nicht vor einer großen Fahrt oder einem Rennen wollen. Idealerweise finden Sie einen Sportmasseur, der sich im Radsport auskennt.

Es gibt natürlich billigere Alternativen zu einem Massage-Therapeuten, solange Sie keine speziellen Verletzungen haben, die das Fingerspitzengefühl eines Experten benötigen. Alles was Sie brauchen, sind ein paar Tennisbälle, eine alte Socke und eine Schaumstoffrolle. Um selbst Ihren oberen Rücken zu massieren, stecken Sie zwei Tennisbälle in den Schaft einer langen Socke. Legen Sie sich so darauf, dass die Bälle auf beiden Seiten Ihrer Wirbelsäule liegen. Rollen Sie zunächst am unteren Rücken auf und ab und arbeiten Sie sich dann über die verspannten Rückenstrecker an der Wirbelsäule aufwärts.

Eine Schaumstoffrolle ist bestens geeignet, um Ihre Beine zu massieren, wenn Sie den Schmerz ertragen können. Setzen Sie die Rolle oberhalb des Knies an und üben Sie Druck darauf aus. Streichen Sie immer wieder aufwärts, um den verspannten Quadrizeps zu lockern. Wollen Sie sich noch mehr quälen, dann legen Sie sich auf die Seite mit der Rolle unter dem Oberschenkel und bewegen Sie sie auf und ab am Iliotibialband entlang. Beginnen Sie gerade über dem Knie und gehen Sie bis zum oberen Oberschenkel.

Schließlich hocken Sie sich auf die Rolle, sodass sie zwischen den Gesäßmuskeln anliegt – bewegen Sie sie mit kleinen kreisenden Bewegungen, um den Piriformis-Muskel zu massieren.

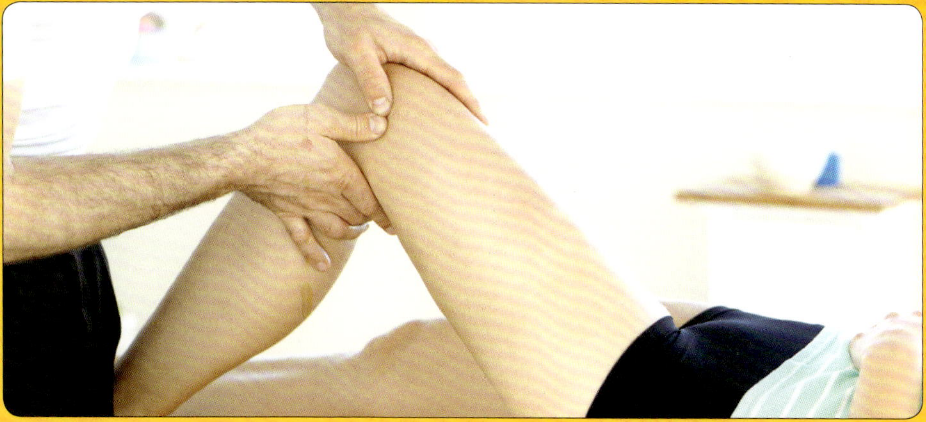

Regenerative Vorwärtsbeuge

An die Rückbeuge schließen Sie diese einfache Vorwärtsbeuge an, die gleichzeitig auch eine Technik gegen Schlafstörungen ist, wenn man sie sitzend im Bett durchführt. Nach einer Dauerkontraktion auf dem Rad gibt ein sanft gerundeter Rücken den Rückenstreckern und den Nackenstreckern die Möglichkeit, langsam zu entspannen. Lösen Sie die Verspannung der Rückenmuskeln noch weiter durch tiefes Einatmen in den rückwärtigen Oberkörper.

Sitzen Sie mit angewinkelten Beinen. Die Füße sind auf dem Boden. Legen Sie den Oberkörper entspannt auf die Beine, wobei der Bauch auf den Oberschenkeln ruht, wenn Sie es so weit schaffen. Lassen Sie den Kopf hängen und die Arme fallen, so wie es sich bequem anfühlt. Machen Sie dann einen tiefen Atemzug und atmen Sie langsam durch den Mund aus, als würden Sie durch einen engen Strohhalm pusten. Schließen Sie den Mund und fahren Sie mit einer langsamen nasalen Atmung fort. Lenken Sie jetzt den Atem in den Rücken. Während Sie einatmen, fühlen Sie, wie die verspannten Rückenmuskeln sich ausdehnen können, sobald der Brustkorb sich weitet. Bei der Ausatmung fühlen Sie, wie die Muskeln zurück auf ihren Platz gleiten. Eine tiefe Atmung auf dem Rad wird Ihnen so leichterfallen, selbst wenn Ihre Kraft zu Ende geht (siehe Rückenatmung, Seite 46).

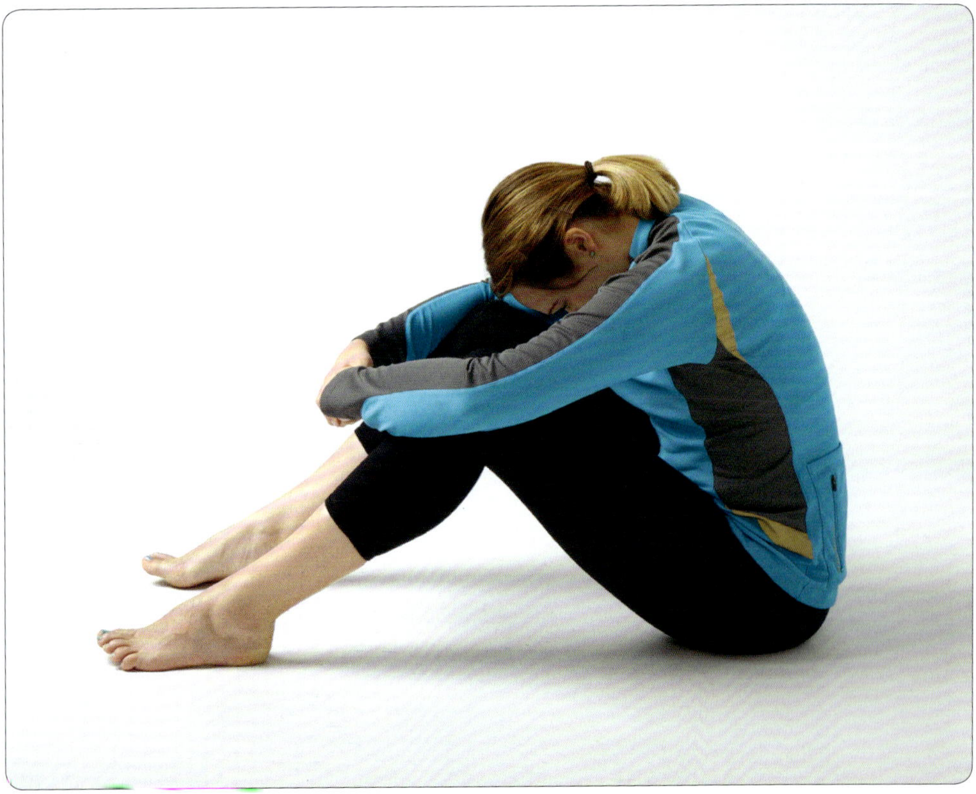

Umkehrstellung an der Wand

Das höchste Vergnügen für müde Beine bietet diese einfache Umkehrstellung, die die Unterschenkel von angestauter Flüssigkeit befreit. Die Übung öffnet auch den Brustkorb, sorgt für ein sanftes Dehnen der hinteren Oberschenkelmuskulatur und nimmt den Druck vom unteren Rücken. Kein Platz an der Wand? Liegen Sie auf dem Rücken mit den Unterschenkeln auf einem Stuhl.

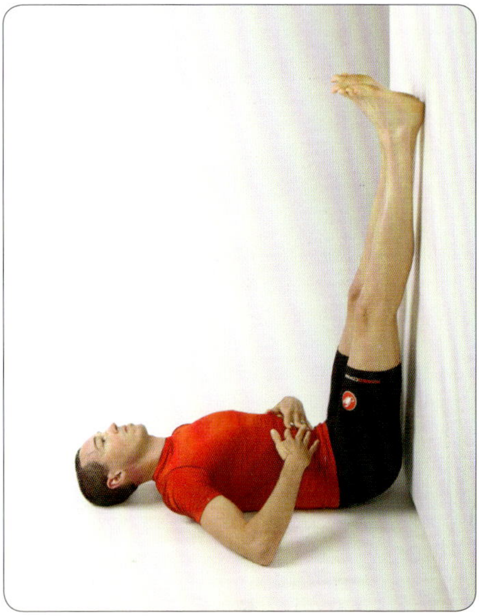

Rücken Sie seitlich dicht an die Wand, legen Sie sich hin und schieben Sie beide Beine an der Wand hoch. Wenn die Dehnung der rückseitigen Oberschenkelmuskulatur zu stark ist, bewegen Sie sich weiter von der Wand weg. Entspannen Sie die Beine vollständig. Wenn sie auseinandergleiten, binden Sie einen Yogagurt oder den Gürtel eines Morgenmantels locker um die Knöchel. Legen Sie die Arme auf Schulterhöhe zur Seite ab. Die Handflächen zeigen nach oben. Oder legen Sie die Hände mit den Handflächen nach unten auf den Bauch, um die Stellung mit etwas Bauchatmung zu verbinden.

Übertraining

Arnie Baker MD stellt in *Bicycling Medicine* (Fireside Books, New York, 1998) folgende Frage: »Eine meiner Faustregeln ist: Wenn Sie morgens Ihr Fahrrad ansehen, können Sie es kaum erwarten aufzusteigen oder stöhnen Sie innerlich über das Training, das Sie sich vorgenommen haben?«

Nach Baker sind folgende Anzeichen Symptome eines Übertrainings:

- Schlechter, nicht erholsamer Schlaf
- Stimmungsschwankungen, darunter Besorgnis, Reizbarkeit, Verlust der Lebensfreude und Traurigkeit
- Schlechte Leistung bei gleich bleibendem (oder sogar gesteigertem) Training
- Diffuse, nicht definierte physische Beschwerden

Übertraining entsteht durch eine starke Steigerung des Trainingsvolumens oder der Intensität, oder auch durch zu wenig Regeneration – und manchmal auch durch eine Kombination von beidem. Chemische Veränderungen führen zu erhöhten Werten des Stresshormons Cortisol und zu einer Reduktion des Testosteron- und des Glykogenspiegels.

Vermeiden Sie diese Resultate und steigern Sie nicht zu schnell Ihre Trainingsfahrten. Essen Sie gut und nehmen Sie genügend Flüssigkeit zu sich. Baker schlägt auch vor, regelmäßige Ruhetage einzuplanen, mindestens acht Stunden in der Nacht zu schlafen und zu meditieren. Einfache Meditationen sowie Entspannungstechniken, die einen festen Schlaf anregen, werden in diesem Kapitel angesprochen.

Wegweiser für einen guten Schlaf

Mindestens acht Stunden gut zu schlafen ist für die Erholung entscheidend. Aber selbst wenn Sie physisch erschöpft sind, dauert es manchmal, bis Sie mental abschalten können. Ein überaktiver Geist hält Sie nicht nur vom Schlafen ab, sondern kann Sie auch während der Nacht sporadisch aufwecken. Das bedeutet, dass die Leistung des Folgetages beeinträchtigt wird.

Die vielen Entspannungstechniken beim Yoga oder »Yoga Nidra« (wörtlich »yogischer Schlaf«) bereiten Körper und Geist auf eine gute Nachtruhe vor. Es geht in erster Linie um Muskelentspannung, oft auf systematische Weise, indem man sich von Körperbereich zu Körperbereich durcharbeitet (Zehen, Beine, Bauch, etc.). Entspannte Muskeln brauchen weniger Sauerstoff, also verlangsamt sich die natürliche Atmung, die Herzfrequenz und der Blutdruck sinken. In diesem Zustand wird kein Blut gebraucht, um die Muskeln zu versorgen, also fließt es zum Bauch und nimmt die Verdauung auf, als würden Sie schlafen. Das parasympathische Nervensystem für »Ruhe and Regeneration« ist in Aktion.

Seien Sie gewarnt: Wenn Sie nicht gern still sind, rebellieren vielleicht Körper und Geist in der Entspannung und zucken und zappeln. Diese Unruhe tritt häufig auf, aber halten Sie durch, denn mit etwas Übung werden die Anfangsstadien der Entspannung die sogenannte Entspannungsreaktion auslösen. Die tritt ein, wenn der Körper automatisch in einen entspannten Zustand sinkt, und je mehr Sie üben, umso schneller wird es geschehen.

Einmal beherrscht, kann Entspannung auf zwei Arten genutzt werden:

- **Im Sitzen** – als rasche Methode, um den Adrenalinspiegel so weit zu senken, dass Sie 100-prozentig fokussiert sind, vielleicht vor einem Rennen oder einem entscheidenden Arbeitstreffen
- **Im Liegen** – als ein Regenerationsmittel, das einen tiefen und erholsamen Schlaf fördert

Experimentieren Sie, welche Entspannungstechnik Ihnen zusagt, von der Visualisierung bis zu einer systematischeren »Anspannen und entspannen«-Übung.

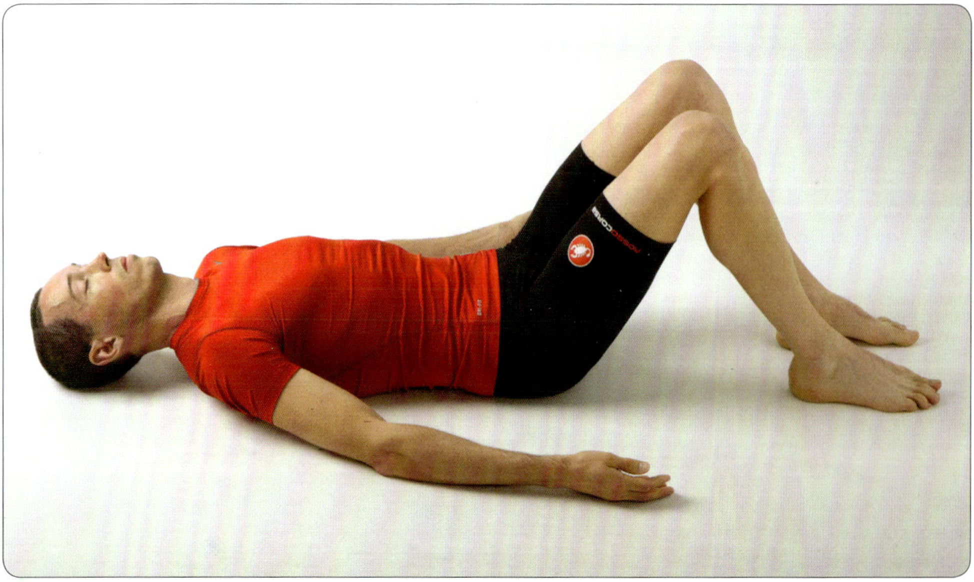

Entspannung 1: Anspannen und Entspannen

Die »Anspannen und entspannen«-Übung funktioniert nach dem Prinzip, dass ein Muskel, der für einige Sekunden kontrahiert, sich entspannt, wenn Sie loslassen. Das ist eine gute Technik nach einer späten Trainingsstunde, wenn die Muskeln sogar nach dem Dehnen noch zucken.
Zur Vorbereitung atmen Sie 4-mal langsam durch die Nase.

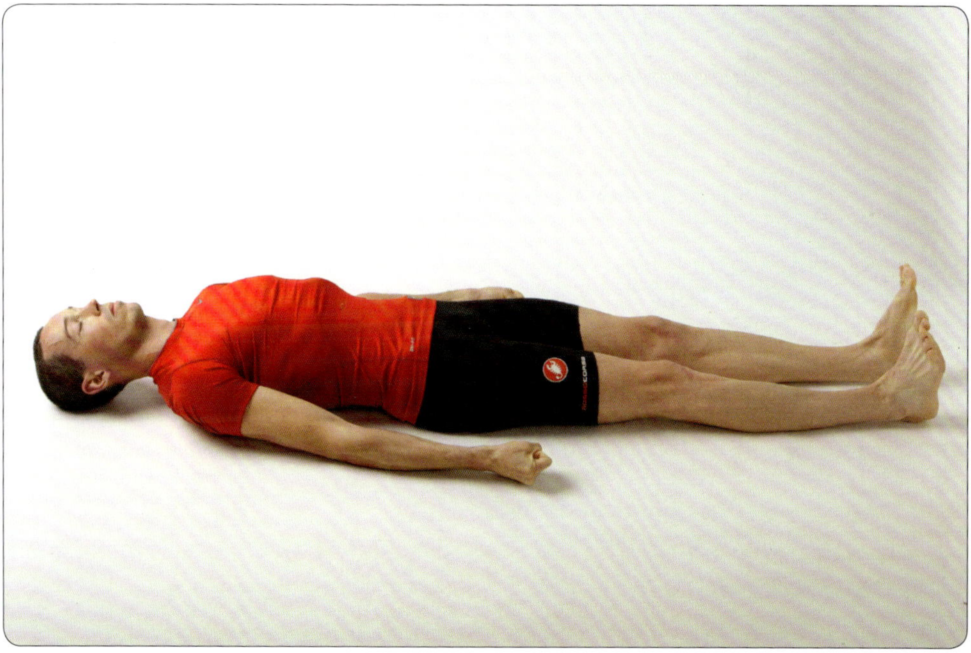

1 **Füße:** Mit dem Einatmen beugen Sie die Füße, sodass die Zehen zur Decke zeigen und die Fersen sich nach vorn schieben. Halten Sie die Position, dann ausatmen und entspannen. Lassen Sie die Füße nach außen fallen.
2 **Beine:** Beim Einatmen die Kniekehlen in den Boden bzw. das Bett pressen und die Beinmuskeln anspannen. Beim Ausatmen lassen Sie die Beine locker und schwer werden.
3 **Gesäß:** Beim Einatmen pressen Sie das Gesäß zusammen und halten die Position. Ausatmen und nachgeben.
4 **Bauch:** Einatmen und den Bauchnabel in den Boden bzw. das Bett pressen. Innehalten, dann ausatmen und den Bauch entspannen.
5 **Brustkorb:** Beim Einatmen den Rücken krümmen und das Steißbein in Richtung Decke ziehen. Halten. Dann ausatmen und lockern.
6 **Hals:** Einatmen, den Kopf vom Boden heben und das Kinn anziehen. Innehalten. Atmen Sie aus und lassen Sie den Kopf zurücksinken. Rollen Sie den Kopf sanft von Seite zu Seite.
7 **Arme und Hände:** Beim Einatmen winkeln Sie die Arme an und machen Fäuste. Beim Ausatmen lösen.
8 **Gesicht und Kiefer:** Beim Einatmen spannen Sie die Gesichtsmuskeln an und beißen die Zähne zusammen. Innehalten. Ausatmen und lockern.

Entspannung 2: Den Atem führen

Dies ist eine wirksame Beruhigungstechnik. Sie können eine Miniversion auch im Sitzen oder Stehen durchführen, um Ihr Stressniveau zu senken.

Richten Sie Ihre Aufmerksamkeit auf die Zehen. Beim Einatmen stellen Sie sich vor, dass Sie den Atem durch den ganzen Körper führen. Gehen Sie von den Zehen zu den Knien, zu den Schenkeln, zu Bauch, Brust und Oberkopf. Halten Sie inne. Während Sie ausatmen, führen Sie den Atem in umgekehrter Bewegung zurück. Versuchen Sie die Reise auf und ab im Körper zeitlich genau mit der Atmung abzustimmen, sodass Sie den Kopf mit dem Ende der Einatmung erreichen und bei den Zehen ankommen, wenn Sie die Ausatmung beenden. Sobald Sie das Timing beherrschen, verlangsamen Sie es, indem Sie eine oder zwei Sekunden bei jedem anatomischen Orientierungspunkt verweilen (Knie, Bauch etc.). Wenn Sie eine Version im Sitzen durchführen, richten Sie die Aufmerksamkeit auf den untersten Teil der Wirbelsäule und, während Sie einatmen, stellen Sie sich vor, dass Sie die Wirbelsäule hinauf bis zum Scheitel atmen. Während Sie ausatmen, visualisieren Sie, wie Sie die gesamte Wirbelsäule hinunteratmen. Lassen Sie die Schultern beim Ausatmen locker nach hinten hängen.

Entspannung 3: Bleierne Beine entspannen

Verbinden Sie Vorstellungsvermögen und Atem, um ein Gefühl von körperlicher Schwere zu erzeugen. Wenn Ihre Beine nach dem Radfahren besonders kribbelig sind, dann widmen Sie ihnen mehr Zeit und erzeugen Sie das Gefühl von »bleiernen Beinen«.

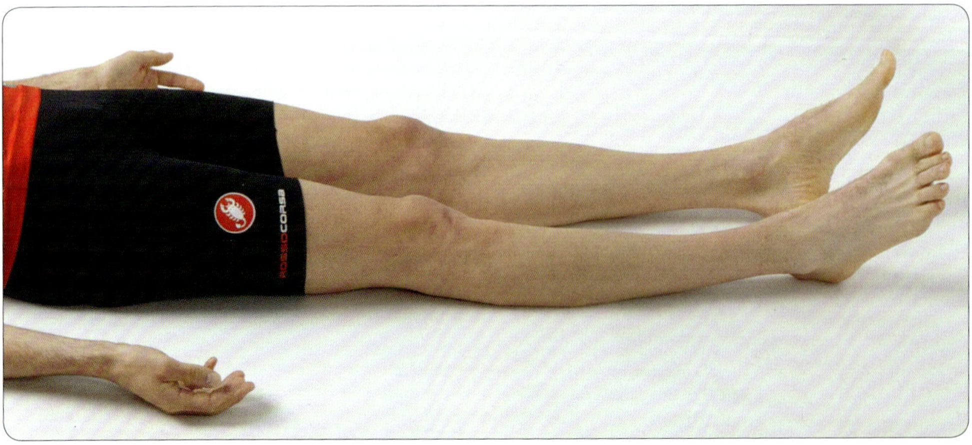

Wiederholen Sie Schritt 1–8 der »Anspannen und entspannen«-Übung, aber dieses Mal konzentrieren Sie sich auf das Gefühl von Schwere in jedem Körperteil. Richten Sie zum Beispiel Ihre Aufmerksamkeit auf den Kopf. Lassen Sie das ganze Gewicht dieses schweren Kopfes ins Kissen sinken. Erzählen Sie sich selbst von »schweren Armen und bleiernen Beinen«, die sich ins Bett drücken. Sobald Sie sich von den Zehen bis zum Kopf durchgearbeitet haben, achten Sie darauf, sich nicht mehr zu bewegen, da das den »Zauber« der Schwere bricht – aber sollte es passieren, dann fangen Sie einfach noch einmal an.

Entspannung 4: Den Tag ausatmen

Wenn Ihnen die Gedanken im Kopf herumschwirren und Sie geistige Klarheit brauchen, tun Sie so, als würden Sie alle Verspannungen, Stress und Sorgen, die sich während des Tages angesammelt haben, einfach ausatmen. Wenn Ihnen die Visualisierungstechniken auf dem Fahrrad in Kapitel 10 gefallen haben, probieren Sie die folgende Variante zum Stressabbau. Die Übung kann auch im Sitzen ausgeführt werden, um die Nerven vor dem Rennen zu beruhigen.

Atmen Sie tief durch die Nase ein. Halten Sie inne und visualisieren Sie das negative Element, das Sie gern ausatmen möchten (Unruhe, Müdigkeit, Nerven, Angst …). Stellen Sie es sich möglichst im Detail vor, dann schürzen Sie die Lippen, als wollten Sie durch einen engen Strohhalm ausatmen, und atmen Sie dieses Element langsam aus. Visualisieren Sie, wie es den Körper wie Dampf verlässt und sich in der Luft verteilt. Wiederholen Sie die Übung einige Male und fühlen Sie, wie Sie etwas ruhiger werden.

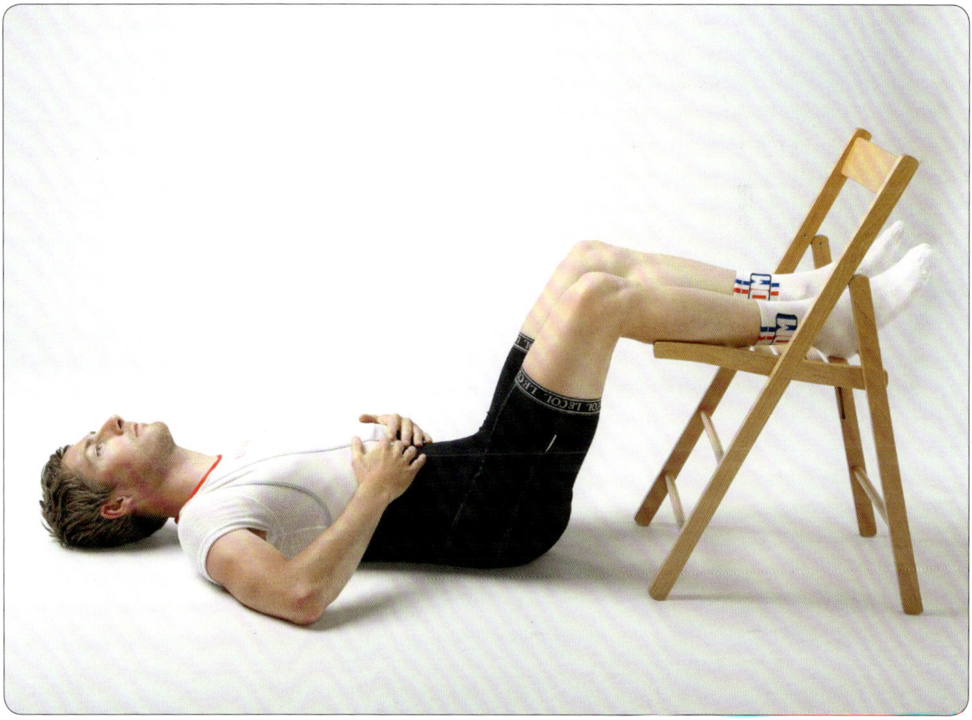

Meditation: Mentale Regeneration

Wir neigen dazu, Regeneration als bloße physische Erholung durch Dehnen, Massage, Eisbäder oder Nahrung anzusehen, aber ein überbeanspruchter Geist kann Schlafstörungen und Stress verursachen und es schwierig für Sie machen, fokussiert und aufmerksam auf dem Fahrrad zu bleiben.

Lassen Sie sich nicht von dem Wort »Meditation« verunsichern. Es handelt sich bei dieser einfachen Technik eher um Konzentration als Meditation. Es geht nicht so sehr darum, »den Geist zu entleeren«, sondern die Übung bietet einen Fokus zum geistigen Andocken: die Atmung.

Um es einfach zu sagen: Die Atmung lenkt den Geist ab, wie ein Knochen den Welpen oder eine Banane den Affen. Sie sind so damit beschäftigt, die Atmung zu kontrollieren, dass der Geist aufhört, ständig von Gedanke zu Gedanke zu springen, und zur Ruhe kommt. Sobald alle irrelevanten, ablenkenden Gedanken verschwunden sind, ist der Geist klarer und ruhiger.

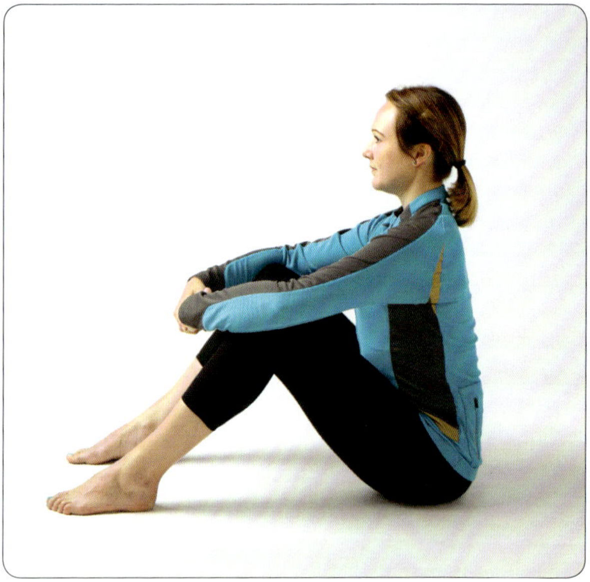

Setzen Sie sich auf einen Stuhl, knien Sie oder sitzen Sie im Schneidersitz auf dem Boden. Das ist wichtig:

- **eine gerade Wirbelsäule beizubehalten**
- **bequem zu sitzen**
- **ungestört zu sein**

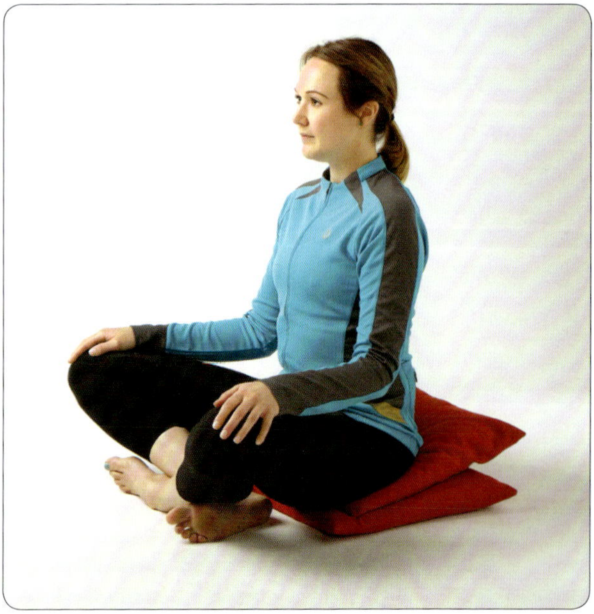

1 Atmen Sie 5-mal tief durch die Nase, wobei das Ausatmen etwas länger sein sollte als das Einatmen. Bei jeder Ausatmung lockern Sie die Schultern ein wenig, aber behalten Sie die gerade Wirbelsäule bei. Wahrscheinlich können Sie fühlen, wie Bauch und Brust sich weiten während Sie atmen, und vielleicht hören Sie auch den Atem.

2 Reduzieren Sie jetzt das Luftvolumen, das ein- und ausgeht, sodass die Atmung weniger auffällig und ruhiger wird. Beenden Sie die »tiefe Atmung« und kommen Sie zu einer eher automatischen, dezenten Form, gerade so, als ob Sie entspannt sitzen würden.

3 Beobachten Sie die Atmung auf sachliche Weise, als ob Sie klinische Geräte überwachten. Beobachten Sie, wie Brust und Bauch sich heben oder ausdehnen, wenn die Lungen sich füllen und entleeren. Bewegen sich Ihre Schultern auf und ab? Ist die Atmung langsam oder schnell?

4 Jetzt beschränken Sie Ihre Aufmerksamkeit auf den Abstand zwischen den Nasenlöchern, wie ein fokussierendes Kameraobjektiv. Beobachten Sie den Luftfluss, der sich ein und aus bewegt. Können Sie die Konsistenz der Luft fühlen? Ist sie warm? Macht sie Geräusche? Weiten sich die Nasenlöcher ein wenig bei jedem Einatmen?

5 Fahren Sie fort, die Atmung auf eine sachliche Weise zu betrachten. Versuchen Sie nicht, das nächste Ein- oder Ausatmen vorauszukalkulieren. Beachten Sie die beiden Pausen: eine nach der Einatmung und eine nach der Ausatmung. Wenn immer der Geist wandert (was er tun wird), bringen Sie ihn an diesen Punkt zurück.

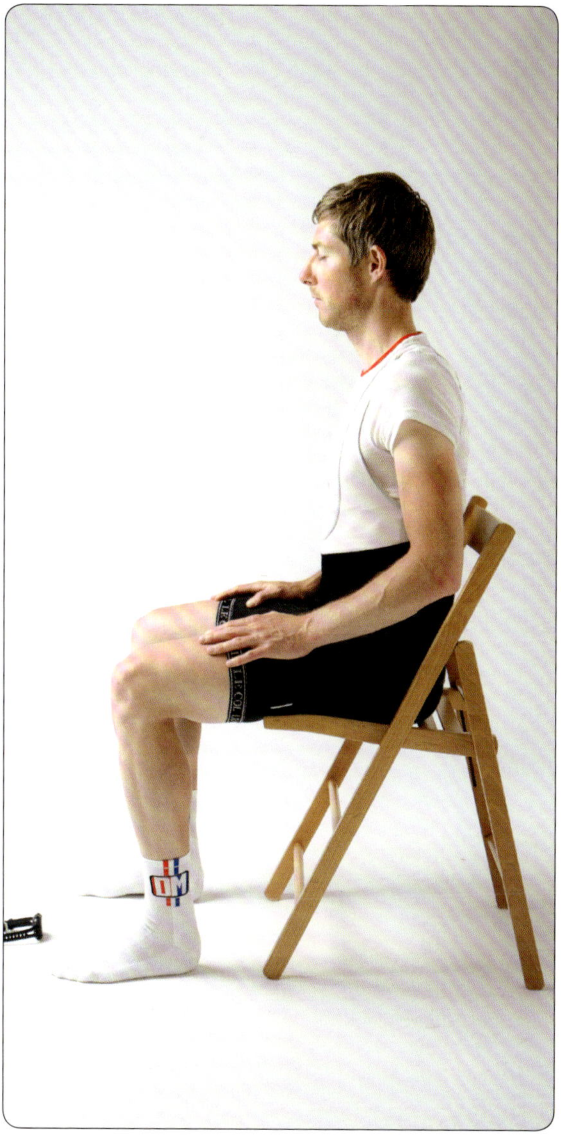

Machen Sie die Übung zunächst eine oder zwei Minuten lang, bauen Sie dann allmählich darauf auf. Wenn Sie Ihren Fortschritt beobachten wollen, benutzen Sie eine Stoppuhr. Diese Meditation kann überall durchgeführt werden. Sobald Sie sie in Ruhe zu Hause beherrschen, versuchen Sie sie in einem überfüllten Zug und nutzen Sie die Kraft Ihrer Konzentration, um die Geräusche Ihrer Umgebung auszublenden.

Register

Seiten mit **fettgedruckten** Seitenzahlen enthalten Bilder und/oder Beschreibungen von Stellungen und Sequenzen.

Register